融合型·新形态教材
复旦社云平台　fudanyun.cn

陈雅芳　颜晓燕·总主编

U0731030

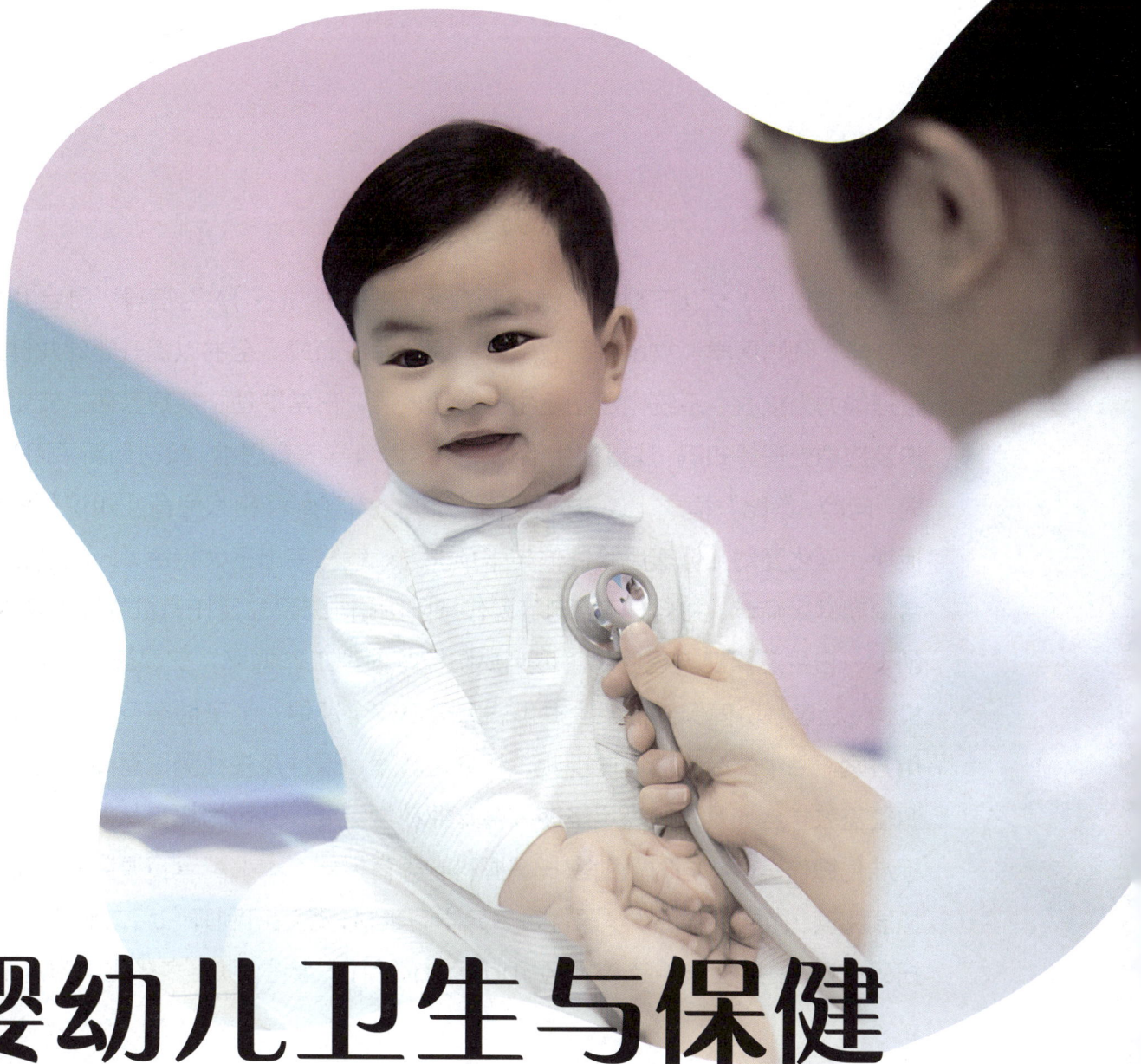

婴幼儿卫生与保健

主　编　洪培琼　许环环

副主编　庄妮娜

编　者　洪培琼　王静娴　许环环　庄妮娜

复旦大學 出版社

内容提要

本书以《3岁以下婴幼儿健康养育照护指南（试行）》为指导，融合儿童生理学、预防医学，立足"医教融合"理念编写而成。全书以提升婴幼儿健康管理能力为核心，系统构建涵盖生理心理发展、日常护理、疾病预防、安全防护及应急处理等知识，注重在生活场景中培养科学养育思维。教材创新采用"情境-问题-策略"模式，通过典型案例分析、内容阐释和家庭育儿知识延伸等板块，强化婴幼儿健康风险评估与干预能力。编写突出三大特色：一是创新整合早期健康筛查、生长发育监测等现代预防策略；二是立足托育机构岗位需求，创设一日生活保健流程优化、传染病防控等典型工作情境；三是建立"家庭-机构-社区"协同保健框架，提供居家环境安全评估、亲子健康互动指导等实用方案。书中配有高清微课视频、标准化教案、课件及在线测试题库，配套资源覆盖教学全场景，既满足早期教育专业教学需要，又可为托育从业人员提供标准化操作指南，同时帮助家长掌握科学养育技能。本书配套资源完备，配备拓展阅读、微课视频、教学课件等多元学习素材，读者可刮开书后二维码涂层，扫码登录"复旦社云平台（www.fudanyun.cn）"查看，满足多样化学习需求。

"婴幼儿教养系列教材"编委会

总 主 编： 陈雅芳　颜晓燕

副总主编： 许琼华　洪培琼

高等院校委员：

曹桂莲	林　娜	孙　蓓	刘丽云	刘婉萍	许　颖	孙巧锋	公燕萍	林　竞
邓诚恩	郭俊格	许环环	谢亚妮	练宝珍	张　洋	姚丽娇	柯　瑜	黄秋金
冯宝梅	洪安宁	林晓婷	候松燕	郑丽彬	王　凤	戴巧玲	夏　佳	林淳淳

行业企业委员：

陈春梅（南安市宏翔教育投资有限公司教学顾问、泉州工程职业技术学院继续教育学院副院长）

李志英（泉州幼儿师范高等专科学校附属东海湾实验幼儿园党支部书记、园长）

黄阿香（泉州幼师附属幼儿园党支部书记、园长）

欧阳毅红（泉州市丰泽幼儿园党支部书记、园长）

褚晓瑜（泉州市刺桐幼儿园党支部书记、园长）

吴聿霖（泉州市丰泽区教师进修学校幼教教研室主任）

郑晓云（泉州市丰泽区实验幼儿园党支部书记）

李嫣红（泉州市台商区湖东实验幼儿园党支部书记、园长）

陈丽坤（晋江市实验幼儿园党支部书记、园长）

何秀凤（晋江市第二实验幼儿园党支部书记、园长）

柯丽容（晋江市灵源街道灵水中心幼儿园园长）

张珊珊（晋江市灵源街道林口中心幼儿园园长）

王迎迎（晋江市金井镇毓英中心幼儿园园长）

庄妮娜（晋江市明心爱萌托育集团教学总监）

孙小瑜（泉州市丰泽区信和托育园园长）

庄培培（泉州市海丝优贝婴幼学苑教学园长）

林文勤（泉州市博博宝贝托育服务有限公司园长）

郑晓燕（福建省海丝优贝托育服务有限公司园长）

黄巧玲（福州鼓楼国投润楼教育小茉莉托育园园长）

林远龄（厦门市实验幼儿园党支部书记、园长）

钟美玲（厦门市海沧区实验幼儿园党支部书记、园长）

黄小立（厦门市翔安教育集团副校长）

简敏玲（漳州市悦芽托育服务中心园长）

復旦社云平台
fudanyun.cn

复旦社云平台
数字化教学支持说明

　　为提高教学服务水平，促进课程立体化建设，复旦大学出版社建设了"复旦社云平台"，为师生提供丰富的课程配套资源，可通过"电脑端"和"手机端"查看、获取。

🖥 【电脑端】

　　电脑端资源包括PPT课件、电子教案、习题答案、课程大纲、音频、视频等内容。可登录"复旦社云平台"（fudanyun.cn）浏览、下载。

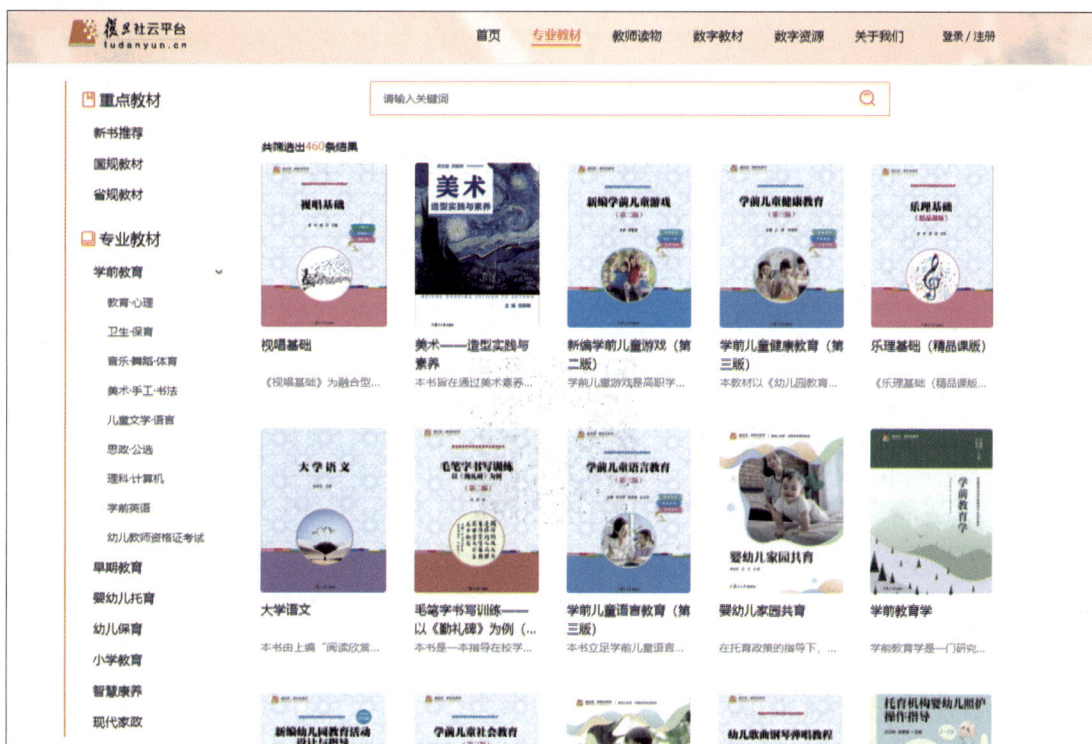

Step 1 登录网站"复旦社云平台"（fudanyun.cn），点击右上角"登录／注册"，使用手机号注册。

Step 2 在"搜索"栏输入相关书名，找到该书，点击进入。

Step 3 点击【配套资料】中的"下载"（首次使用需输入教师信息），即可下载。音频、视频内容可点击【数字资源】，搜索书名进行浏览。

📱 【手机端】

PPT 课件、音视频、阅读材料：用微信扫描书中二维码即可浏览。

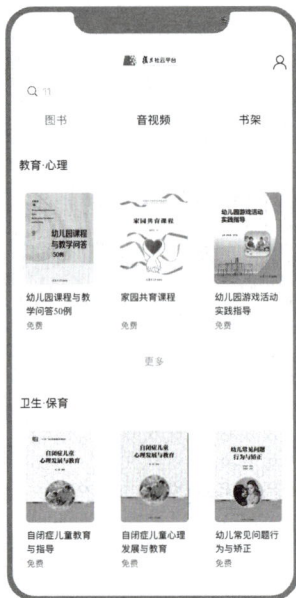

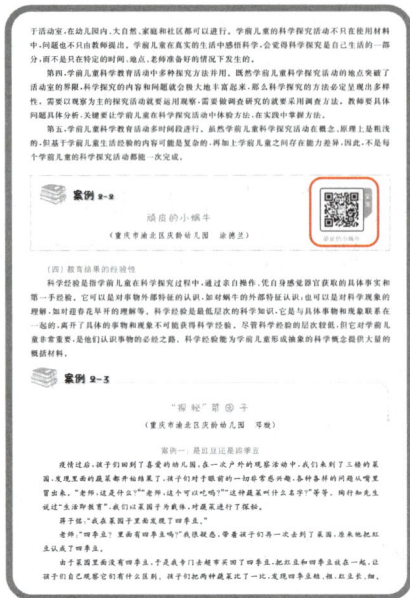

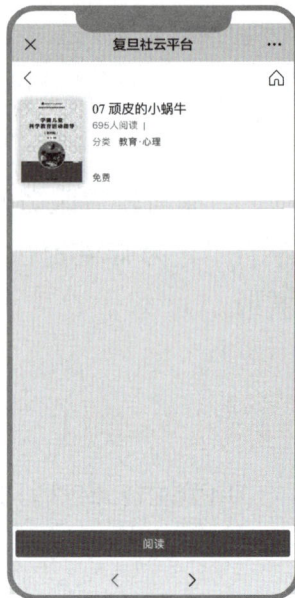

📖 【更多相关资源】

更多资源，如专家文章、活动设计案例、绘本阅读、环境创设、图书信息等，可关注"幼师宝"微信公众号，搜索、查阅。

平台技术支持热线：029-68518879。

"幼师宝"微信公众号

✏️ 【本书配套资源说明】

1. 刮开书后封底二维码的遮盖涂层。

2. 使用手机微信扫描二维码，根据提示注册登录后，完成本书配套在线资源激活。

3. 本书配套的资源可以在手机端使用，也可以在电脑端用刮码激活时绑定的手机号登录使用。

4. 如您的身份是教师，需要对学生使用本书的配套资料情况进行后台数据查看、监督学生学习情况，我们提供配套教师端服务，有需要的教师请登录"复旦社云平台"（fudanyun.cn），点击"教师监控端申请入口"提交相关资料后申请开通。

序

　　人生百年,立于幼学。0～3 岁婴幼儿的早期教育与照护是学前教育与终身教育的开端,不仅关系着儿童的健康成长,也关系到千家万户的幸福和谐与国家未来人才的综合素质。习近平总书记指出,要大力发展普惠托育服务体系,显著减轻家庭生育、养育及教育负担。党的二十大报告指出:深入贯彻以人民为中心的发展思想,在幼有所育上持续用力。坚持以推动高质量发展为主题,建设教育强国,办好人民满意的教育。2022 年 7 月,国家卫生健康委、国家发展改革委等 17 部门联合印发《关于进一步完善和落实积极生育支持措施的指导意见》,也明确提出提升托育服务质量。在此背景下,国家迫切需要建设一支"品德高尚、富有爱心、敬业奉献、素质优良"的婴幼儿照护服务队伍,开展托幼专业师资人才培养培训并编写相应的专业教材成为当务之急。泉州幼儿师范高等专科学校在 2014 年编写了"0～3 岁儿童早期教育"系列教材,在此基础上,我们再次组织高校、幼儿园和托育机构的教师团队,对本套丛书进行编写和修订。

　　本丛书以习近平新时代中国特色社会主义思想为指导,贯彻落实党中央关于托育工作的决策部署,依据《国务院办公厅关于促进 3 岁以下婴幼儿照护服务发展的指导意见》(国办发〔2019〕15 号)、《托育机构保育指导大纲(试行)》《国家卫生健康委办公厅关于印发 3 岁以下婴幼儿健康养育照护指南(试行)的通知》(国卫办妇幼函〔2022〕409 号)、《托育从业人员职业行为准则(试行)》等政策、法规的精神要求,全面落实立德树人根本任务,通过教材建设,满足专业人才培养需求。本套教材拟从以下三个方面回应当前托育发展的现状。一是破解托育服务行业快速发展与专业人才供给不足的矛盾,为婴幼儿教育提供可持续、专业化的服务和指导。二是弥补高校早期教育、托育服务专业教材系列化的缺失,助推人才培养,建立与托育服务产业链相配套的人才链,为各院校提供前沿教材参考,从人才培养的源头保障托育服务专业化水平的提升。三是助力解决公办托育一体化服务、社区配套托育服务中科学养育方案和教材内容欠缺等难题,助推"托幼一体化"模式和多形式普惠托育服务模式形成,促进托育机构多样化健康发展。

　　本丛书依照中华人民共和国国家标准《0～3 岁婴幼儿居家照护服务规范》《家政服务母婴生活护理服务质量规范》,对照教育部《早期教育专业教学标准》《婴幼儿托育服务与管理专业教学标准》,融合思政教育,对接工作岗位,以任务驱动、问题导向的岗课赛证贯通的体系编排内容,呈现"项目导读、学习目标、知识导图、案例导入、内容阐释、育儿宝典、任务思考、实训实践、赛证链接"的编写体例,突出职业性、科学性与实用性三大特色。此外,教材还内置二维码链接视听资源、课程资源与典型案例,形成数字化教材体系,支持线上线下混合式教学。实现纸质教材与数字资源的结合,体现"互联网＋"新形态一体化教材的编写理念。

　　本丛书组建专业编写团队,汇聚学前教育、早期教育和托育服务与管理专业的专家学者,联合高职高专院校、幼儿园、早教和托育机构等相关教师参与编写,共同打造涵盖 0～3 岁婴幼儿"卫生保健、心理发展、早期教育、环境创设、营养喂养、动作发展、言语发展、游戏指导、艺术启蒙、情感与社会性发展、观察评价、亲子活动、家庭教养"等 14 本系列教材,体现专业性、系列化和全视域特点。

　　本丛书中的 8 本教材《婴幼儿卫生与保健》《婴幼儿心理发展》《早期教育概论》《婴幼儿亲子活动设计与指导》《婴幼儿游戏指导》《婴幼儿活动设计与指导(动作发展)》《婴幼儿活动设计与指导(言语发展)》《婴幼儿活动设计与指导(艺术启蒙)》,历经十余年教学实践检验后,结合当代托育服务新理念进行全新修订;另 6 本教材《婴幼儿科学营养与喂养》《婴幼儿活动设计与指导(社会性发展)》《婴幼儿活动设计与指导(综合版)》《婴幼儿行为观察与发展评价》《婴幼儿教养环境创设与利用》《婴幼儿家庭教养指导与咨询》则是最新编写,能够较好地融合校企合作、双元育人的有效做法,体现理论与实践密切结合的特点。

本丛书由陈雅芳、颜晓燕担任总主编,许琼华、洪培琼担任副总主编,统筹全书策划与审校工作。各本教材的主编分别为:洪培琼、许环环主编《婴幼儿卫生与保健》、孙蓓主编《婴幼儿心理发展》、刘丽云主编《早期教育概论》、林娜主编《婴幼儿科学营养与喂养》、陈春梅主编《婴幼儿活动设计与指导(动作发展)》、颜晓燕主编《婴幼儿活动设计与指导(言语发展)》、公燕萍主编《婴幼儿活动设计与指导(艺术启蒙)》、许琼华主编《婴幼儿活动设计与指导(社会性发展)》、邓诚恩主编《婴幼儿活动设计与指导(综合版)》、曹桂莲主编《婴幼儿亲子活动设计与指导》、孙巧锋主编《婴幼儿游戏指导》、许颖主编《婴幼儿行为观察与发展评价》、林竞主编《婴幼儿教养环境创设与利用》、郭俊格主编《婴幼儿家庭教养指导与咨询》。

本丛书符合职前早期教育、托育服务与管理等专业课程的开设需求,符合职后相关教育工作者职业能力的发展需求,同时也为家长提供科学育儿参考,适宜高校教师和学生,早教和托育机构的教育工作者、研究者以及广大家长使用。同时,本丛书也被列入泉州市托育综合服务中心规划教材。

打造高品质的专业教材是编写组的初衷,助力广大学生、教师和家长共同守护婴幼儿的健康发展是编写组不变的初心! 由于编者水平有限,书中不妥之处,恳请读者批评指正!

"婴幼儿教养系列教材"编委会

前言

当前,婴幼儿的健康与保健越来越受到家庭和社会的广泛关注。根据最新发布的政策文件,如《关于促进3岁以下婴幼儿照护服务发展的指导意见》《托育机构保育指导大纲(试行)》以及《3岁以下婴幼儿健康养育照护指南(试行)》,国家对婴幼儿的照护服务和健康养育提出了更高的要求和指导。这些政策旨在推动婴幼儿照护服务的规范化与专业化,确保每一位婴幼儿都能在一个健康、安全、友好的环境中成长。

随着社会的发展和家庭结构的变化,越来越多的养育者面临着照护和教育婴幼儿的挑战。如何在科学的基础上进行合理的护理与教育,成为亟待解决的问题。《婴幼儿卫生与保健》正是在这样的背景下应运而生,旨在为广大从事婴幼儿照护与教育的专业人员、家长及相关领域的研究者提供系统的理论知识和实践指导。

本教材将依据相关政策文件的指导理念,涵盖婴幼儿生理、心理发展特点,常见健康问题的识别与处理,以及环境卫生、保教活动卫生等多个方面的内容。同时,我们将侧重于倡导科学的照护方法,强调保育人员的专业素养与技能提升,以适应日益多样化的家庭需求和社会期望。

本教材由洪培琼担任第一主编,负责全书的板块设计、提纲拟定、书稿统稿和终审工作;许环环担任第二主编,负责全书的板块设计、提纲拟定;庄妮娜担任副主编,负责实践应用和推介工作。参与编写的人员及分工是:项目一、项目二由许环环编写;项目三、项目四、项目五、项目七由洪培琼编写;项目六由庄妮娜、王静娴、洪培琼编写。

在编写过程中,我们秉承科学性、实用性和前瞻性的原则,力求为读者提供全面、系统的知识结构,帮助大家更好地理解和落实婴幼儿护理的相关政策与标准。希望通过本教材的学习,能够有效提升婴幼儿照护的专业水平,为每位婴幼儿的健康成长奠定坚实基础。

本教材在编写过程中得到了泉州幼儿师范高等专科学校原校长陈雅芳教授的直接指导和复旦大学出版社的大力支持,同时参考了相关的文献资料和引用了托育园的研究成果,在此一并表示感谢!鉴于作者的水平有限,疏漏之处恳请读者批评指正。

洪培琼

目 录

项目 一 婴幼儿生理卫生与保健 **001**

任务一 掌握婴幼儿解剖生理特点与卫生保健 **002**

任务二 掌握婴幼儿生长发育与评价 **022**

▶ 生长发育 / 027

📖 3 岁以下儿童生长水平的标准差数值 / 028

📖 3 岁以下儿童生长水平的百分位数值 / 028

🎬 在线练习 / 033

项目 二 婴幼儿日常照护与保健 **035**

任务一 掌握 0 ~ 6 个月婴儿日常照护与保健 **036**

任务二 掌握 6 ~ 12 个月婴儿日常照护与保健 **043**

任务三 掌握 1 ~ 2 岁幼儿日常照护与保健 **047**

任务四 掌握 2 ~ 3 岁幼儿日常照护与保健 **051**

🎬 在线练习 / 056

项目 三 婴幼儿心理卫生保健 **057**

任务一 熟悉婴幼儿心理卫生概念及影响因素 **058**

任务二 熟悉 1 ~ 12 个月婴儿心理特点与保健 **060**

任务三 熟悉 1 ~ 2 岁幼儿心理特点与保健 **066**

任务四 熟悉 2 ~ 3 岁幼儿心理特点与保健 **069**

任务五 识别与应对婴幼儿常见心理行为问题 **071**

🎬 在线练习 / 078

项目 四 婴幼儿常见疾病预防与护理 **079**

任务一 预防与护理婴幼儿常见疾病 **080**

▶ 弱视 / 089

▶ 龋齿 / 090

任务二　预防与护理婴幼儿常见传染病　　092　　▶手足口病 / 093
　　　　　　　　　　　　　　　　　　　　　　▶疱疹性咽峡炎 / 094
　　　　　　　　　　　　　　　　　　　　　　▶体温测量 / 099
　　　　　　　　　　　　　　　　　　　　　　🎬在线练习 / 100

项目　五　预防婴幼儿意外伤害事故与急救　　101

任务一　熟悉婴幼儿安全教育与安全管理　　102　　▶玩具 / 104
任务二　掌握婴幼儿意外事故急救原则与方法　　107　　▶骨折 / 109
任务三　正确处理婴幼儿常见意外事故　　111　　▶小外伤 / 111
　　　　　　　　　　　　　　　　　　　　　　▶意外事故烫伤、烧伤　 /112
　　　　　　　　　　　　　　　　　　　　　　🎬在线练习 / 117

项目　六　早期教育机构的环境卫生与卫生保健制度　　119

任务一　了解早期教育机构环境卫生　　120
任务二　熟悉早期教育机构卫生与保健制度　　125
任务三　熟悉早期教育机构设备和用具卫生　　133　　🎬在线练习 / 137

项目　七　早期教育机构保教活动卫生　　138

任务一　熟悉早期教育机构保教活动基本原则　　139
任务二　早期教育机构保教活动卫生　　143　　🎬在线练习 / 149

参考文献　　150

附录　　151

项目一 婴幼儿生理卫生与保健

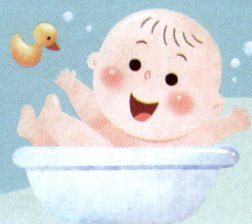

💡 **项目导读**

婴幼儿时期是生长发育的关键阶段,科学的卫生保健措施对其未来的健康成长至关重要。此阶段婴幼儿各系统发育尚未完全,免疫系统比较脆弱,因此需要特别关注其生理卫生与保健的特殊性。

婴幼儿的卫生保健不仅涵盖身体各系统和感觉器官的生理特点及其保健方法,还包括生长发育规律、影响因素、指标和评价方法。本项目旨在为婴幼儿照护者提供全面的生理卫生与保健指导,帮助他们在日常生活中更好地促进婴幼儿的健康成长,为其未来奠定坚实基础。

📖 **学习目标**

1. **知识目标**:掌握婴幼儿生理解剖特点及生长发育规律,了解其影响因素。
2. **能力目标**:能依据婴幼儿生理解剖特点制定合理的保健措施。
3. **素养目标**:尊重3岁前婴幼儿生长发育的个体差异,科学安排其卫生与保健。

⚛ **知识导图**

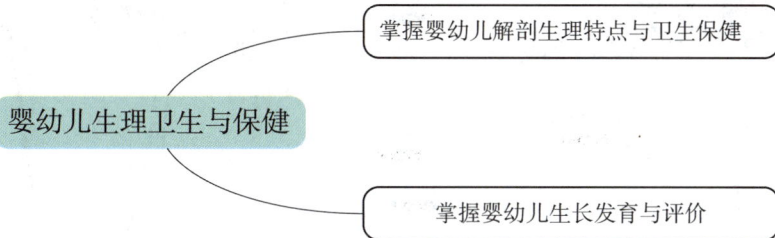

任务一　掌握婴幼儿解剖生理特点与卫生保健

案例导入

　　妈妈带着快满 3 岁的乐乐在公园玩……突然,可爱的乐乐在跑步时摔了一跤,乐乐没有哭,爬起来又去看大哥哥踢球,妈妈也不在意。后来,当妈妈拉着乐乐的胳膊准备回家时,乐乐说:疼、疼、疼。妈妈捋起他的袖子,没有发现擦伤,手臂也能动。但是细心的妈妈还是带乐乐去看了医生。到医院一拍片发现:乐乐右手臂的尺骨大部分折断,只有少数组织连在一起。妈妈很奇怪:为什么骨折了,胳膊还能动?为什么孩子没有感到剧烈的疼痛呢?当医生详细地向乐乐妈妈说明后,乐乐妈妈终于明白了其中的缘由。同学们,你们想知道缘由吗?

一、婴幼儿运动系统的特点与卫生保健

　　运动系统由骨、骨连接和骨骼肌组成,具有支持、运动和保护功能。人体有 206 块骨,按部位可分为颅骨、躯干骨和四肢骨。骨与骨连接组成人体的支架,称为骨骼(图 1-1-1),构成人体的基本轮廓,并能支

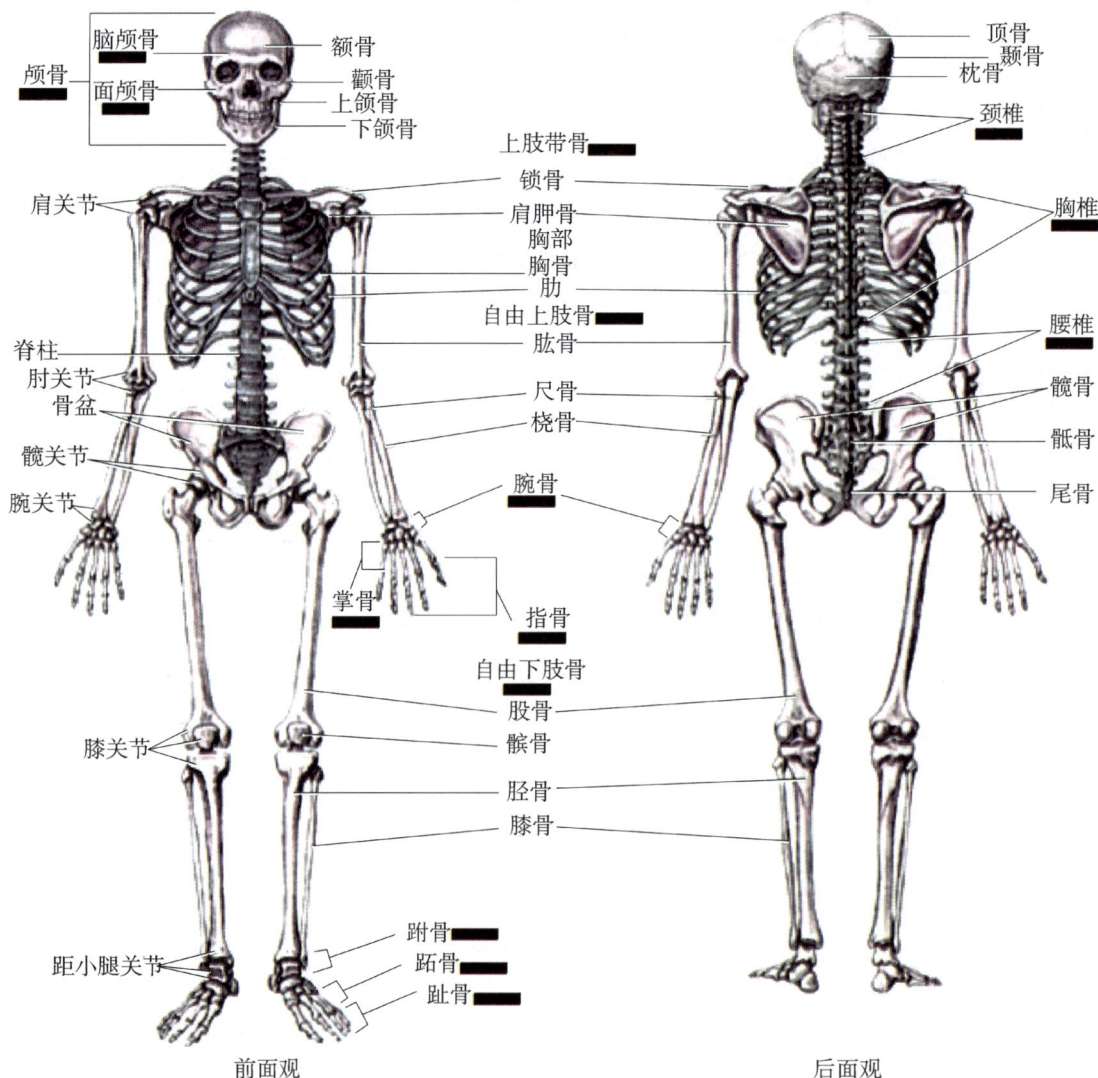

前面观

后面观

图 1-1-1　人体骨骼前面观、后面观模式图

持体重、保护人体的内脏器官。骨骼肌包括肌腹和肌腱两部分。骨骼肌的两端是白色的肌腱,肌腱分别附着在临近的两块骨上。骨骼肌中间较粗的部分是肌腹。骨骼肌有收缩和舒张的特性。

（一）婴幼儿运动系统的特点

1. 骨膜

婴幼儿骨膜比较厚,一旦发生骨折,常会出现折而不断的现象,称为"青枝骨折"。骨膜血管丰富,对骨的生长和再生起着重要作用。当婴幼儿骨受伤时,因血液供应丰富,新陈代谢旺盛,愈合比成人快。

2. 骨成分

婴幼儿骨骼所含的有机物比成人多,所含无机盐比成人少,故骨骼比较柔嫩、有弹性、可塑性强,容易发生弯曲和变形。

3. 骨髓

婴幼儿的骨髓全部是红骨髓,造血功能强,有利于全身骨骼的生长发育。

4. 脊柱

脊柱(图1-1-2)由椎骨组成,是人体的支柱。出生时脊柱是直的,随着抬头、独坐、站立和行走,相继出现颈椎前凸、胸椎后凸和腰椎前凸,使脊柱形成了生理性弯曲,以保持身体平衡,缓冲从下肢而来的冲击力。脊柱发育时间很长,在整个发育时期,容易受外界的影响而发生变形,导致侧弯、后凸、前凸等脊柱弯曲异常。

5. 囟门

囟门(图1-1-3)有前囟门和后囟门。前囟门位于顶骨前面,是额骨和顶骨的骨间隙,呈菱形,出生后12～18个月闭合。后囟门位于枕骨,是顶骨与枕骨的骨间隙,呈三角形,出生后2～3个月内闭合。人们常说的"天窗"或"囟门"主要是指前囟门。

囟门是观察生长发育和某些疾病的窗口。前囟门如果在6个月之前闭合,可能有头颅畸形或脑发育不全;但如果到了18个月后,还没有闭合,可能有脑积水、佝偻病或呆小病。如果在前囟门未闭期间发现囟门隆起,表明颅内压增高,可能患有脑膜炎、脑炎和维生素A中毒等;如果囟门凹陷,可能是脱水或营养不良。

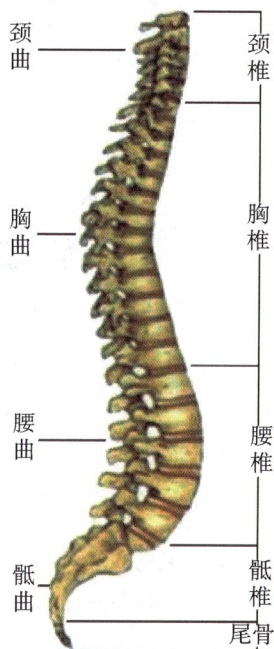

图1-1-2　人体脊柱模式图

6. 腕骨

腕骨(图1-1-4)位于手腕部,由8块小骨组成。新生儿时期,腕骨都是软骨;婴幼儿时期,腕骨、指骨

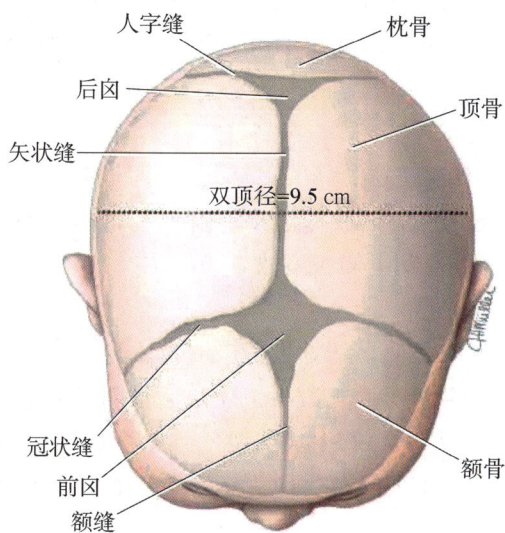

图1-1-3　囟门模式图

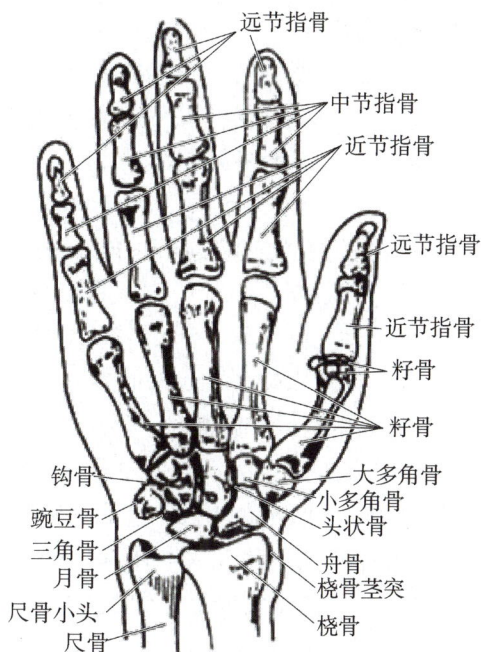

图1-1-4　腕骨模式图

和掌骨的骨化没有完成,因此婴幼儿手腕柔软、力量不足,为他们准备的玩具要轻。在进行手部活动时,应该控制时间,以 5～10 分钟为宜。

7. 骨盆

骨盆(图 1-1-5)由髋骨和骶骨组成,髋骨由髂骨、坐骨、耻骨组成。婴幼儿时期骨盆发育不成熟,髂骨、坐骨、耻骨之间的连结不牢固,容易在外力作用下产生位移,影响骨盆正常发育。因此,婴幼儿要避免从高处往硬的地面上跳,女童尤其要注意,以免强烈震动使组成髋骨的各骨错位,导致骨盆变形。

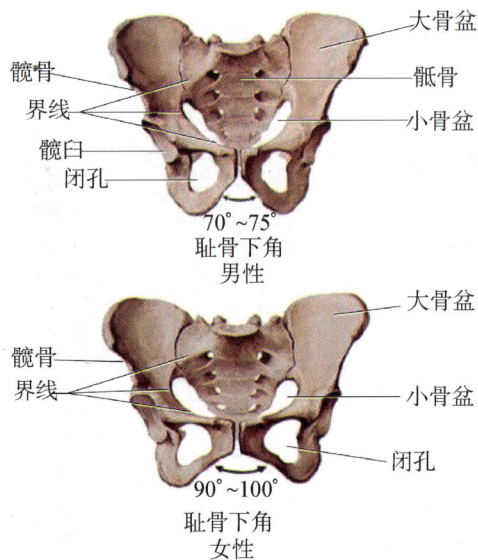

图 1-1-5 骨盆模式图

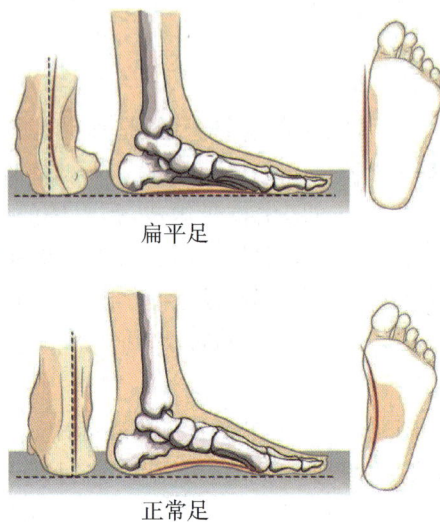

图 1-1-6 足弓模式图

8. 足弓

足弓(图 1-1-6)随着婴儿会站、会走以后逐渐形成,但是脚底的肌肉、韧带还不结实,若运动量不合适,容易使足弓塌陷,形成"扁平足"。运动量过大,会使脚底肌肉过于疲劳而松弛;缺乏运动,脚底的肌肉、韧带得不到锻炼,足弓也不结实。因此,要有适度的运动和锻炼。另外,鞋要合脚,合脚的鞋袜不仅穿着舒服,还有利于足弓发育。

(二)婴幼儿运动系统的卫生保健

1. 养成正确姿势

婴幼儿的坐立走都应该有正确的姿势,防止脊柱和胸廓发育异常。应根据身高和坐高制作适合婴幼儿使用的桌椅。正确的坐姿应该是身体的姿势要自然,不要紧张;身体坐直,靠近椅背,两肩一样高;胸部脊柱不向前弯,胸部不要靠在桌子上;双脚自然地放平;小腿跟大腿呈直角。婴幼儿不宜睡软床、沙发等。

2. 合理组织锻炼,全面发展动作

应根据婴幼儿不同月龄特点选择适宜的运动项目和运动量,注意活动的多样化,可通过游戏、劳动、体操等活动发展婴幼儿的动作。活动中应让婴幼儿双臂交替使用,上下肢都活动。避免经常单一使用某些肌肉、骨骼,如不能要求婴幼儿长时间站立等。要保证安全,防止发生伤害事故。

3. 保证充足的营养和睡眠

骨和肌肉的生长需要大量的蛋白质、钙、磷、维生素 D 等。应保证婴幼儿多摄取富含这些营养素的食物,如蛋黄、牛奶、豆类制品和小虾皮等。在睡眠过程中,身体会分泌生长激素。生长激素对于骨骼的生长至关重要,尤其是在儿童和青少年时期。例如,长骨(如股骨、胫骨等)的生长主要依赖于生长激素的作用。当睡眠充足时,生长激素的分泌达到较好水平,有利于骨骼正常的生长发育,为运动系统提供良好的支撑结构。

4. 注意穿戴宽松适度的衣服和鞋袜

过小或过紧的衣服、鞋袜和帽子，会影响骨骼和肌肉的正常发育；反之，过大、过肥的衣服、鞋帽，在活动时会带来不便，影响锻炼效果，也容易造成意外伤害。

二、婴幼儿呼吸系统的特点与卫生保健

呼吸系统由鼻、咽、喉、气管、支气管和肺等器官组成（图1-1-7）。具有从外界吸入氧气和排出体内二氧化碳，实现人体和外界气体交换的功能。

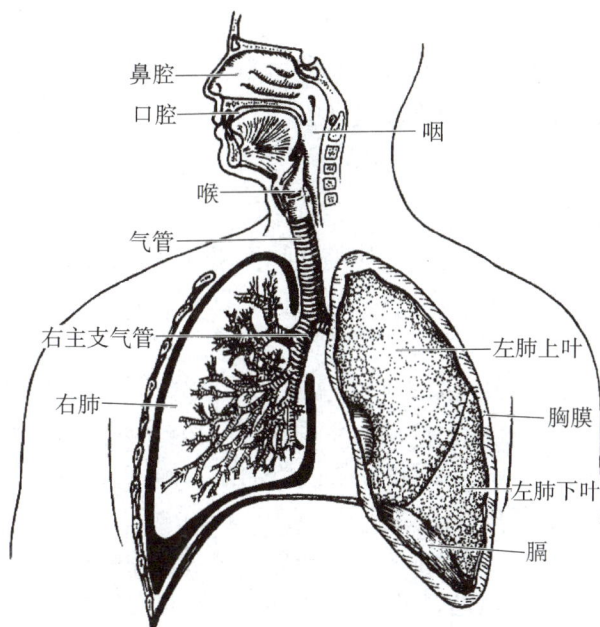

图1-1-7 呼吸系统模式图

（一）婴幼儿呼吸器官的特点

1. 鼻腔

婴幼儿鼻根扁而宽，鼻相对短小，鼻腔狭窄，黏膜柔嫩，血管丰富，无鼻毛，因此容易受感染。感染后，鼻黏膜容易充血、肿胀、流涕，造成鼻腔堵塞发生呼吸困难，影响睡眠和进食。嗅觉感受器位于鼻腔上部的黏膜中。嗅觉敏感期在出生后4个月内，这个时期是婴幼儿对嗅觉刺激最为敏感的时期。婴儿已具备嗅觉分辨能力，尤其对母亲乳汁气味表现出特异性偏好。这种特异性偏好不仅满足哺乳需求，更在神经激素层面促进亲子依恋关系，为婴幼儿提供生理与心理安全的双重保障。

2. 咽

咽是呼吸道和消化道的共同通道。是一条前后略扁的漏斗形肌性管道，自上而下分别与鼻腔、口腔和喉腔相通，分为鼻咽部、口咽部和喉咽部。在鼻咽部后壁两侧上方有一对通向中耳的小管，即咽鼓管。咽鼓管呈水平位，宽、短，因此，呼吸道感染容易并发中耳炎。

3. 喉

婴幼儿喉软骨柔软，喉黏膜下组织疏松，血管、淋巴组织丰富，容易发生炎性肿胀（如急性喉炎），引起喉头狭窄、呼吸困难。声门短而窄，声带短而薄，声调较成人高而尖。其弹性纤维及喉部肌肉发育未完善，声门肌肉容易疲劳，发炎或经常高声哭喊、唱歌时，声带容易充血水肿、变厚，导致声音嘶哑。

4. 气管和支气管

婴幼儿的气管和支气管狭窄，软骨柔软，缺乏弹力组织，黏膜血管丰富，黏液腺分泌不足。因此，黏膜干燥且纤毛运动差，不能很好地排除病原微生物，易感染呼吸道疾病。右侧支气管较直，是气管的直接延伸，异物吸入支气管时多数落入右支气管内。因此，当婴幼儿玩玩具时，成人要在旁边照护，避免将小物品

含在口中玩耍;不要让婴幼儿边哭闹或跑跳边喂奶、喂水和进食,以免食物呛入支气管。

5. 肺

婴幼儿肺泡数量少、含血量丰富而含气量相对较少。肺弹力组织发育差,血管丰富,整个肺脏含血多而含气少,肺间质发育较强。因此,当上呼吸道感染向下蔓延时,如防治不力很容易引起肺部感染。

(二) 婴幼儿呼吸运动的特点

1. 呼吸频率快

婴幼儿胸廓呈圆桶状,肋骨呈水平位,膈肌位置较高,胸廓活动范围小,呼吸肌发育差,然而,婴幼儿生长发育快,代谢旺盛,需要氧气量高。因此,以呼吸频率快来补偿。

2. 腹式呼吸为主

婴幼儿呼吸时表现出明显的膈肌上下移动,呈腹式呼吸。2岁后学会站立,腹腔器官下降,肋骨由水平位形成斜位,呼吸肌逐渐发达,开始出现胸腹式呼吸。

(三) 婴幼儿呼吸系统的卫生

1. 保持室内空气新鲜流通

应经常开窗通风换气。新鲜空气能促进人体的新陈代谢,还可提高婴幼儿适应外界气温变化的能力。如果在室内开展体育活动或唱歌前,地板应进行湿性打扫,以免灰尘飞扬。

2. 培养良好卫生习惯

注意观察和帮助婴幼儿养成用鼻呼吸的习惯;通过谈话、唱歌等活动,帮助婴幼儿有节律地呼吸,增强呼吸深度;教育婴幼儿不用手挖鼻孔;教会婴幼儿正确地擤鼻涕;帮助婴幼儿养成正确的睡眠姿势;教会婴幼儿打喷嚏或咳嗽时不要面向别人,同时要用手或手帕捂住口鼻等习惯。

3. 经常组织适宜的体育游戏和户外活动

经常参加走、跑、爬、钻等体育游戏,可加强呼吸肌的力量,扩大胸廓活动范围,促使参与呼吸的肺泡增多,从而增加肺活量。经常参加户外活动,特别是利用冷空气等进行锻炼,还可增强呼吸器官的抵抗力,降低呼吸道疾病的发病率。

4. 保护声带

说话、唱歌时主要是声带和肺的活动。选择适合婴幼儿音域特点的歌曲(八度音)和儿歌,帮助婴幼儿用自然的声音说话和唱歌,避免大声喊叫。当咽部有炎症时,应减少发音,多喝水。冬天不宜在室外冷空气中唱歌。

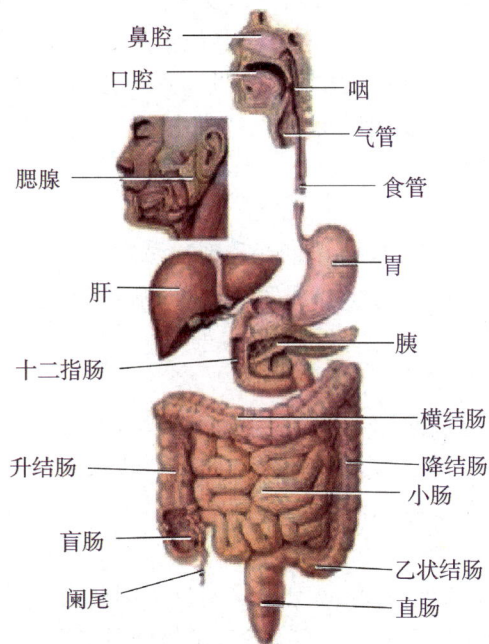

图 1-1-8 消化系统模式图

三、婴幼儿消化系统的特点与卫生保健

消化系统由消化道和消化腺两部分组成。消化道包括口腔、咽、食管、胃、小肠、大肠、肛门等器官(图1-1-8)。消化腺主要有唾液腺、胃腺、肠腺、肝脏和胰腺。消化系统具有消化食物和吸收营养成分的功能。

(一) 婴幼儿消化系统的特点

1. 乳牙

乳牙是婴幼儿吃奶期间萌出的牙齿,共20颗(图1-1-9)。由上下各4个切牙、2个尖牙、4个磨牙组成。乳牙萌出时间一般在4~6个月左右。乳牙在2.5岁出齐。最先萌出的是2个下中切牙。

乳牙牙釉质薄,牙本质松脆,牙髓腔较大,易龋齿。龋齿会引起剧痛,影响咀嚼和睡眠。乳牙的生理功能:咀嚼食物、帮助消化;促进颌骨的发育;有助于辅助发音;促进恒牙萌出,为恒牙的萌出预留间隙。

牙齿名称	萌出月龄
上中切牙	5~10月
上侧切牙	6~14月
第一乳磨牙	10~17月
尖牙	18~24月
第二乳磨牙	20~30月
六龄牙	
第二乳磨牙	20~30月
尖牙	18~24月
第一乳磨牙	10~17月
下侧切牙	6~14月
下中切牙	5~10月

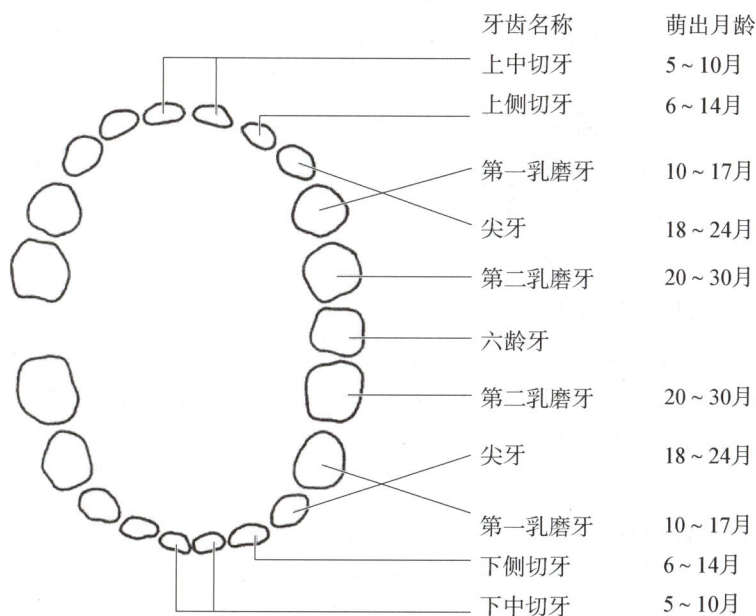

图 1-1-9　乳牙萌出顺序模式图

2. 舌

舌体上面有 1000 个左右味蕾。婴幼儿的味蕾在舌面分布比成人更广,味觉更敏感、更丰富。婴幼儿出生后应早吃母乳、多吃母乳。新生儿已有良好的味觉,出生后不久就能辨别不同的味道,对微甜的糖水表示愉快;对柠檬汁等酸的、咸的或苦的液体有不愉快的表情。婴幼儿的味觉在 6 个月~1 岁这一阶段最灵敏,是添加辅食的最佳机会。通过品尝各种食物,可促进食物味觉的形成及口感的优化,也是宝宝从流食-半流食-固体食物的适应过程。

3. 消化道

总的来说,婴幼儿消化道的特点是:消化能力弱、吸收能力强。

(1) 食管短而窄,管壁柔韧,弹力纤维和肌基层组织发育不全,易损伤。

(2) 胃容积较小。胃容量随月龄增长而逐渐增大。胃黏膜薄嫩,胃壁肌肉、弹性纤维发育差,伸展性和蠕动功能差。婴儿的胃呈水平位,贲门肌肉松弛,幽门肌肉紧张,因此在哭闹或吸吮时吸入空气时,容易溢奶或呕吐。婴儿哺乳后不久幽门开放,胃容物逐渐流入十二指肠,故婴儿实际哺乳量可以超过胃容量。婴儿胃排空时间,因食物种类不同而异;稠厚含乳凝块的乳汁排空慢;水的排空时间为 1.5~2 小时,母乳 2~3 小时,牛乳 3~4 小时。

(3) 肠道是消化道中最长的部分,分为小肠(十二指肠、空肠、回肠)和大肠(盲肠、结肠、直肠)两个部分。肠管相对成人长,一般为身长的 5~7 倍,黏膜血管丰富,肠壁薄,管径宽,肠壁绒毛数量几乎和成人相等。所以婴幼儿肠道的吸收能力较强,有利于婴幼儿的生长发育。但肠黏膜屏障作用差,肠内的毒素、过敏原可以由肠黏膜吸收进入血液,引起全身性感染或者变态反应性疾病。肠蠕动比成人弱,易发生便秘。肠系膜相对较长且柔软,黏膜下组织松弛,固定性差,肠活动度大。若腹部受凉、饮食突然改变、腹泻等,容易诱发肠套叠和肠扭转。

婴儿有明显的"胃结肠反射"。食物到胃里,就会反射性地引起结肠加快蠕动,将粪便推向直肠、肛门。因此人们常说:孩子是直肠子,吃完就想拉,所以在喂奶、吃辅食后坐便盆,常可排便。一般坐 5~10 分钟,不排便就起来,不要长时间坐在便盆。

4. 消化腺

婴幼儿的消化腺未发育完善。

(1) 唾液腺在 3~6 个月时发育完善。唾液分泌量增加,6~7 个月更加旺盛。但婴儿口腔较浅,没有吞咽大量唾液的能力,唾液往往流到口腔外面。这种生理现象称为"生理性流涎"。

（2）肝脏相对较成人大。正常 3 岁以下婴幼儿,于右侧肋骨下可摸到肝脏的下缘,4 岁以后就摸不到了。肝脏分泌的胆汁较少,消化脂肪的能力差;肝糖原储备少,饥饿时容易出现"低血糖症";解毒能力不如成人,抵抗感染的能力较差。

（3）胰腺不发达。分泌的消化液及消化酶较少。对淀粉、脂肪类食物的消化能力较差。胰腺内富有血管及结缔组织,实质细胞较少,分化不全,极易受炎热气候及各种疾病影响而被抑制,最终导致消化不良。

（二）婴幼儿消化系统的卫生保健

1. 重视口腔健康和清洁习惯培养

（1）口腔清洁习惯培养:1～12 个月时,进食后喝点温开水清洁口腔;1～2 岁时,饭后帮助幼儿漱口,睡前由成人帮助刷牙;2～3 岁时,进餐后引导幼儿漱口、学习自己早晚刷牙。刷牙方法为顺着牙缝上下刷,刷上牙时从上往下刷,刷下牙时从下往上刷,里外都要刷,选用只有两排柔软细毛的儿童牙刷和专用儿童牙膏。

（2）纠正含乳头睡觉、长期张口呼吸、睡眠时频繁偏向一侧等不良习惯。

（3）定期口腔检查:每年定期前往口腔保健医院进行全面检查,及时发现无牙畸形(先天性缺牙)、牙颌畸形(如个别牙错位、牙弓形态改变为全突或后缩)、牙齿变色、过早或过迟萌出等问题,以便尽早采取相应措施。

（4）注重婴幼儿鼻咽部炎症的防治:防止因炎症导致婴幼儿经常张口呼吸,进而造成上颚高拱、前牙突出、突唇露齿等不良后果。

2. 建立合理喂养制度,养成良好饮食卫生习惯

（1）为婴幼儿选择新鲜、体积小、富含营养又易于消化的食物。

（2）不能仅让儿童吃细食,要适当地提供一些粗纤维或稍硬的食物,让儿童用牙齿反复地咀嚼,促使乳牙、上下颌骨、面颊肌肉和牙槽良好发育。

（3）帮助婴幼儿养成饭前洗手、定时定点定量进餐、细嚼慢咽、用两侧牙齿轮流咀嚼食物、少吃零食和不挑食的好习惯。

（4）饮食管理:控制糖果、甜食及零食摄入,尤其避免睡前吃甜食。

3. 饭前饭后不做剧烈运动

饭前饭后应安排安静活动,不做剧烈运动。因为剧烈运动时,由于适应性调节,大部分血液涌向肌肉,而胃肠的血液供量不足,结果胃肠蠕动减弱;同时,饭后胃肠里充满食物,由于重力影响,运动时振动较大,可把胃肠系膜拉紧,甚至扭转,产生疼痛。体育活动宜在饭后 0.5～1.5 小时后进行。进行运动后,要休息20～30 分钟再吃饭为宜。

4. 保持愉快的情绪,安静进餐

消化道和消化腺的活动受神经系统调节,所以食欲是否旺盛与婴幼儿的情绪有关。精神紧张时,促进胃液分泌的副交感神经被抑制,胃液分泌减少,食欲降低。因而在进餐前、进餐后,不处理婴幼儿行为上的问题,让婴幼儿安静愉快进餐,但不能说笑打闹,以防食物误入气管。有条件时,可播放轻松愉快、悠扬悦耳的音乐。

5. 帮助婴幼儿养成定时大便的习惯。 组织婴幼儿经常参加运动,多吃蔬菜、多喝开水,预防便秘。

四、婴幼儿循环系统的特点与卫生保健

循环系统(图 1-1-10)包括血液循环系统和淋巴循环系统。血液循环系统由心脏、血液、血管等器官组成。血液由心脏搏出,经动脉、毛细血管、静脉再返回心脏,如此循环不止。血液在循环全身的过程中,把携带的氧气和营养物质输送到全身组织和细胞,再把组织和细胞新陈代谢产生的二氧化碳和废物运送到肺和其他排泄器官。淋巴循环系统由淋巴管、淋巴器官和淋巴组织组成,主要功能是运输全身淋巴液进入静脉,是静脉回流的辅助装置。

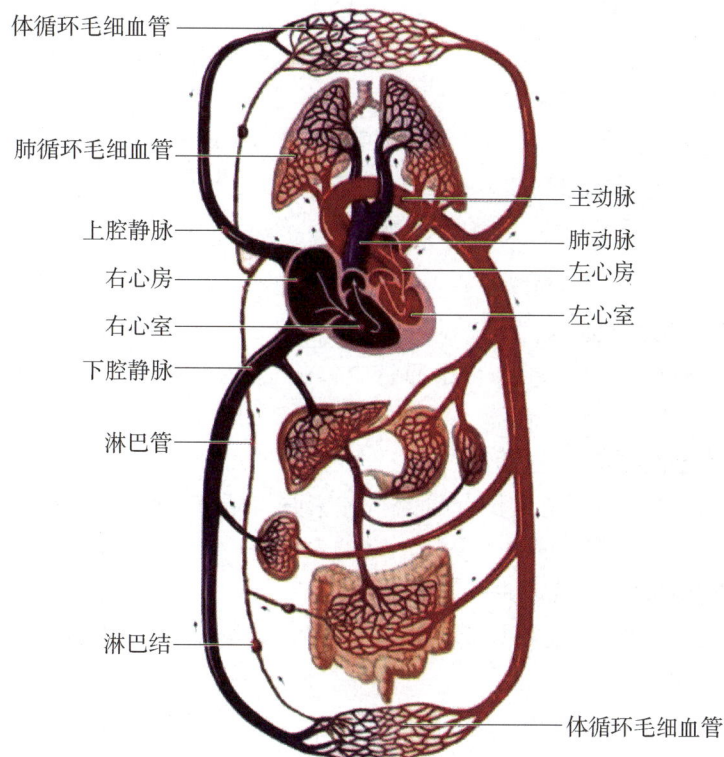

图 1-1-10　循环系统示意图

(一)婴幼儿血液循环系统的特点

1. 婴幼儿血液的特点

(1)婴幼儿血液量相对比成人多,约占体重的 9%,年龄越小,比例越大。

(2)血浆含水分较多,含凝血物质少。出血时血液凝固较慢,新生儿出血需 8~10 分钟凝固;幼儿约需 4~6 分钟凝固;成人仅需 3~4 分钟凝固。

(3)红细胞的数目和血红蛋白量不稳定。婴幼儿血液内红细胞和血红蛋白的含量随年龄的增长而稍有变动。

(4)白细胞中的中性粒细胞比例比较少的,机体抵抗力相对较差。

2. 婴幼儿心脏的特点

(1)婴幼儿心脏体积相对大于成人。新生儿心脏约占体重的 0.8%,成人心脏约占体重的 0.5%。出生时心脏为 20~25 g;1 岁时心脏为 60~75 g;5 岁时心脏为出生时的 4 倍;青春期时达到成人水平。

(2)心排血量较少。婴幼儿心肌纤维细,弹性纤维少,心室壁较薄,心脏收缩力差,每搏输出量少,负荷力较差。婴幼儿不宜做时间较长或剧烈的活动。

(3)心率快。婴幼儿时期支配心脏的迷走神经发育尚不完善,对心脏的抑制作用较弱,而以交感神经支配为主,婴幼儿年龄越小,心率越快。

3. 婴幼儿血管的特点

(1)婴幼儿血管内径相对较成人宽,毛细血管非常丰富,血流量大,供给身体各部分的营养物质和氧气充足。

(2)婴幼儿的血管粗短,血液在体内循环一周所需要的时间短,如 3 岁时为 15 秒,14 岁时为 18 秒,成人为 22 秒。供血充足,有利于机体新陈代谢。

(3)血管壁薄,弹性小。

(4)年龄越小,血压越低,这与婴幼儿心脏收缩力较弱、心排血量较少、动脉管径较大等因素有关。幼儿血压一般为 11.5~13.1/7.73~8.4 kPa(86~98/58~63 mmHg)。

（二）婴幼儿淋巴循环系统的特点

（1）婴幼儿淋巴系统尚未发育完善,屏障作用较差,感染易于扩散,局部轻微感染可使淋巴结发炎、肿大,甚至化脓。

（2）新生儿的淋巴结不易摸到;正常婴幼儿的颈部、颌下、腋下和腹股沟可触及黄豆大小的单个淋巴结,无压痛;2岁以后,扁桃体增大较快,在4～10岁发育达高峰。

（3）婴幼儿经常患扁桃体炎、口腔炎。龋齿、中耳炎、头部疖肿等均可引起颈部淋巴结肿大。

（三）婴幼儿循环系统的卫生保健

1. 保证婴幼儿营养,防止贫血

供给合成血红蛋白的原料,多吃含铁和蛋白质较丰富的食物,如瘦肉、蛋黄、鸡肝、芝麻酱、豆制品等。帮助婴幼儿养成不挑食、不偏食的饮食习惯。

2. 安排动静交替、劳逸结合的一日活动

应合理安排婴幼儿的一日生活,避免长时间的精神紧张。要养成按时睡眠的习惯,保证其充足的睡眠。因为婴幼儿在安静状态下所需要的血液量比活动时少,这样有助于减轻心脏的负担。

3. 组织适合年龄特点的体育锻炼和户外活动

婴幼儿经常参加适当的体格锻炼,可以提高心肌工作能力及血管壁的收缩能力,促进循环系统的发育。但在组织锻炼时需要注意以下四点:

（1）根据年龄和体质安排锻炼,减少长时间的练习、憋气性练习和静力性练习。

（2）活动前应做好充分的准备活动,结束时应进行整理运动,尤其是剧烈运动时不应立即停止。因为这样会影响呼吸,减少氧气的补充;还会因肌肉运动停止,影响静脉血液回流,使心脏血液的输出量减少,血压降低,血液不容易到达头部,可能造成暂时性脑贫血,导致恶心、呕吐、心慌,甚至晕倒。

（3）剧烈运动后不宜马上喝大量的开水,因为大量水分在胃部会妨碍膈膜的运动,水分被吸收入血液会增加循环血量,增加心脏负担。

（4）注意出汗后的盐分补充。运动时出汗过多,丧失盐分会出现头晕、眼花、口渴等症状,严重时会昏倒,因此,运动后最好适量饮用淡盐水以补充盐分。

4. 穿戴舒适、宽松衣服,以保持血液循环的畅通

过紧的衣服导致血液的流动慢,从而影响了养料和氧气的供给。如果躯干部被窄小的内衣缚紧,影响上、下腔静脉血液流回心脏;过紧的衣领影响脑部的供血;腰带、鞋袜过紧影响下肢和腹部的血液循环。

5. 预防传染病

婴幼儿血液里中性粒细胞含量少,抗病能力较弱,容易患传染病。因此,要经常为婴幼儿进行身体检查,关心他们的起居和活动,积极预防各种传染病,从而降低因传染病引发心脏疾病的潜在风险。

五、婴幼儿神经系统的特点与卫生保健

神经系统(图1-1-11、图1-1-12)是人体的调节系统。在神经系统的支配和协调下,人体各个器官、系统成为一个统一的整体,保证各种生理活动正常进行。神经系统由神经细胞,即神经元组成,分为中枢神经系统和周围神经系统。中枢神经系统(图1-1-13)包括脑和脊髓。脑位于颅腔内,由大脑、间脑、脑干和小脑组成。脊髓位于脊柱的椎管内,除传递信息外,也能完成一些简单的反射。神经系统由连接中枢神经与全身感受器、效应器的神经纤维构成。

神经系统的基本活动方式是反射。反射是指在神经系统参与下,机体对刺激做出的反应。反射分非条件反射和条件反射两种。非条件反射是生来就有的本能,属于低级的神经活动。吸吮反射就是其中一种典型代表。条件反射是人出生后在生活过程中逐渐形成的反射,例如每次喂哺时都抱起新生儿,大约两周后,即使乳头尚未放入口中,新生儿也能仅凭抱起的动作而出现吸吮,这表明新生儿已经对喂哺姿势形成了条件反射。3～4个月开始,婴儿不但能形成兴奋性条件反射,还能形成抑制性条件反射。有人曾经做过这样的实验:用有奶的红色奶瓶和绿色的空奶瓶交换着喂哺婴儿,最初婴儿对两个奶瓶都有吸吮反

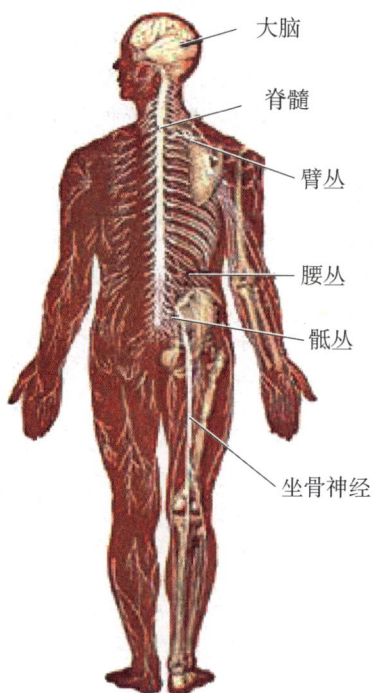

图 1-1-11 神经系统模式图

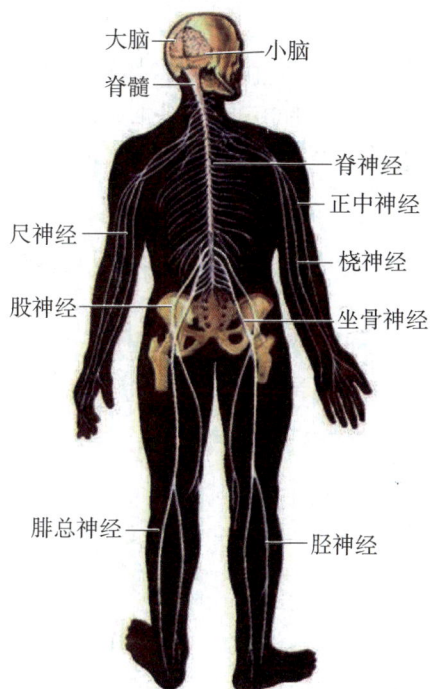

图 1-1-12 神经系统模式图

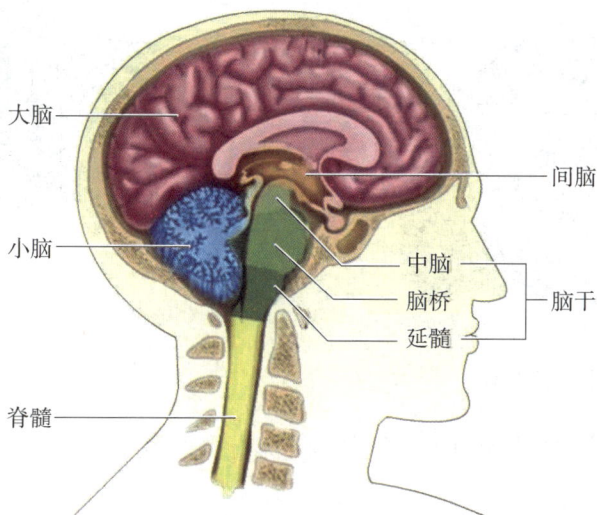

图 1-1-13 中枢神经模式图

射,几次以后,婴儿就只对有奶的红色奶瓶发生吸吮反射,而对绿色的空奶瓶就不再发生吸吮反应了。抑制性条件反射的形成表明婴儿的大脑皮层开始具备鉴别功能。条件反射的建立使婴幼儿能更快、更好地了解并适应环境。随着条件反射不断的增多和积累,婴幼儿的智能发展也逐渐趋向成熟和复杂。

条件反射是动物和人都具有的生理活动,但是动物只能对外界具体事物的刺激发生反应,形成条件反射。这种只对具体信号刺激发生反应的皮层机能系统叫作第一信号系统。而人类不仅可以对具体的信号刺激发生反应,还可以对抽象的语言、文字等信号产生反应。人类对语言文字发生反应的皮层机能系统,称为第二信号系统。因而人类能在语言文字的基础上建立更复杂的条件反射,使人类的神经功能更加复杂和完善,丰富了人类对外界各种事物的认识,使人具有了形成概念、判断、推理等抽象思维的能力,从而增强适应环境的能力。

大脑是中枢神经系统最高级的部分,也是思维和意识的器官,由左、右两个半球(图1-1-14)借由胼胝体相连。大脑左、右半球互相交流、协调和合作,以维持大脑的正常运转。大脑表面(图1-1-15)凹凸不平,凹陷处称为"沟",凸起处称为"回"。"沟"与"回"这种结构增加了大脑的表面积。大脑有6层组织结构,表面为灰质,厚度为2～3 mm,是神经元细胞体的集中区域,称为大脑皮质。大脑皮质可划分为许多功能区,称为中枢(图1-1-16)。大脑皮质以内为白质,由神经纤维组成,这些神经纤维有些负责连接大脑左右半球,还有一些则将大脑与其他脑区(如小脑、间脑、脑干)以及脊髓联系起来,确保大脑能作为调节全身各器官活动的最高调节中枢。

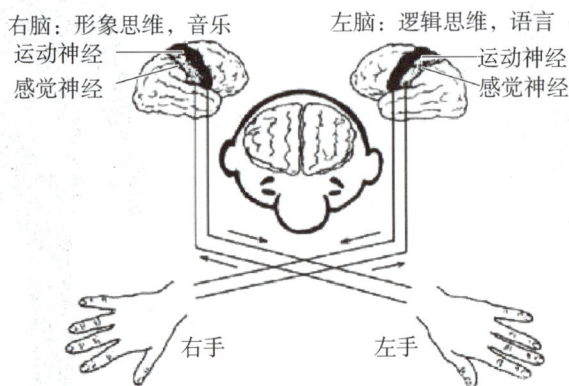

图1-1-14 大脑左右半球功能模式图

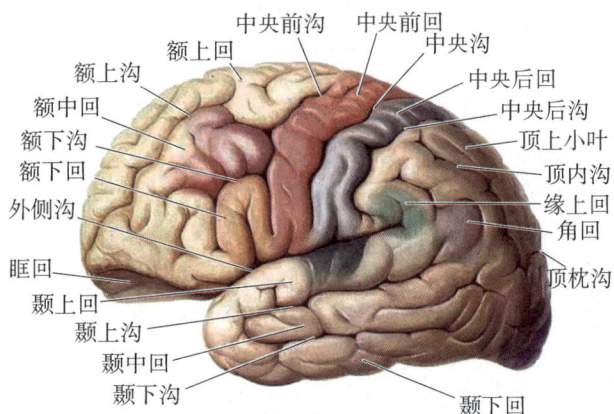

图1-1-15 大脑表面模式图

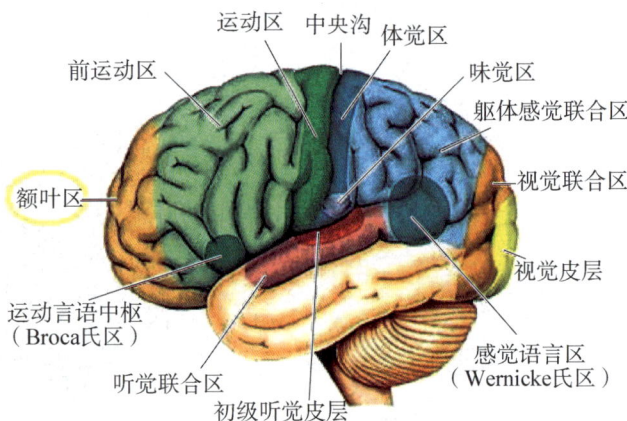

图1-1-16 大脑皮质重要中枢模式图

大脑皮质的活动有一定规律,了解其中一些规律对指导婴幼儿科学用脑、开发智力有很大的帮助。

1. 优势原则

大脑皮质区域是否处于"优势兴奋"状态与学习和工作的效率有关。兴趣能促使"优势兴奋"状态的形成。使人们感兴趣的事情,其注意力比较集中,对其他无关的刺激则可能"视而不见""听而不闻"了。

2. 镶嵌式活动原则

脑是人体的"司令部",其中有着精细的分工。当人在从事某一项活动时,只有相应区域的大脑皮质在工作(兴奋)。与这项活动无关的区域则处于休息(抑制)状态。随着工作性质的转换,大脑皮质的工作区与休息区不断轮换,好比镶嵌在板上的许多小灯泡,忽亮、忽灭。这种镶嵌式活动方式使大脑皮质的神经细胞有劳有逸,从而保持高效率。

3. 动力定型

当一系列刺激总是按照一定的时间和顺序先后出现,并且这种模式多次重复后,大脑皮质便会将这种时间和顺序固定下来形成规律。于是,每到相应时间,大脑就会自动知道该进行某种活动,并且活动也会更加自然。同样地,每当出现前一个刺激时,大脑就会预知接下来该做什么,并提前做好准备。大脑皮质这种活动特性就叫动力定型。建立动力定型以后,脑细胞能够以最小的能量消耗,达到最大的工作效果。因此要养成良好的生活习惯,合理安排吃、喝、拉、撒、玩等主要生活环节,形成有规律的生活节奏,使习惯自然养成。

4. 睡眠

睡眠是大脑皮质的抑制过程。有规律且充足的睡眠是生理上的需求，能恢复人的精神和体力。一夜睡眠过程中，快速眼动（rapid eye movement，REM）睡眠与非快速眼动睡眠这两种状态会相互转换，交替出现。在快速眼动睡眠阶段，眼球快速转动，肌肉可能出现微小抽动，人通常处于梦境中；在非快速眼动睡眠阶段，眼球不出现快速转动，一般也不做梦。当人在醒来时是否觉得自己做了梦，取决于醒来时处在哪种睡眠状态。如果在快速眼动睡眠状态醒来，往往会说"我做了个梦，梦见……"。而从非快速眼动睡眠中醒来时，常会说"一宿儿没做梦，睡得真香"。

（一）婴幼儿神经系统的特点

1. 神经系统发育非常迅速

（1）神经细胞数目增长：神经细胞又称神经元，是神经系统结构和功能的基本单位。神经元（图1-1-17）由细胞体、树突和轴突三部分组成。树突接收外界刺激，将外界刺激的物理、化学等能量转化为神经冲动，或者接收前一个神经元传来的神经冲动，再将神经冲动传至细胞体，轴突再将神经冲动从细胞体传到其他神经元。前一个神经元和后一个神经元彼此接触的部位叫突触。前一个神经元的神经冲动传到突触，会引起突触间隙化学物质，即神经递质的变化，神经递质的变化将神经冲动传至下一个神经元。神经元分为感觉神经元、运动神经元和中间神经元。

妊娠3个月时，胎儿的神经系统已基本成形。出生前半年至出生后一年是神经细胞数目增长的重要阶段。1岁以后，神经细胞的数目不再增加，但是细胞的突起（又称神经纤维）由短变长，分支由少变多（图1-1-18），神经细胞的体积逐渐增大，如同小树苗长成一棵枝繁叶茂的大树。其突起恰似自树干长出的枝杈。这些枝杈与其他的"树"相互连接，构建起复杂的神经网络，为婴幼儿的智力发展奠定了坚实的生理基础。

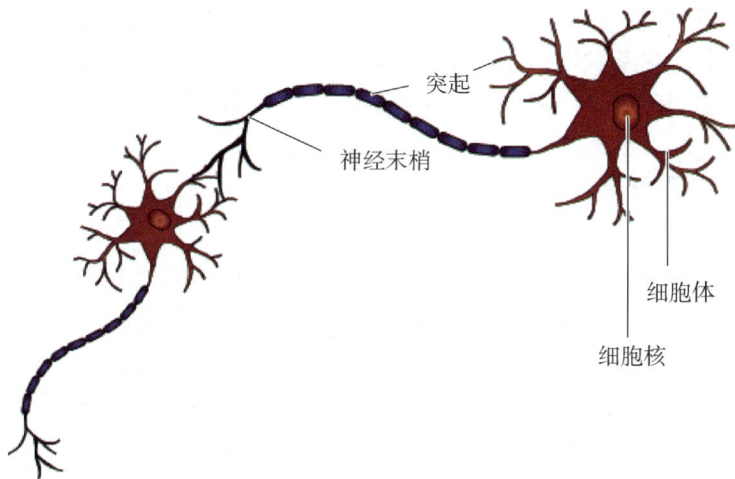

图1-1-17　神经细胞结构模式图

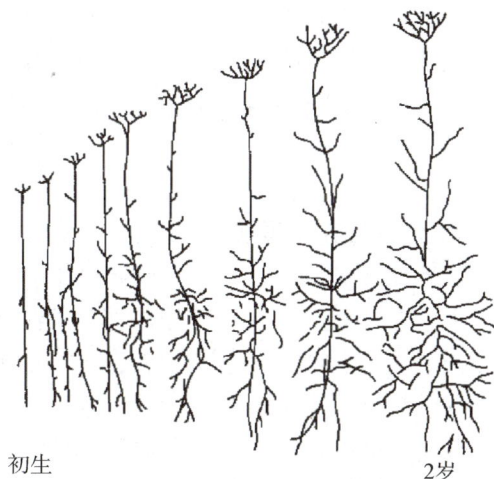

图1-1-18　神经细胞在出生后发育模式图

（2）脑重量增加：新生儿脑重量约350 g；1岁时脑重约950 g；3岁时脑重约为1000 g；6岁时脑重约1200 g；成人脑重约1500 g。

（3）神经末梢髓鞘化：神经末梢的髓鞘化是一个关键的生理过程。髓鞘包裹在神经突起的外面，如同电线的绝缘外皮，没有这层绝缘外皮就会导致"跑电"或"串电"现象。刚出生时，许多神经突起尚未被髓鞘完全覆盖，因此新生儿的动作往往不够精确，轻微的触碰可能引发全身的哆嗦。随着年龄的增长，髓鞘逐渐形成，婴幼儿的动作也随之变得更加迅速和准确。在4～5岁时，髓鞘化过程显著加速，神经纤维的数量和长度不断增加。到了6岁左右，大脑半球的神经传导通路基本完成了髓鞘化。这一过程使得学前儿童对刺激的反应更加迅速和精确，为他们的认知和运动能力发展奠定了坚实的基础。

2. 神经系统发育不均衡

（1）脑干和脊髓：出生时脑干和脊髓发育成熟，保证了呼吸、消化、血液循环和排泄系统的正常活动。

脊髓的固有反射引发一些特有的非条件反射,如觅食反射、拥抱反射、握持反射、踏步反射等。随着大脑皮层高级中枢的逐渐发育,这些非条件反射会逐渐消失。

(2)小脑:小脑发育较晚,这是导致婴幼儿早期肌肉活动不协调的主要原因。1岁后,小脑开始迅速发育,到3岁时其功能逐渐加强。因此,婴幼儿在1岁左右时步履蹒跚,而到3岁时走路和跑步变得较为稳定,尽管摆臂和迈步还不够协调。随着小脑的发育,肌肉活动的协调性也会逐渐提高。

(3)大脑:新生儿出生时,大脑具有与成人相似的六层组织结构。大脑最外层称为大脑皮质,其表面有许多沟(向下凹陷)和回(向上凸起)。不过,婴幼儿大脑皮质的沟和回相对较浅。年龄越小,大脑发育越不成熟,因此形成的条件反射数量较少、建立条件反射的速度慢且相对不稳定。

3. 大脑皮质容易兴奋、容易疲劳

婴幼儿大脑皮质容易兴奋,不容易抑制,因此他们容易激动,控制自己行为的能力较差。虽然容易兴奋,但注意力很难长时间集中,兴奋容易扩散。年龄越小,此特点越明显。

在教育孩子做事或学习时,要想方设法引起他的兴趣,利用大脑皮质的兴奋优势;孩子做一件事坚持不了多久,需要经常变换活动内容、方式避免疲劳;养成良好的生活习惯,建立起生活的节奏,形成动力定型,习惯成自然。

4. 脑细胞耗氧量大

婴幼儿脑的耗氧量大约为全身耗氧量的50%,而成人为20%。因此充足的氧气是维持婴幼儿脑细胞正常活动的基本条件。婴幼儿脑细胞对缺氧的耐受能力较弱,如果居室内空气污浊,脑细胞将首先受到损害。

(二)婴幼儿神经系统的卫生保健

1. 制定和执行合理生活制度

制定并执行合理的生活制度对婴幼儿健康成长至关重要。根据婴幼儿不同年龄阶段的特点,科学规划一日活动时间和内容。活动的设计应注重动静交替,使大脑皮质的神经细胞得以有序地轮流工作和休息,有效防止疲劳的产生;通过严格执行合理的生活制度,助力婴幼儿养成有规律的生活习惯,在儿童大脑皮层中逐步建立相应的条件反射,促进大脑皮层兴奋与抑制的过程呈现规律性交替。既能确保儿童游戏时精力充沛,学习时注意力集中,又能使其在进餐时食欲旺盛,睡眠时容易入睡,全方位保障婴幼儿的健康成长。

2. 保证充足睡眠

充足的睡眠能让神经系统充分休息,使大脑皮层和部分皮层下中枢进入保护性抑制状态,有效消除疲劳并储备能量。不同年龄睡眠时间建议:新生儿除了吃奶,几乎全天睡眠;1~6个月每日需要睡眠16~18小时;7~12个月每日需要睡眠14~15小时;1~2岁每日需要睡眠13~14小时;2~3岁每日需要睡眠12小时。婴儿百天后,白天可安排三觉;9个月以后白天睡两觉;2岁以后仅中午安排一次午睡即可,每次约2小时。要培养婴幼儿午间和夜晚按时睡觉的习惯。为了保障睡眠质量,要注意:①按时睡眠:需建立规律作息,不能由着孩子性子;②独自睡眠:帮助孩子适应单独睡,避免依赖大人陪睡或哄睡;③正确睡姿:杜绝蒙头睡,确保呼吸新鲜空气;④控制饮食:晚饭量适中,不要吃得太饱。

3. 确保合理且充足营养

营养是神经系统发育的物质基础。婴幼儿时期脑部发育迅速,对优质蛋白质、磷脂、维生素等营养物质需求较大。脑细胞活动能利用的能量来源单一,只能利用碳水化合物分解的葡萄糖作为能量来源。因此,婴幼儿膳食中应合理搭配主食和副食。五谷杂粮和薯类是碳水化合物的主要食物来源。

4. 积极开展适合婴幼儿体育活动

适当的体育锻炼可以强化神经系统的调节作用,使大脑皮层的活动更迅速、准确、灵活。锻炼活动时各器官、系统相互配合、协调,满足机体的需要,从而增强神经系统的调节控制能力。

5. 合理安排游戏与学习的时间和方式

根据婴幼儿不同年龄的生理特点合理安排学习和游戏活动。鉴于婴幼儿第二信号系统尚未成熟,对直观形象模仿能力较强,抽象思维能力比较弱,注意力和兴趣紧密相关,因此,在引导婴幼儿学习和游戏时

要注意:教学内容应浅显易懂,积极结合教具,运用直观教学方法;从多方面培养婴幼儿的兴趣,促进注意力、观察力、想象力、思维力和语言表达能力的发展,以增强神经系统的功能。

六、婴幼儿泌尿系统的特点与卫生保健

泌尿系统由肾脏、输尿管、膀胱和尿道等器官组成(图 1-1-19),能以尿液形式排出人体代谢废物和有害物质。

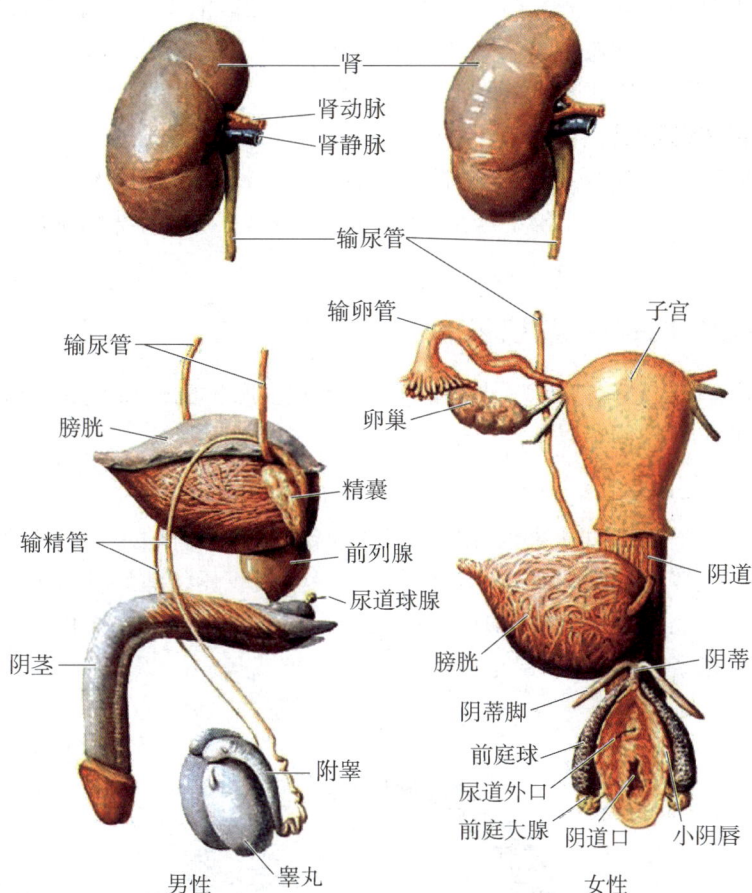

图 1-1-19 泌尿系统模式图

(一)婴幼儿泌尿系统的特点

1. 肾

婴幼儿年龄越小,未成熟的肾单位越多,肾小球的过滤作用和肾小管的再吸收功能较差,婴幼儿尿浓缩和稀释能力相对较弱。

2. 输尿管

婴幼儿输尿管相对比较宽,管壁肌肉和弹力组织发育不全,容易受压扭曲,导致尿流不畅。

3. 膀胱

婴幼儿膀胱壁肌肉层较薄,弹性纤维发育不完善,容积小,储尿能力弱。由于新陈代谢旺盛、饮水量相对较多,导致排尿次数多,年龄越小越明显。当膀胱内尿液充盈到一定量时,可能会出现不自觉排尿现象。通常到 3 岁左右,婴幼儿才逐渐具备主动控制排尿的能力。

4. 尿道

婴幼儿尿道较短,新生男婴尿道长 5~6 cm,新生女婴尿道仅约 1 cm。尿道黏膜薄而脆弱,弹性组织发育不完善,易受损伤。女孩尿道外口接近肛门且暴露,易受细菌污染;男孩尿道虽然较长,但包皮积垢也可能引发细菌上行性感染。

（二）婴幼儿泌尿系统的卫生保健

1. 引导婴幼儿养成规律排尿习惯

3～5个月时可逐渐形成定时排尿；6个月左右可尝试坐盆；1岁末时可开始训练婴幼儿对排尿的主动控制能力，但要避免过于频繁让婴幼儿排尿，以免影响正常的储尿功能导致尿频。当婴幼儿有尿意就应及时排尿，不要让其长时间憋尿。此外，在组织集体活动和睡觉之前均应提醒婴幼儿排尿。

2. 保持会阴部清洁卫生，预防尿路感染

家长需每天早晚为婴幼儿清洗外阴部，尤其在大便后要彻底清洁臀部，避免粪便污染。不让婴幼儿穿开裆裤，防止尿道被污染。厕所和便盆每天要清洗消毒保持卫生。护理婴儿时，必须注意尿布清洁干燥，防止细菌滋生。此外，还需注意防止个别婴幼儿玩弄生殖器，以免引起感染。

3. 养成每天喝适量水的习惯

人体每日摄入的水量和排出的水量要维持相对平衡。因此，每天要让婴幼儿喝适量的水，使体内代谢废物能及时随尿排出。另外，人体有足够的尿液流动，对尿道有一定的清洗作用，有助于减少上行性感染的风险。

七、婴幼儿感觉器官的特点与卫生保健

人体通过多感官系统接收环境信息，其中眼、耳、鼻、舌和皮肤构成感知通路主体。鉴于鼻和舌等已在呼吸和消化系统详述，此处重点阐述以下感觉器官。

（一）视觉器官——眼睛

视觉器官即眼（图1-1-20），作为婴幼儿感知光线与空间信息的核心结构，其功能实现依赖三层次解剖基础：①眼球壁：外层（角膜/巩膜保障透光与抗压）、中层（虹膜/睫状体调控进光与聚焦）、内层（晶状体完成光电转换）；②屈光介质：房水-晶状体-玻璃体组成光学通路，实现成像聚焦；③附属结构：眼睑防御物理损伤、泪腺维持化学清洁、眼外肌控制视觉追踪。

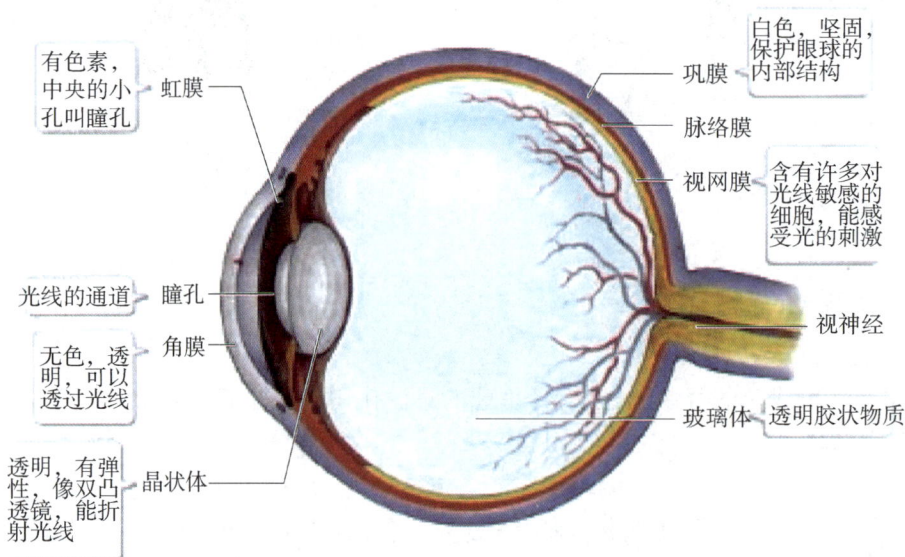

图1-1-20　眼球的基本结构和功能模式图

1. 婴幼儿视觉器官的特点

（1）婴幼儿眼球较小，眼轴较短，大多为远视。1～3岁时眼轴快速增长约5 mm；3岁后每年增加约0.1 mm，发育放缓。

（2）晶状体的弹性较大，调节范围很广，近点距离很近。如果常在过近距离读写，会使眼球长期处于高度调节的紧张状态，导致晶状体凸度增大，屈折力过强，从而引发假性近视。如果这种紧张状态持续，会

影响眼球内部组织正常代谢,降低眼球壁弹性,使眼轴变长,最终形成轴性近视(又称正性近视)。

(3)3岁以前是视觉发育的敏感期。适宜的视觉刺激有益于视觉功能的正常发育。

2. 婴幼儿视觉器官的卫生

(1)避免强烈刺激:户外活动或晒太阳时应戴帽,避免强光直接照射眼睛。不要让婴幼儿在阳光直射或光线不足的地方看图画书或其他用眼的活动。

(2)室内注意科学采光:光线应来自左前方。保持正确的用眼姿势,看电视时间不宜过长,1~2岁不超过10分钟,2~3岁不超过15分钟。保持与电视机1.5~2m的距离。阅读和画画时,姿势要端正,眼睛与书本保持30~40cm的距离、胸部与桌子保持一个拳头的距离。给婴幼儿提供字体大而清晰的书籍。

(3)注意眼的卫生:从出生起就要给孩子专用的毛巾、面盆、手帕,并且教育孩子不用手揉眼睛。

(4)适当增加营养:在孩子每日饮食中增加含维生素A的食品,如动物肝、蛋类、胡萝卜泥和鱼肝油,以确保视网膜杆状细胞获得充分营养,从而增强眼的适应能力。

(5)引导婴幼儿观察周围事物,充分利用他们的感觉器官,让他们多看看、听听、闻闻、摸摸、动动和尝尝,通过多感官探索感知周围。

(6)注意观察视觉发育情况:婴幼儿时期是视觉发育的关键时期,要注意观察婴儿的视力是否正常,可参考以下视觉发育过程进行对照。

新生儿:视力极低,对强光有瞬目反射,数天后可注视灯光。

2周:用手电筒光从半米处移近,新生儿双眼会向内移动。

3~6周:能注视较大物体,双眼随光线单方向转动。

2个月:双眼跟随物体左右、上下转动。

3个月:双眼随物体弧形转动180°,注视时间延长。

4个月:眼随活动玩具移动,见物能伸手抓住。

5个月:可看近物,眼手协调,见物能准确抓到。

6个月:产生色觉,能分辨颜色,注视远处物体。

9个月:能注视画面上单一线条,注意力集中30~60秒钟,视力约0.1。

1岁:能按指令指出娃娃的五官,会玩弄玩具,注意力集中3~5分钟,丢失玩具时会寻找。

2~3岁:能识别4种颜色和2~3种形状,注意力集中5~15分钟,视力约0.5。

此外,经常参加体育锻炼,保证充足的休息和睡眠。对婴幼儿视力不足1.0的,应及时查明原因,予以矫治。

(二)听觉器官——耳

听觉器官即耳朵,其结构按功能分为外耳、中耳和内耳(图1-1-21)。外耳由耳廓和外耳道组成;中耳由鼓膜、鼓室和3块听小骨组成;内耳由前庭、半规管、耳蜗构成。

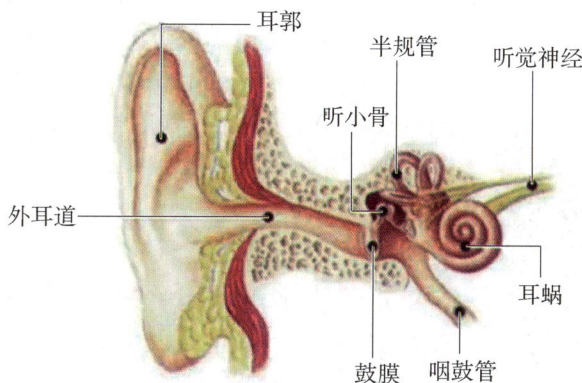

图1-1-21　耳的结构模式图

声波经耳廓收集,通过外耳道传至鼓膜,引发振动。听小骨将骨膜振动传到内耳,刺激耳蜗内听觉感受器产生兴奋信号。这些信号经听神经传到大脑皮层的听觉中枢,形成听觉。中耳的鼓膜或听小骨损伤可导致传导性耳聋;耳蜗、听神经及有关中枢损伤则会引起神经性耳聋,表现为听力下降甚至丧失。

1. 婴幼儿听觉器官的特点

(1)耳廓皮下组织很少,血液循环差,易生冻疮。外耳道比较狭窄,鼓膜厚。

(2)咽鼓管比成人短,管腔宽,接近水平位。一方面,鼻咽部细菌容易沿咽鼓管侵入鼓室,引起中耳炎;另一方面,鼓室内脓液也容易进入鼻咽腔。婴幼儿鼓膜的血管与硬脑膜血管相连,中耳的炎症可导致脑膜炎。

(3)基膜纤维感受力比成人强,所以听觉较成人敏锐,对噪声也更敏感,若长期在噪声环境中,将导致烦躁不安、听觉迟钝。

2. 婴幼儿听觉器官的卫生

(1)减少噪声,避免巨响。成人需适中音量与婴幼儿交流,避免大声叫嚷。同时,引导婴幼儿小声说话,自然发声唱歌。

(2)保持鼻腔通畅和口咽部清洁,预防呼吸道感染,学会正确擤鼻涕的方法,防止中耳炎。洗头、洗澡或游泳时避免水流进耳内。洗完澡或游泳后可用消毒棉签将耳内积水清除。

(3)切勿随意挖耳。通常情况下,耳屎会随着咀嚼动作自然排出。若耳屎过多堵塞耳道、影响听力,需带孩子到医院清理。平时教育婴幼儿不将异物塞入耳内。若有昆虫飞入耳内,可用手电筒光诱虫出耳;也可将植物油、温开水滴入耳内将昆虫杀死,用耳镊小心取出,再用消毒棉签清理耳内余液。但需注意,对于黄豆、米粒等植物性异物不可往耳内滴油、水等,以防其膨胀加剧堵塞耳道,此时应立即送医院处理。

(4)注意观察婴幼儿听觉发育情况。从出生起,要注意观察婴儿的听力是否正常,随着年龄增长观察听力的进展,可参考以下视觉发育过程进行对照。

新生儿已有听觉,50~90 dB 的声音能改变其呼吸节奏。满月时听力逐渐集中,听到母亲说话声会暂时停止哭泣,吃奶时听到巨响会暂停吸吮。

2 个月婴儿:听见声音会做出积极反应,如听见欢快的音乐声会手舞足蹈。

3~4 月婴儿:用眼神寻找声源,能辨别不同方向传来的声音。

5~6 月婴儿:能辨别成人的声音,对声音有初步区分能力,如听到母亲的声音会特别兴奋,对严厉或和蔼的声音有不同的反应。

7~8 月婴儿:能理解简单语言的意义,如抱抱(抱他)、坐坐(坐好)等。

9~10 月婴儿:会寻找不同的声源,如洗衣机、电视机声、人声等。

11~12 个月婴儿:听到自己名字有立即反应,能用眼神寻找成人所提的事物,会做回答性动作,如挥手"再见"、拍手"欢迎"、点头"谢谢"等。

1~2 岁幼儿:理解词义,听懂简单的吩咐,并按指示行动,如拿报纸去洗手、放好玩具等。

2~3 岁幼儿:听音乐、儿歌、故事,对成人问话做出不同反应,并能模仿回答。

3 岁后幼儿:听觉发育逐渐完善。

(三)人体最大感觉器官——皮肤

皮肤覆盖于身体表面,由表皮、真皮和皮下组织三层结构组成(图1-1-22),是人体面积最大的感觉器官。通过其表皮与真皮中特异性的感受器集群感知触、温、冷、痛等基础感觉,并衍生复杂环境感知能力。

皮肤中的 7-脱氢胆固醇在阳光紫外线的作用下可以转化成维生素 D,促进钙的吸收,支持婴幼儿的牙齿和骨骼发育。真皮层富含感觉神经末梢,能感知触觉、疼痛、冷热和瘙痒等刺激。皮脂腺分泌的皮脂能滋润皮肤和毛发。汗腺分泌汗液,其中包含无机盐、尿素、某些药物成分等;汗液的分泌以及皮下血管的扩张和

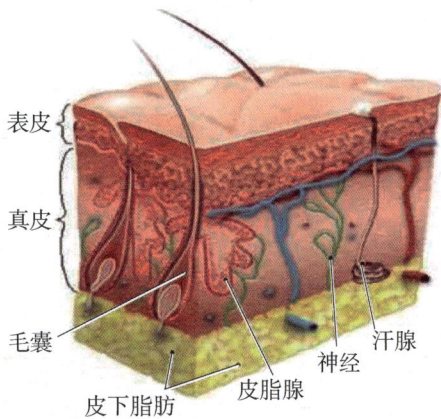

图1-1-22 皮肤结构模式图

表皮
真皮
毛囊
皮下脂肪
皮脂腺
神经
汗腺

收缩有助于维持体温的稳定,而皮下脂肪则有保温的作用。此外,某些物质、外用药和有害物质可以通过皮肤进入体内。综上所述,皮肤具有保护、代谢、感觉、分泌与排泄、体温调节和吸收等六大生理功能。

1. 婴幼儿皮肤的特点

(1)表皮的角质层较薄,保护功能较差,容易损伤和感染。皮下脂肪较少,出生后5个月左右皮下脂肪增长达高峰,1~2岁又逐渐减少,3岁后明显减少,8岁后皮下脂肪开始逐渐增多,女孩比男孩增长快。

(2)皮肤中毛细血管网较密,血管管腔相对较大,血流量相对较多。皮肤的表面相对比成人大,散热多;汗腺发育不够完善,神经系统对血管的调节作用不够稳定。当环境温度突然变化,往往不能适应,这是婴幼儿容易患感冒、生冻疮和长痱子的原因之一。

(3)触觉最灵敏的地方是腹部,最不灵敏的是颈、背部。触觉和痛觉的关系密切,往往因触觉不发达,对痛觉亦不能定位,这种现象常见于较小的婴幼儿,所以帮助幼儿发展触觉很重要。

2. 婴幼儿皮肤的卫生

(1)养成良好的盥洗习惯,保持皮肤清洁。每天清洗脸、颈、手、耳等部位。饭前便后要洗手,手脏随时洗。勤洗澡洗头,勤换内衣,勤剪指甲。

(2)注意衣着卫生。婴幼儿的衣料应能保温、吸湿和透气,质地应柔软、式样应简单、美观,便于儿童自己穿脱和活动。根据气候的变化和活动情况,及时为婴幼儿增减衣服。

(3)组织适当的体育锻炼,保证每日户外活动时间。经常户外活动可以增强皮肤体温调节能力,提高对冷热的适应能力,增强免疫力。

(4)利用周围事物发展婴幼儿皮肤触觉。鼓励他们多摸摸、多活动,在实践中感知周围事物,促进感觉器官的发育和完善。触觉发育可以帮助婴幼儿丰富生活知识。家长和教师可通过形式多样的活动,让婴幼儿感知物体的大小、厚薄以及表面状况,发展触觉。

八、婴幼儿内分泌系统的特点与卫生保健

内分泌系统作为人体关键的调节系统,由内分泌腺、内分泌组织和内分泌细胞构成。内分泌系统分泌的激素直接进入血管和淋巴管,通过血液循环分布到全身。激素在新陈代谢、生长发育、性成熟以及免疫力的提升都发挥着核心的作用。人体内主要的内分泌腺包括脑下垂体、肾上腺、甲状腺、甲状旁腺、胸腺、松果体、胰岛和性腺等(图1-1-23)。

(一)婴幼儿内分泌系统的特点

1. 垂体

垂体是人体最重要的内分泌腺,出生时已发育良好。它在4岁前及青春期生长迅速。垂体分泌的生长激素能加速组织生长,特别是对骨骼生长至关重要。婴幼儿时期生长激素分泌不足会导致生长迟缓、身材矮小,甚至患侏儒症,但智力发育一般正常。反之,如果分泌过多,则生长过快,可能患巨人症。

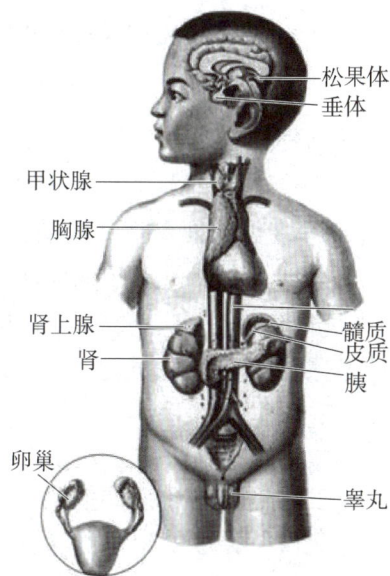

图1-1-23 内分泌系统模式图

2. 甲状腺

甲状腺是人体最大的内分泌腺,甲状腺分泌甲状腺素。碘是合成甲状腺素的原料。甲状腺素的主要作用是调节机体的新陈代谢,促进机体的生长发育。出生时甲状腺已经形成,以后逐渐生长。婴幼儿若甲状腺功能不足,可发生呆小症(又称可汀病),主要表现为身材矮小,且身体下部明显短于身体上部,并有不同程度的听力和言语障碍,基础代谢过低。若甲状腺分泌激素过多(甲亢),会使中枢神经系统的兴奋性及感受性增高,影响植物神经系统时,会出现心跳和呼吸加快、出汗较多、情绪易于激动等,基础代谢过于旺盛。

3. 胸腺

婴幼儿出生后两年内胸腺生长很快,以后随年龄增长继续生长,青春期达到最大体积,以后逐渐萎缩,30岁后被脂肪和结缔组织所代替。

胸腺与机体的免疫功能有密切关系。由骨髓所产生的淋巴细胞不具有免疫功能,当这些细胞由血液循环到达胸腺,在胸腺停留一段时期后就具有了免疫功能。胸腺能分泌促胸腺生成素,来自骨髓的淋巴干细胞经过胸腺素的作用后,即可成为有免疫功能的淋巴细胞。婴幼儿因为胸腺发育不全而免疫较差,以致可能反复出现呼吸道感染及腹泻,或发生其他缺陷病。

4. 性腺

卵巢和睾丸分别是女孩和男孩的性腺,又是生殖器官,自胚胎期4~5周开始形成。睾丸在出生时下降到阴囊内,10岁以前发育缓慢,至性成熟期才快速发育。卵巢发育同样缓慢,月经初潮时其重量仅相当于成人卵巢重量的30%,18岁时可达到成人水平。

(二)婴幼儿内分泌系统的卫生保健

1. 确保充足睡眠

脑垂体在深睡眠期间脉冲式分泌生长激素,显著促进婴幼儿骨骼发育。家庭及托育机构须保障深度睡眠时长和质量。

2. 科学补碘:守护甲状腺健康和神经发育

含碘丰富的食物,如海带、紫菜、海鱼、海虾。摄入建议:0~3岁每日需碘90~120 μg(WHO推荐);每周2次海鱼/海虾(每次30 g)即可满足需求。避免海带过量及碘剂滥用。

3. 避免盲目服用营养品

婴幼儿生长发育有其自然规律,随意给婴幼儿服用营养品可能引发性激素水平异常,导致性早熟。如有必要,应在专业医生指导下合理选择和使用。

九、婴幼儿免疫系统的特点与卫生保健

人体免疫系统由免疫器官、免疫细胞和免疫分子组成。免疫器官包括脾脏、淋巴结、扁桃体、胸腺、骨髓等,负责产生免疫细胞。免疫细胞主要分为淋巴细胞和巨噬细胞两大类。免疫分子分为抗体(免疫球蛋白,对病原体具有高度特异性)和补体(如溶菌酶等,其免疫作用无特异性)。

(一)婴幼儿免疫系统的特点

1. 非特异性免疫功能不完善

婴幼儿的皮肤黏膜较薄,屏障作用弱;体液中免疫细胞活性不足,易导致细菌在突破第一道防线后迅速繁殖扩散,整体抵抗力弱于成人。

2. 易患传染病

婴幼儿特异性免疫功能不完善,普遍缺乏针对传染病的特异性抗体,是传染病的易感人群。

3. 变态反应性疾病多见

免疫功能异常活跃时,会对原本无害的物质(如花粉、牛奶、鸡蛋、花生、羽毛等)产生过度反应,即过敏反应,常见表现为湿疹、过敏性鼻炎、过敏性结膜炎以及哮喘等。

(二)婴幼儿免疫系统的卫生保健

家长应按照国家规定的计划免疫程序,在1岁以内完成预防接种的基础免疫。对婴幼儿进行有计划性的预防接种,正是期望通过人工的方法,使婴幼儿的身体获得特异性免疫的能力,从而达到预防传染病的目的。此外,合理营养、适当锻炼和良好的卫生习惯,可以提高婴幼儿的抵抗力。

十、婴幼儿生殖系统的特点与卫生保健

生殖系统包含主要生殖器官(男性为睾丸,女性为卵巢)和附属生殖器官(男性包括附睾、前列腺、阴茎等,女性包括输卵管、子宫和阴道等)(图1-1-24和图1-1-25)。在12~13岁前,尤其是婴幼儿时期,

生殖系统发育缓慢。进入青春期后,生殖系统开始迅速发育。婴幼儿时期,需重点关注两类健康问题:

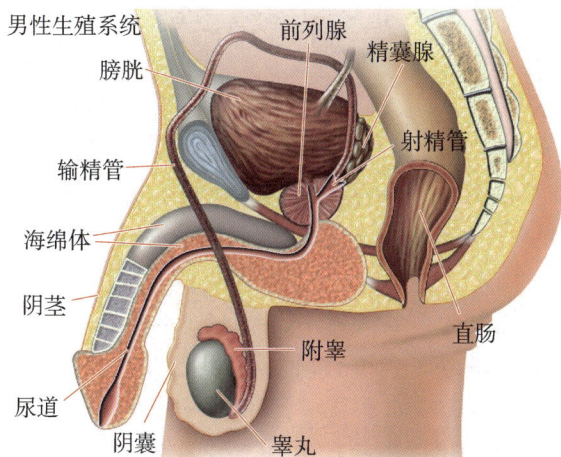

图1-1-24 男性生殖系统模式图

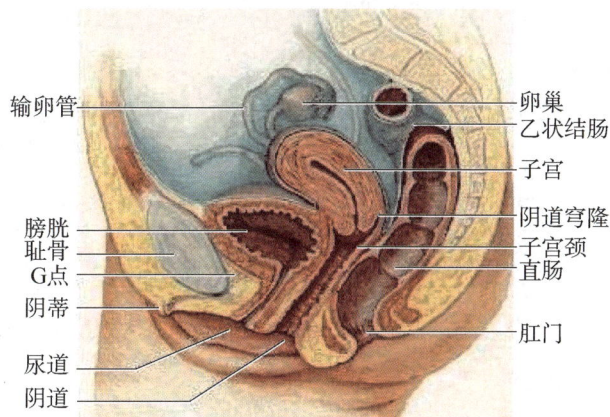

图1-1-25 女性生殖系统模式图

1. 女婴外阴阴道炎

常见病因及机制:穿开裆裤坐地玩耍,或肛周清洁不当(由后往前擦拭),致大肠杆菌等侵入;母亲或照料者患念珠菌性阴道炎、淋病时,病原体通过污染的手、共用浴具等传播;托育机构毛巾清毒不合格;残留碱性肥皂/洗剂破坏弱酸环境,降低免疫力。

2. 男婴隐睾

多数男婴出生时双侧睾丸已降至阴囊内。若一侧或双侧睾丸未降即为隐睾。需在出生后的例行检查中关注睾丸下降情况。

育儿宝典

国务院办公厅关于促进
3岁以下婴幼儿照护服务发展的指导意见
国办发〔2019〕15号

各省、自治区、直辖市人民政府,国务院各部委、各直属机构:

3岁以下婴幼儿(以下简称婴幼儿)照护服务是生命全周期服务管理的重要内容,事关婴幼儿健康成长,事关千家万户。为促进婴幼儿照护服务发展,经国务院同意,现提出如下意见。

一、总体要求

(一)指导思想。以习近平新时代中国特色社会主义思想为指导,全面贯彻党的十九大和十九届二中、三中全会精神,按照统筹推进"五位一体"总体布局和协调推进"四个全面"战略布局要求,坚持以人民为中心的发展思想,以需求和问题为导向,推进供给侧结构性改革,建立完善促进婴幼儿照护服务发展的政策法规体系、标准规范体系和服务供给体系,充分调动社会力量的积极性,多种形式开展婴幼儿照护服务,逐步满足人民群众对婴幼儿照护服务的需求,促进婴幼儿健康成长、广大家庭和谐幸福、经济社会持续发展。

(二)基本原则。

家庭为主,托育补充。人的社会化进程始于家庭,儿童监护抚养是父母的法定责任和义务,家庭对婴幼儿照护负主体责任。发展婴幼儿照护服务的重点是为家庭提供科学养育指导,并对确有照护困难的家庭或婴幼儿提供必要的服务。

政策引导,普惠优先。将婴幼儿照护服务纳入经济社会发展规划,加快完善相关政策,强化政策引导和统筹引领,充分调动社会力量积极性,大力推动婴幼儿照护服务发展,优先支持普惠性婴幼儿照护服务机构。

安全健康,科学规范。按照儿童优先的原则,最大限度地保护婴幼儿,确保婴幼儿的安全和健康。遵循婴幼儿成长特点和规律,促进婴幼儿在身体发育、动作、语言、认知、情感与社会性等方面的全面发展。

属地管理,分类指导。在地方政府领导下,从实际出发,综合考虑城乡、区域发展特点,根据经济社会发展水平、工作基础和群众需求,有针对性地开展婴幼儿照护服务。

(三)发展目标。到2020年,婴幼儿照护服务的政策法规体系和标准规范体系初步建立,建成一批具有示范效应的婴幼儿照护服务机构,婴幼儿照护服务水平有所提升,人民群众的婴幼儿照护服务需求得到初步满足。

到2025年,婴幼儿照护服务的政策法规体系和标准规范体系基本健全,多元化、多样化、覆盖城乡的婴幼儿照护服务体系基本形成,婴幼儿照护服务水平明显提升,人民群众的婴幼儿照护服务需求得到进一步满足。

任务思考

1. 婴幼儿骨骼成分具有什么特点?在组织活动时,根据这些特点需要注意哪些卫生要求?
2. 为什么提倡用鼻呼吸?张口呼吸存在哪些危害?
3. 婴幼儿皮肤有哪些特点?应采取何种护理方法?
4. 乳牙的生理功能是什么?护理乳牙的方法有哪些?

任务二 掌握婴幼儿生长发育与评价

案例导入

宝宝出生时体重3 kg。妈妈每个月都给宝宝测体重、量身长,还不到1岁,宝宝的体重就长到了12 kg,明显比同龄的宝宝胖。由于宝宝身体太胖,腿部力量弱,所以到1岁时还站不稳,妈妈有些着急。可是奶奶却不以为然,觉得宝宝应该胖胖的才可爱,每顿饭还是给宝宝吃很多,当宝宝表现出不愿意吃时,奶奶就强迫宝宝吃,多喂一勺算一勺。你赞同奶奶的这种做法吗?

一、婴幼儿生长发育的一般规律

生长发育是衡量婴幼儿健康状况的重要指标。"生长"侧重于细胞增殖和体积扩大,表现为身体及器官的量变;"发育"则聚焦于生理功能、心理认知等的质变。两者相辅相承,共同勾勒出婴幼儿成长的完整图景。

婴幼儿在生长发育过程中,由于生活、环境、教育、营养、锻炼、疾病等因素影响,会出现形态功能、心理等方面的个体差异,但是一般规律还是普遍存在。生长发育一般规律是指大多数婴幼儿在发育过程中所表现的一般现象。掌握生长发育的一般规律,获取婴幼儿体格生长发育的实际状况,有助于正确认识和评价婴幼儿的生长发育,有助于针对不同年龄的身心特点,在教养和生活等方面提出合理要求,进行保健指导,使婴幼儿生长发育的潜力得到最大限度发挥。

(一)由量变到质变的渐进过程

生长发育是一个由量变到质变的渐进过程,包括三个方面:身长体重的不断增加;各组织器官分化和功能的逐步完善;身体发生一定的形态变化。这三个方面有规律地相互交叉、共同推进。例如,消化系统从新生儿期只能处理少量流质食物,到成年期能够消化多种固体食物,其器官的大小和功能均逐渐完善。同样,随着大脑细胞联系的加强和脑重量的增加,婴幼儿的认知能力如感知、记忆和思维也在不断发展,智力不断得到提升。

因此,生长中的婴幼儿,绝对不是"小大人",有独特的生长发育规律。教养过程中,需依据这些规律采取适当的卫生措施,有效地促进其身心发展。

(二) 生长发育具有连续性和阶段性

生长发育具有程序性,既连续,又分阶段,各阶段特点鲜明且规律衔接。前一阶段为后一阶段打下基础,其发展状况直接影响后一阶段的发育。例如,婴儿的动作发展依次经历头部(抬头、转头)、运动(取物)、躯干(翻转、直坐)及下肢(扶物站立)(图1-2-1)。

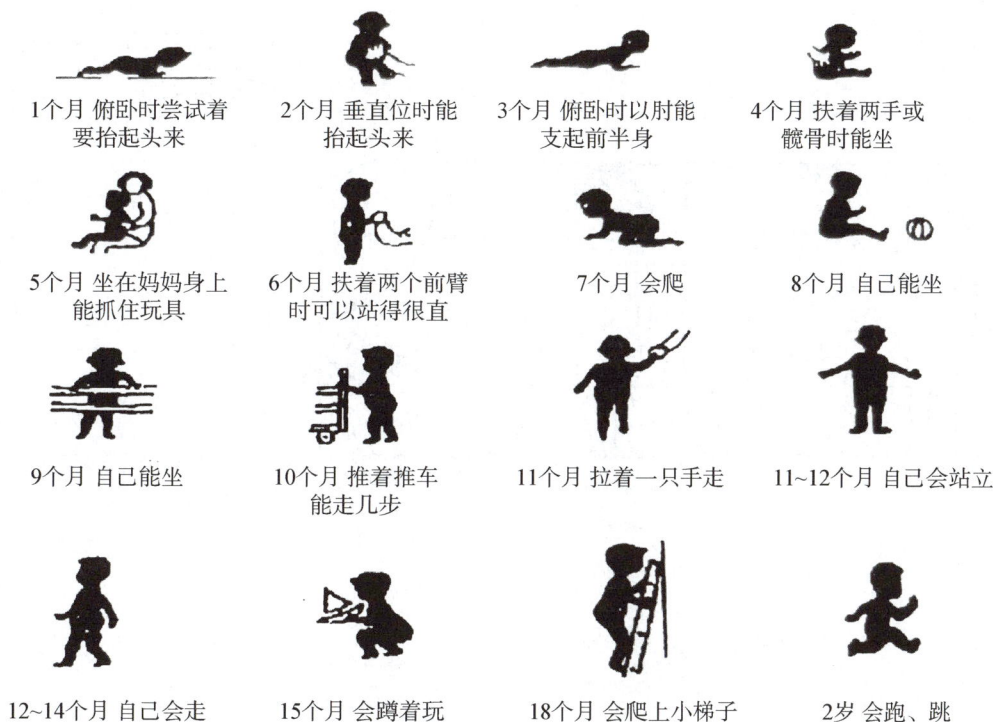

1个月 俯卧时尝试着要抬起头来　2个月 垂直位时能抬起头来　3个月 俯卧时以肘能支起前半身　4个月 扶着两手或髋骨时能坐

5个月 坐在妈妈身上能抓住玩具　6个月 扶着两个前臂时可以站得很直　7个月 会爬　8个月 自己能坐

9个月 自己能坐　10个月 推着推车能走几步　11个月 拉着一只手走　11~12个月 自己会站立

12~14个月 自己会走　15个月 会蹲着玩　18个月 会爬上小梯子　2岁 会跑、跳

图1-2-1　0~2岁婴幼儿动作发展阶段

因此,教育工作者必须依据婴幼儿各阶段发育顺序和生理特征,创设适宜的环境,提供适当的刺激和训练,助力其从低级阶段向更高级阶段发展。过高或过低的要求均会阻碍其生长发育。

(三) 各年龄段发育速度不一

生长发育速度呈波浪式,时快时慢,并非直线增长。以身高、体重为例,从胎儿到成人,生长过程存在两次显著的突增阶段。

1. 第一次突增阶段在胎儿期

妊娠初期,受精卵植入子宫内膜,形成胚胎。发育到2个月末时,胚胎身长约2.5 cm,初具人形,称胎儿。胎儿中期(4~6个月)身长增加最快,在3个月的时间内约增加27.5 cm,占胎儿期身长增加的一半以上,是生命中身长增加最快的阶段。胎儿后期(7~9个月)皮下脂肪积累很快,体重在3个月内增加约2 300 g,是一生中体重增加最快的阶段。出生至1岁,身长增加20~25 cm,为出生时身长(50 cm)的50%;体重增加到6~7 kg,约为出生时体重(3 kg)的两倍,无论身长、体重,出生后第一年是出生后生长最快的一年。第二年身长增长10 cm,体重增加2.5~3.5 kg,生长发育的速度仍快。2岁后,生长速度减缓,身高每年增加4~5 cm,体重每年增加1.5~2 kg,进入相对平稳的阶段。

2. 第二次突增阶段在青春期

女孩通常在 10～12 岁开始青春期,13～15 岁结束。男孩一般晚 2 年。青春期男孩身高每年增加 7～9 cm,女孩每年增加 5～7 cm。体重每年平均增加 5～6 kg。随后生长速度逐渐减缓,直到发育完成。与此同时,身体形态迅速变化,生理功能逐步成熟。

在生长发育的两次突增过程中,人的身体各部分发育的比例是不同的,是非等比性发展的。在第一次突增中,胎儿头部占全身的 1/2,以后躯干和下肢逐渐发育匀称。在第二次突增中,下肢先迅速发育,然后是躯干,头部的发育则不明显(图 1-2-2)。从出生到成人,头部增加 1 倍,躯干增加 2 倍,上肢增加 3 倍,下肢增加 4 倍(图 1-2-3)。

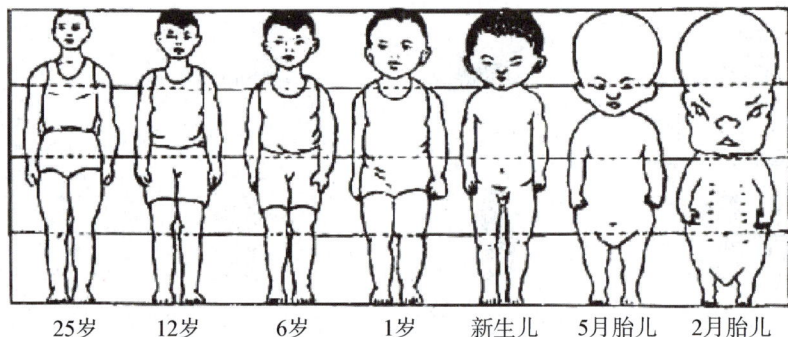

图 1-2-2　从胎儿到成人的身体比例变化

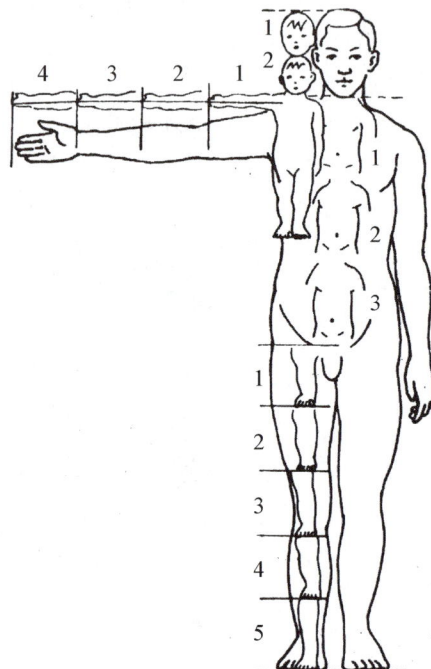

图 1-2-3　婴儿至成人的身体各部分发育的比例

人体的生长发育普遍遵循头尾律和向心律的程序。

(1) 头尾律。胎儿时期的发育从头部开始,逐渐向下肢延伸。

(2) 向心律。从出生到 7 岁以后,人体的生长发育从足到小腿再到大腿,由四肢远端向躯干推进。

从生物力学理论分析,人体发育顺序符合向心律。人体的负荷大小依次是:足-小腿-大腿-手-臂-躯干-头。按照形态和功能的统一性法则,负荷量和强度从大到小依次是下肢-上肢-躯干。婴儿直立行走后,下肢作为支撑基础,足和下肢的发育最早。向心律正好适应人体功能的需要,掌握这些规律,对婴幼儿的卫生保健和体育锻炼有一定的指导意义。

(四) 身体各系统生长发育存在非均衡但整体统一

人体各系统在神经系统的调节下相互联系,相互制约。出生后首先是神经系统发育最快,6 岁时,脑重已达成人脑重的 90%。各种生理功能、言语发展和肌肉活动的发展,已初步满足生活各方面的需要。6 岁～20 岁时,虽然脑的重量仅增加 10%,但是,脑细胞的结构和功能在不断复杂化的过程中。其次是呼吸、消化、排泄、心血管系统的发育,他们的发育与身高、体重等均有一致性,呈波浪式,在青春发育期出现高峰。淋巴系统的发育在前 10 年特别迅速,到 12 岁左右已达成人的 200%。因为这一阶段儿童身体抵抗力弱,靠淋巴系统的发育加强身体的保护。在第二个 10 年之间,随着其他系统的发育,淋巴系统逐渐退化、萎缩、变小,在 20 岁达到成人大小。生殖系统在出生后的 10 年内,没有什么发展,而在第二次突增阶段(一般在 12 岁后)迅速发育。

（五）生长发育涵盖生理和心理两方面

生理与心理发展紧密相连、相互促进。生理发育为心理活动奠定基础，而心理状态也会影响生理功能。例如，生理不适（如疲倦、饥饿）会引发负面情绪；婴幼儿如果未吃早餐，饥饿感会导致注意力不集中或易怒。生理缺陷（如斜视）可能引发心理问题，如自卑感。反之，情绪波动也会影响生理功能，如进食时情绪低落可能抑制消化；长期受斥责可能导致口吃。因此，生理需求与心理关怀同等重要。婴幼儿的照护者和托育机构应该关注婴幼儿生理与心理的相互影响，促进两者协调发展。

（六）生长发育的个体差异性

生长发育虽有普遍规律，但因先天和后天的条件差异，婴幼儿的发育水平必然存在高矮、胖瘦、强弱、智愚等不同。这些差异既体现在发育过程的各个阶段，也影响着最终的成熟状态。先天因素决定了发育的潜能，而后天环境则影响其实际发展。因此，评价婴幼儿发育时，必须结合其历史发育数据与当前状态进行全面对比，以实现更精准、更具实际意义的评估。

二、婴幼儿生长发育的影响因素

（一）遗传因素

遗传决定了生长发育的潜能，是生长发育的生物基础。遗传是指亲代与子代之间在形态结构以及生理功能上的相似。遗传的物质基础是染色体。人的染色体是 46 条（23 对）。染色体是基因的载体，身高、体重、体型等性状受多对基因控制，且对环境敏感，属于多基因遗传的问题。

通过对单卵双胎儿在相同条件和不同条件下抚养的生长发育情况的观察，在不同条件下抚养，身高的差别很小，但体重则有明显差别。这说明身高受遗传因素影响较大，而体重则易受环境因素的影响。

在良好的生活环境下生长的婴幼儿，他们的生长潜力得以充分发挥，其成年身高在很大程度上取决于遗传，父母与子女身高的相关程度较高。以下公式是利用父母身高进行预测的方法之一。

男孩成人时身高(cm)＝(父亲身高＋母亲身高)/2×1.08

女孩成人时身高(cm)＝(父亲身高×0.923＋母亲身高)/2

受孕时父母的心理和生理状态会对胎儿的生长发育产生重要影响。父母的健康状况、心理状态和生活方式等会影响胎儿的发育。例如，母亲在怀孕期间的心理健康问题，如压力、抑郁和焦虑，会对儿童的大脑发育产生显著而持久的影响。此外，父亲的健康状况，如肥胖，也会影响精子的质量和胚胎发育。这些因素都可能对胎儿的生长发育产生深远的影响。

（二）营养因素

营养对儿童生长发育至关重要，充足合理的营养是其物质基础。胎儿宫内营养不良易导致低体重出生；出生后营养不足会阻碍身高、体重的增长，还会对智力发育造成不良影响。反之，营养过剩会导致儿童肥胖，以及患病概率的增加。通常，年龄越小，受营养因素的影响越大。长期营养不良会影响骨骼的成熟程度和长度，由此形成矮小的体格。国内外学者对于营养与大脑和智力发育的关系曾做过不少研究，说明在出生后营养不良的程度越严重、时间越长，对婴幼儿智力发育的影响也越严重。

（三）体育锻炼因素

体育运动和劳动对婴幼儿身体发育和体质增强作用显著。体育运动和劳动可以加快机体的新陈代谢，提高呼吸系统、运动系统和心血管系统的功能，尤其体育运动和劳动有助于锻炼骨骼和肌肉。

（四）生活制度因素

合理安排规律且有节奏的生活制度，确保婴幼儿充足的户外活动、适当的学习时间、定时进餐及充分睡眠，有助于建立良好的生活习惯，促进生长发育。规律的生活制度能使婴幼儿身体各部分（包括大脑皮质）的活动和休息交替进行，及时补充营养消耗，促进生长发育。从小养成良好的饮食、起居习惯，将使婴幼儿终身受益。

（五）疾病因素

婴幼儿的生长发育易受疾病影响，影响程度取决于病变部位、病程和病情严重程度。疾病会扰乱正常的能量代谢，发热时，会抑制酶系统功能，升高代谢率，增加各种营养物质的消耗。有些疾病还会损害器官和系统的功能，如急性胃肠道疾病会干扰消化吸收，导致营养不良，使体重下降、语言和动作发展滞后；传染病：如流行性脑脊髓膜炎、流行性乙型脑炎、脊髓灰质炎等会造成严重的后遗症，甚至威胁婴幼儿的生命；严重慢性疾病：如钩虫病、结核病等，明显影响生长发育；慢性病毒性疾病：如慢性扁桃体炎、慢性气管炎等，则会影响婴幼儿的活动能力，进而影响生长发育。

（六）生活环境因素

生活环境可分为自然环境和社会环境。自然环境包括空气、水等，良好的自然环境为婴幼儿的健康成长提供基础保障；社会环境则涵盖居住条件、公共卫生设施、社会福利等，这些因素共同营造了婴幼儿生长发育的外部条件。新中国成立后，我国儿童保健事业蓬勃发展，国家积极推进免费定期预防接种政策，有效控制了麻疹、脊髓灰质炎、白喉等多种传染病的流行。1975 年中国医学科学院儿科研究所对 9 省市儿童体格发育的测量结果显示，城乡儿童的生长发育水平相较于新中国成立初期有了显著提升。此外，家庭人口数量，特别是子女数量，在相同经济条件下也会对婴幼儿的生长发育产生一定影响。这可能与家庭资源分配、养育精力分散等因素有关。

季节变化对婴幼儿的生长发育也有一定影响。一般来说，春季是身高增长相对较快的时期，而秋季则是体重增长较快的阶段。然而，环境中也存在一些不利因素。大气、水和土壤中的有害物质污染，以及噪声污染等，都可能对婴幼儿的生长发育产生不良影响。

三、婴幼儿生长发育的指标

（一）形态指标

1. 身长（身高）

身长是指 2 岁以下婴幼儿平卧时头顶到脚跟的长度。身高是指 2 岁以上婴幼儿站立位头顶到足底的垂直高度。它既是反映骨骼发育的重要指标，也是正确估计全身生长的水平和速度。

2. 体重

体重是指人体的总重量。在一定程度上反映婴幼儿的骨骼、肌肉、皮下脂肪和内脏等的重量及其增长的综合情况，也是反映婴幼儿营养状况的重要指标之一。新生儿应在出生后 8 小时内测体重；未满 6 个月的婴儿每月测一次；6～12 个月的婴儿，每 2 个月测一次；1～2 岁的婴儿，每 3 个月测一次；2 岁以上的婴幼儿每半年测一次。

3. 头围

头围是指右侧齐眉弓上缘经过枕骨粗隆最高点的头部周长（图 1-2-4）。头围是评价大脑发育的主要指标。新生儿头围平均值为 34 cm，1 周岁时为 45 cm，两周岁时为 47 cm，3 岁到 4 岁共增长 1.5 cm，以后增长得更少。所以对头围的监测在出生后头两年尤为重要。

4. 胸围

胸围是沿乳头下缘绕胸一周的长度，表示胸廓的容积以及胸部骨骼、胸肌、背肌和脂肪层的发育情况，并且在一定程度上表明身体形态及呼吸器官的发育状况，也能反映体育锻炼的效果。出生时胸围比头围小 1～2 cm，第一年末胸围与头围相等，以后超过头围。若婴儿超过 1 岁半，胸围仍小于头围，则说明生长发育不良。头围＋年龄＝胸围。

5. 坐高

坐高是从头顶到坐骨结节的长度。它与身高比较能反映躯干和下肢的比例关系；坐高的增长反映脊柱和头部的增长。新生儿出生时平均坐高为 33 cm，占身长的 66%，2 岁时为 61.1%。

6. 体重指数

体重指数是 BMI（Body Mass Index）指数，又称体质指数，是国际上常用的衡量人体胖瘦程度以及是否健康的标准。计算公式为：

$$BMI = \frac{体重(kg)}{[身高(m)]^2}$$

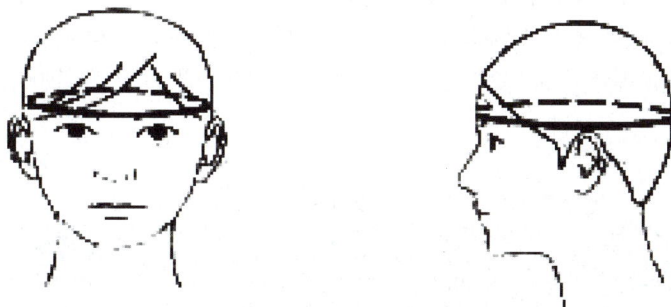

图 1-2-4 测量头围

婴幼儿生长发育的状况，一定程度上反映在身长(高)、体重、头围、胸围、坐高等变化上，因此要定期检查，以了解生长发育是否正常。还可将测得的数值进行统计，作为制作托育机构桌椅、家具、劳动工具和运动器械尺寸标准的依据。

（二）生理功能指标

1. 脉搏

脉搏即动脉搏动，随着心脏节律性的收缩和舒张，动脉管壁相应地出现扩张和回缩，在表浅动脉上可触到搏动。一般情况下，脉搏的次数与强弱和心搏次数、心肌收缩力一致，故脉搏计数即代表心率。

2. 血压

血压是反映心血管系统功能的另一项重要指标。血压易受活动、情绪波动、体位改变等因素的影响。因此，测血压要在安静状态下进行。

3. 呼吸频率

呼吸频率是指静息状态下，单位时间内(通常为 1 分钟)完成呼吸周期(即一次吸气与一次呼气)的次数。可以通过观察婴幼儿腹部起伏获得，每一呼一吸算一次呼吸，计 1 分钟(表 1-2-1)。也可将棉花少许置于儿童鼻孔边缘，观察棉花的摆动情况。

表 1-2-1 0~3 岁婴幼儿呼吸、脉搏

年龄	呼吸(次数/分)	脉搏(次数/分)	呼吸 : 脉搏
新生儿	40~45	120~140	1 : 3
1~12 个月	30~40	110~130	1 : 3~1 : 4
1~3 岁	25~30	100~120	1 : 3~1 : 4

四、婴幼儿生长发育的评价

依据 2022 年 9 月 19 日国家卫生健康委员会发布，并于 2023 年 3 月 1 日起施行的《7 岁以下儿童生长标准》，对儿童生长水平的评价指标和评价方法做了如下规定。

（一）生长水平的评价指标

《7 岁以下儿童生长标准》明确了五种评价指标：年龄别体重、年龄别身长/身高、身长/身高别体重、年龄别 BMI、年龄别头围。年龄别体重是指相对于某一年龄来说应有的体重；年龄别身长/身高是相对于某一年龄来说应有的身长(高)、年龄别 BMI 是指相对于某一年龄来说应有的体重指数；年龄别头围是指相对于某一年龄来说应有的头围；身高/身长别体重指对某一身高/身长来说应有的

视频

1-2-1：
生长发育

体重。

（二）生长水平的评价方法

1. 标准差评价方法

标准差评价是一种计算儿童生长指标与同年龄、同性别健康参考人群的中位数（或参考均值）的差值（x），除以该人群指标的标准差，得到标准差评分。以此评分数值化地评价儿童生长水平相对于群体中位数偏离程度的方法。我国常用五等级评价标准（表1-2-2）。0～3岁婴幼儿生长指标的标准差数值请扫描二维码查看。

表1-2-2　儿童生长水平的标准差评价方法

标准差法	评价指标				
	年龄别体重	年龄别身长/身高	身长/身高别体重	年龄别 BMI	年龄别头围
$\geqslant +2SD$	上	上	上	上	上
$+1SD \leqslant x < +2SD$	中上	中上	中上	中上	中上
$-1SD \leqslant x < +1SD$	中	中	中	中	中
$-2SD \leqslant x < -1SD$	中下	中下	中下	中下	中下
$< -2SD$	下	下	下	下	下

2. 百分位数评价方法

百分位数评价是一种通过将儿童的生长指标测量值（x）与同年龄、同性别健康参考人群的生长数据分布进行比较，确定该测量值在参考人群分布中的百分位数位置，并以此数值化等级描述儿童生长水平在群体中相对排位状态的方法。我国常用五等级评价标准（表1-2-3）。0～3岁婴幼儿生长指标的百分位数值请扫描二维码查看。

表1-2-3　儿童生长水平的百分位数评价方法

百分位数法	评价指标				
	年龄别体重	年龄别身长/身高	身长/身高别体重	年龄别 BMI	年龄别头围
$\geqslant P97$	上	上	上	上	上
$P75 \leqslant x < P97$	中上	中上	中上	中上	中上
$P25 \leqslant x < P75$	中	中	中	中	中
$P3 \leqslant x < P25$	中下	中下	中下	中下	中下
$< P3$	下	下	下	下	下

3. 发育标准曲线图方法

发育标准曲线图（又称生长曲线图）是基于同性别、同年龄健康儿童群体大规模代表性样本数据，在年龄坐标系（横轴）与发育指标值坐标系（纵轴）中，通过统计学方法生成多条关键百分位线（如$P3$、$P15$、$P50$、$P87$、$P97$）作为参考界值，形成覆盖群体生长分布范围的曲线图谱（图1-2-5、图1-2-6）。其核心功能是提供个体婴幼儿体格发育水平在群体的相对位置判断（如身高$P50$表示达到同龄人中位数水平）。

出生到5岁

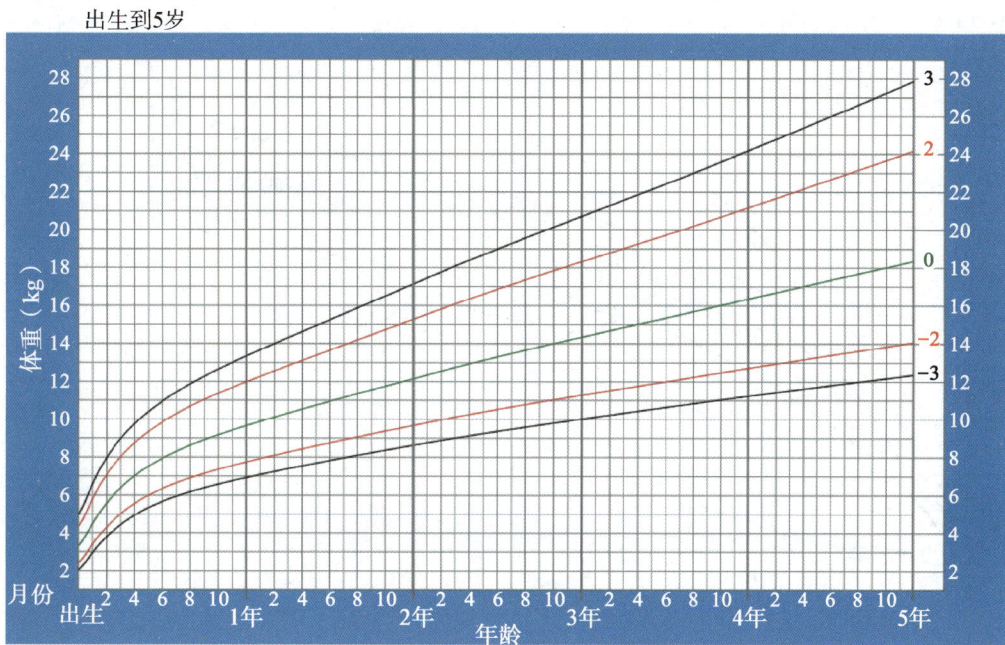

图 1-2-5　男童体重监测图

出生到5岁

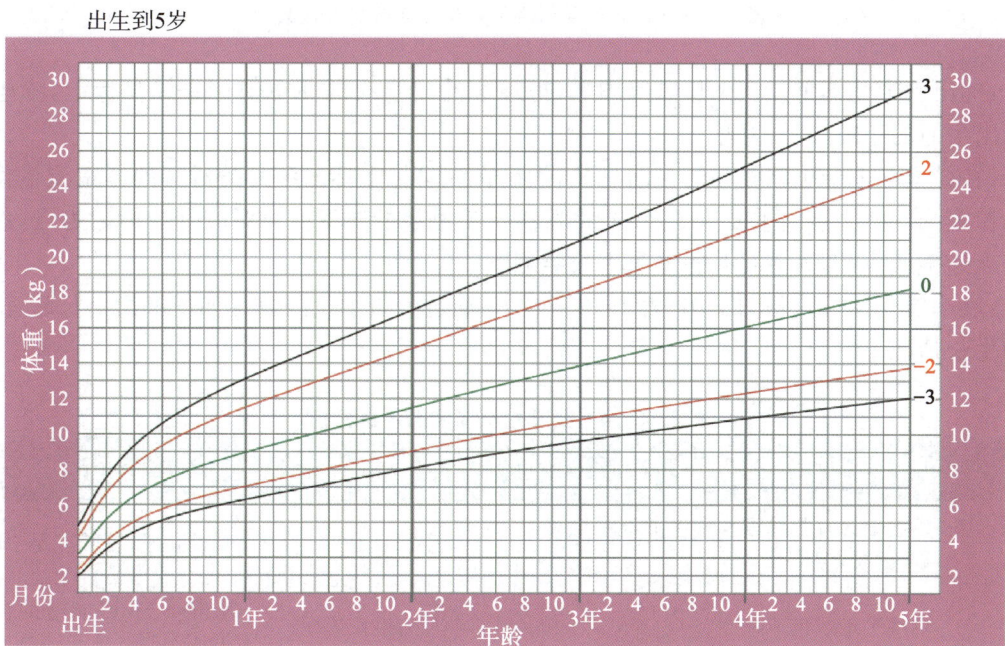

图 1-2-6　女童体重监测图

4. 生长监测图方法

生长监测图是一种将同年龄、同性别的发育标准曲线作为背景参照,通过定期测量、描记并连接个体儿童的生长指标形成连续轨迹曲线,以实现可视化追踪生长速度、早期识别发育偏离和支持个性化健康干预的动态监测工具。

第一步:认识体重生长监测图。婴幼儿体重生长监测图的横坐标为月龄,每一小格代表 1 个月;纵坐标为体重值,每一小格代表 1 kg。监测图上有两条曲线(曲线 E、F)是参考曲线,两条参考曲线之间的范围代表婴幼儿健康生长,称为"健康之路"。只要定期测量体重,标在曲线图上,并把点连成线,就形成生长曲线。将婴幼儿的生长曲线与参考曲线比较,就可得知婴幼儿随年龄增长体重增加的情况(图 1-2-7)。

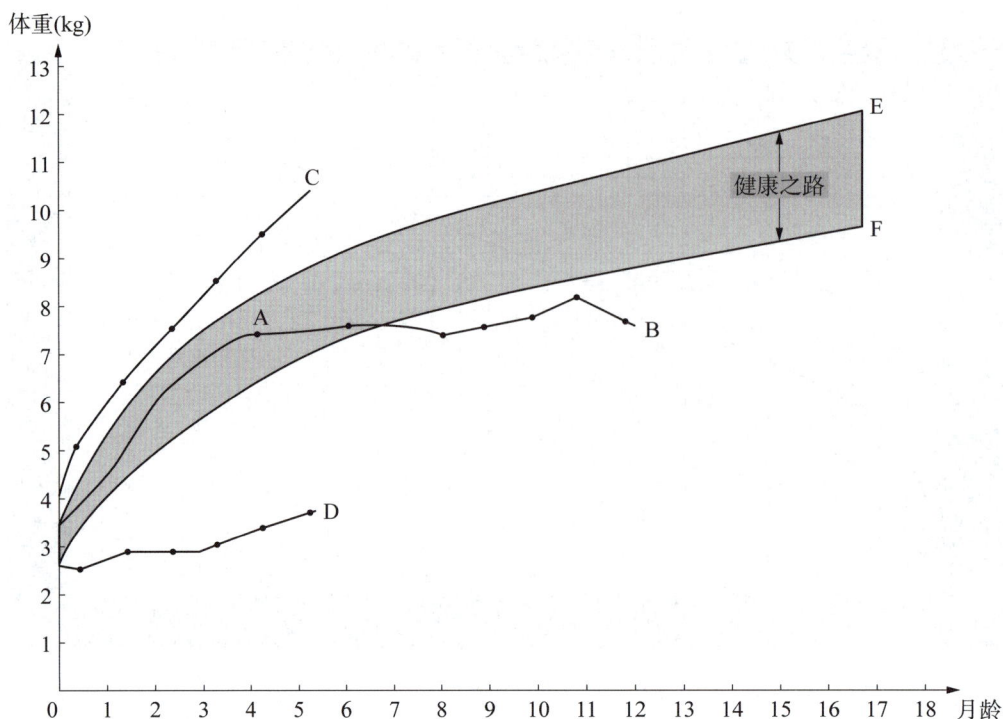

图1-2-7　家长自己绘制的体重生长发育监测图

第二步:标出新生儿体重。在生长监测图上,把新生儿出生时的体重值标在纵坐标上,横坐标的零点对应新生儿出生时的年龄(即0月龄)。

第三步:在横坐标上标出该婴儿的当前月龄,然后在纵坐标上标出该月龄对应的体重测量值。在横纵坐标相交的位置画一个小点。重复这个过程,将每次定期测量的体重值与对应月龄标记为点,然后按时间顺序将这些点连接成线,即为该婴儿的体重生长监测图。

第四步:展示婴儿生长监测图示例(表1-2-4),并通过分析示例图解释如何解读生长趋势,帮助家长理解婴儿的生长情况。

表1-2-4　婴儿生长监测图示例分析

曲线名称	曲线特点	生长状况判断	原因分析
曲线A	曲线上升且其幅度与参考曲线一致,即"健康之路"上	生长良好	喂养科学、营养充足、睡眠好
曲线AB	曲线平坦或稍下降	6个月后生长迟缓	喂养不当:可能辅助食物开始太迟或不当
曲线C	曲线偏离"健康之路"且在其上方	体重增长过快	喂养过量的奶类或辅食
曲线D	曲线偏离"健康之路"且在其下方,曲线较为平坦	生长不好	可能喂养不当或生病

4. 粗略估算方法

(1) 体重估算。按体重增长倍数估算:已知出生体重,婴幼儿6个月时的体重为出生体重的2倍左右,1岁时约为出生体重的3倍,2岁时约为出生体重的4倍,3岁时约为出生体重的4.6倍。

按体重增长速度估算:婴幼儿在最初3个月内,每周体重增加180~200 g;3~6个月每周增加150~180 g;6~9个月每周增加90~120 g;9~12个月每周增加60~90 g。

按公式推算,出生6个月以内:体重(kg)=出生体重(kg)+月龄×0.7

7~12个月:体重(kg)=出生体重(kg)+月龄×0.25

2～7岁:体重(kg)＝年龄×2＋8

(2) 身长(高)估算。按身长(2岁以下)增长倍数估算:出生身长按50 cm计算,1岁时的身长为出生时的1.5倍,4岁时的身高为出生时的2倍。

按身长增长速度估算:1～6个月平均每月增长2.5 cm;7～12个月平均每月增长1.5 cm;1岁时身长达75 cm,2岁时身长达85 cm;婴幼儿2岁以后平均每年增长5 cm。

按公式推算:2～7岁身高＝年龄(岁)×5＋80(cm)。

育儿宝典

国务院办公厅关于促进
3岁以下婴幼儿照护服务发展的指导意见
国办发〔2019〕15号

二、主要任务

(一)加强对家庭婴幼儿照护的支持和指导。

全面落实产假政策,鼓励用人单位采取灵活安排工作时间等积极措施,为婴幼儿照护创造便利条件。

支持脱产照护婴幼儿的父母重返工作岗位,并为其提供信息服务、就业指导和职业技能培训。

加强对家庭的婴幼儿早期发展指导,通过入户指导、亲子活动、家长课堂等方式,利用互联网等信息化手段,为家长及婴幼儿照护者提供婴幼儿早期发展指导服务,增强家庭的科学育儿能力。

切实做好基本公共卫生服务、妇幼保健服务工作,为婴幼儿家庭开展新生儿访视、膳食营养、生长发育、预防接种、安全防护、疾病防控等服务。

(二)加大对社区婴幼儿照护服务的支持力度。

地方各级政府要按照标准和规范在新建居住区规划、建设与常住人口规模相适应的婴幼儿照护服务设施及配套安全设施,并与住宅同步验收、同步交付使用;老城区和已建成居住区无婴幼儿照护服务设施的,要限期通过购置、置换、租赁等方式建设。有关标准和规范由住房和城乡建设部于2019年8月底前制定。鼓励通过市场化方式,采取公办民营、民办公助等多种方式,在就业人群密集的产业聚集区域和用人单位完善婴幼儿照护服务设施。

鼓励地方各级政府采取政府补贴、行业引导和动员社会力量参与等方式,在加快推进老旧居住小区设施改造过程中,通过做好公共活动区域的设施和部位改造,为婴幼儿照护创造安全、适宜的环境和条件。

各地要根据实际,在农村社区综合服务设施建设中,统筹考虑婴幼儿照护服务设施建设。

发挥城乡社区公共服务设施的婴幼儿照护服务功能,加强社区婴幼儿照护服务设施与社区服务中心(站)及社区卫生、文化、体育等设施的功能衔接,发挥综合效益。支持和引导社会力量依托社区提供婴幼儿照护服务。发挥网格化服务管理作用,大力推动资源、服务、管理下沉到社区,使基层各类机构、组织在服务保障婴幼儿照护等群众需求上有更大作为。

加大对农村和贫困地区婴幼儿照护服务的支持,推广婴幼儿早期发展项目。

(三)规范发展多种形式的婴幼儿照护服务机构。

举办非营利性婴幼儿照护服务机构的,在婴幼儿照护服务机构所在地的县级以上机构编制部门或民政部门注册登记;举办营利性婴幼儿照护服务机构的,在婴幼儿照护服务机构所在地的县级以上市场监管部门注册登记。婴幼儿照护服务机构经核准登记后,应当及时向当地卫生健康部门备案。登记机关应当及时将有关机构登记信息推送至卫生健康部门。

地方各级政府要将需要独立占地的婴幼儿照护服务设施和场地建设布局纳入相关规划,新建、扩建、改建一批婴幼儿照护服务机构和设施。城镇婴幼儿照护服务机构建设要充分考虑进城务工人员随迁婴幼儿的照护服务需求。

支持用人单位以单独或联合相关单位共同举办的方式,在工作场所为职工提供福利性婴幼儿照护服务,有条件的可向附近居民开放。鼓励支持有条件的幼儿园开设托班,招收2至3岁的幼儿。

各类婴幼儿照护服务机构可根据家庭的实际需求,提供全日托、半日托、计时托、临时托等多样化的婴幼儿照护服务;随着经济社会发展和人民消费水平提升,提供多层次的婴幼儿照护服务。

落实各类婴幼儿照护服务机构的安全管理主体责任,建立健全各类婴幼儿照护服务机构安全管理制度,配备相应的安全设施、器材及安保人员。依法加强安全监管,督促各类婴幼儿照护服务机构落实安全责任,严防安全事故发生。

加强婴幼儿照护服务机构的卫生保健工作。认真贯彻保育为主、保教结合的工作方针,为婴幼儿创造良好的生活环境,预防控制传染病,降低常见病的发病率,保障婴幼儿的身心健康。各级妇幼保健机构、疾病预防控制机构、卫生监督机构要按照职责加强对婴幼儿照护服务机构卫生保健工作的业务指导、咨询服务和监督检查。

加强婴幼儿照护服务专业化、规范化建设,遵循婴幼儿发展规律,建立健全婴幼儿照护服务的标准规范体系。各类婴幼儿照护服务机构开展婴幼儿照护服务必须符合国家和地方相关标准和规范,并对婴幼儿的安全和健康负主体责任。运用互联网等信息化手段对婴幼儿照护服务机构的服务过程加强监管,让广大家长放心。建立健全婴幼儿照护服务机构备案登记制度、信息公示制度和质量评估制度,对婴幼儿照护服务机构实施动态管理。依法逐步实行工作人员职业资格准入制度,对虐童等行为零容忍,对相关个人和直接管理人员实行终身禁入。婴幼儿照护服务机构设置标准和管理规范由国家卫生健康委制定,各地据此做好婴幼儿照护服务机构核准登记工作。

任务思考

1. 什么是生长? 什么是发育? 请举例说明。
2. 《7岁以下儿童生长标准》规定了哪些生长水平评价指标? 这些指标各有什么含义?
3. 影响婴幼儿生长发育的因素有哪些?
4. 怎么测量身长、体重、头围、胸围?
5. 婴幼儿生长发育的一般规律有哪些?

实训实践

实训实践任务

任务名称:学习生长发育监测图评价法

任务内容:根据提供的男童身长实测数据(表1-2-5),准确记录其身长生长曲线;同时,参照正常男童身长的下限值和上限值,对该男童的生长状况进行判断,确定其生长是否正常。

任务要求:

1. 使用铅笔记录,便于修改和调整。
2. 确保标记点清晰可辨,避免模糊不清。
3. 绘制的生长曲线应光滑、连贯,能准确反映生长趋势。

任务目标:通过实践操作,学习并掌握正确记录婴儿生长发育曲线的方法,深入了解0~3岁婴幼儿生长发育监测的关键要点及具体要求。

　　任务准备:认真复习婴幼儿生长发育监测的相关知识,熟悉生长曲线的绘制方法和生长发育的正常范围,为准确完成任务做好准备。

　　任务实施过程:

　　1.记录参考范围曲线:记录正常男童年龄别身高下限值和上限值(表1-2-6)的生长曲线。

　　2.记录现实生长曲线:根据实际测量数据,详细记录现实男童年龄别身高的生长曲线,确保数据精准无误。

　　3.分析和评价生长状况:对比现实男童的生长曲线与正常范围曲线,分析其生长趋势,判断其生长是否正常,并对异常情况进行识别与评估。

表 1-2-5　男童的年龄别身高的实测值

月龄	0	1	2	3	4	5	6	7	8	9	10	11	12
身长(cm)	45	47	49	50	53	55	57	58	60	62	64	66	68

表 1-2-6　正常男童年龄别身高标准的下限值和上限值

月龄	0	1	2	3	4	5	6	7	8	9	10	11	12
下限(cm)	49	50	52	55	59	60	62	64	66	67	68	70	71
上限(cm)	55	60	63	66	69	71	73	75	76	78	79	80	82

　　记录男童年龄别身高的生长曲线:

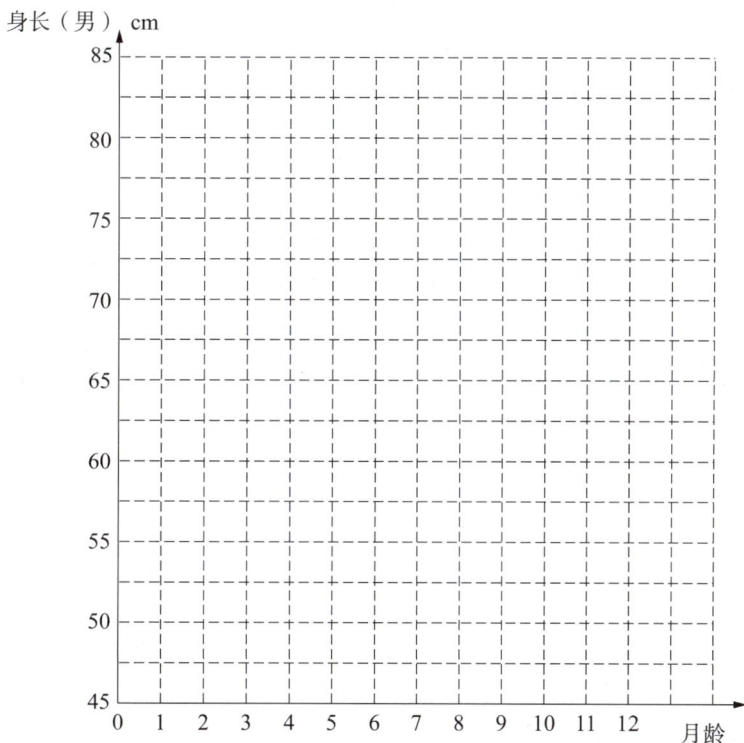

赛证 链接

一、单项选择题

　　1.根据婴幼儿消化系统的生理特点建立合理的膳食制度,两餐之间不要超过(　　)。

A. 6 小时　　　　　　　B. 4 小时　　　　　　　C. 3 小时　　　　　　　D. 2 小时

2. 垂体前叶分泌的(　　　)是从人体出生到青春期影响人体生长最重要的内分泌激素。

A. 甲状腺素　　　　　B. 胰液　　　　　　C. 肾上腺素　　　　　D. 生长激素

3. 照护人员正确记录婴幼儿(　　　)是学习生长检测的主要目标。

A. 生活习惯　　　　　B. 心理变化　　　　C. 脑发育曲线　　　　D. 生长发育曲线

二、多选题

1. 以下做法不正确的是(　　　　)。

A. 为婴幼儿换尿布、衣物的时候,可以快速离开去拿湿巾

B. 可以让口欲期的婴儿随意啃食手边的物品

C. 如果宝宝喜欢,可以在衣物上别小花胸针

D. 可以给1岁的孩子啃鸡爪,来锻炼口腔功能

E. 晨哭是一种常见现象,家长不需要关注

2. 下列哪些做法是不正确的?(　　　　)

A. 穿开裆裤

B. 进行婴幼儿大小便训练

C. 强制"把尿"

D. 经常憋尿

E. 随地大小便

三、是非题

1. 训练幼儿穿脱衣物时尽量选择天气暖和的时候进行训练,根据天气准备好合适衣物,训练时照护者应正确示范。(　　　)

2. 应保证幼儿每天户外活动的时间不少于1小时。(　　　　)

(题目选自2024年全国职业院校技能大赛高职组婴幼儿照护赛项(GZ108)题目)

项目二 婴幼儿日常照护与保健

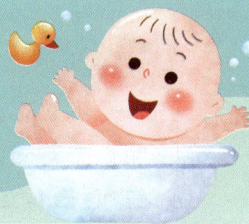

💡 **项目导读**

在生命的最初阶段,婴幼儿的健康与成长是每个家庭关注的焦点。本项目正是为家长、保育人员以及相关专业学习者量身打造的宝贵学习资源。

项目详细阐述了0~3岁婴幼儿的发展要点、日常生活照护与保健策略,涵盖了婴幼儿的睡眠、清洁、大小便、游戏和体格锻炼等全方位的照护和策略,为其未来发展奠定坚实的健康基础。

📖 **学习目标**

1. **知识目标**:了解新生儿、1~12个月婴儿、1~2岁和2~3岁幼儿的身心发展特点。

2. **能力目标**:掌握日常照护新生儿、1~12个月婴儿、1~2岁和2~3岁幼儿策略和技能,能科学指导0~3岁婴幼儿的日常生活照护。

3. **素养目标**:增强科学照护与养育婴幼儿的责任感和使命感,为婴幼儿的健康成长保驾护航。

⚛ **知识导图**

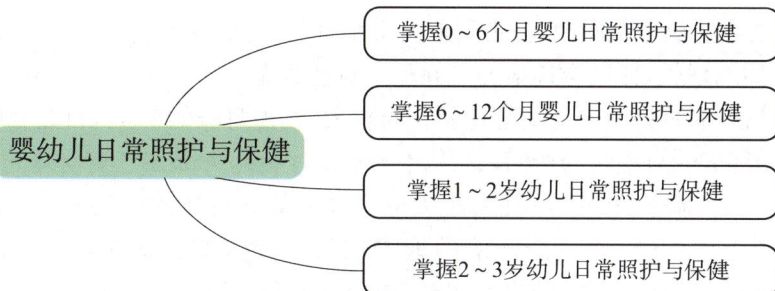

婴幼儿日常照护与保健
- 掌握0~6个月婴儿日常照护与保健
- 掌握6~12个月婴儿日常照护与保健
- 掌握1~2岁幼儿日常照护与保健
- 掌握2~3岁幼儿日常照护与保健

任务一　掌握 0～6 个月婴儿日常照护与保健

案例导入

小豆豆出生啦！可是豆豆妈在产房里看着刚出生的豆豆模样：全身布满皱纹，而且睁不开眼睛，脑袋又大又尖，四肢很短还蜷曲着，看起来像个"小老头"，完全出乎自己孕期时的预料。豆豆妈很不解，自己和豆爸长得也不丑，为什么豆豆看起来不像想象中的那样可爱、漂亮？

一、新生儿日常照护与保健

（一）新生儿生理特点

自脐带结扎至出生后满 28 天称为新生儿期。新生儿期是婴幼儿从胎儿向独立个体过渡的关键时期，标志着其开始逐渐适应子宫外的生活环境和生存方式。

1. 从生理上的寄居到独立生活

胎儿在子宫内时，依赖胎盘从母体获得氧气和营养物质，肺部没有发挥换气的功能，肺泡内含满液体。分娩过程中，胎儿胸廓受产道挤压，促使肺泡内的液体排出。新生儿出生时的第一声啼哭，标志着其首次自主呼吸的开始，无数肺泡随之扩张，肺部正式承担起气体交换的重任。与此同时，随着脐带被结扎，胎儿时期的血液循环模式发生根本改变，新生儿独立的血液循环系统启动并开始运转。

2. 从恒温环境到变温世界

胎儿在母体子宫内 37℃ 的恒温环境下生活，出生后，新生儿需要面对外界环境的冷热多变。为应对这一挑战，新生儿必修依靠自身的体温调节机制来维持体温的稳定，以适应多变的外界温度环境。

3. 从无菌到有菌环境的过渡

胎儿在母体子宫内处于相对无菌的环境，得到了充分的保护。但出生后，新生儿通过呼吸道、皮肤、消化道等途径开始接触各种细菌、病毒。这一转变促使新生儿的免疫系统迅速启动，积极构建自身的免疫防线，以抵御外界微生物的入侵，为新生儿的成长保驾护航。

4. 外表特征

（1）身体姿势。新生儿双上肢屈曲，呈现类似英文字母"W"状，双下肢屈曲呈现类似"M"状，整体呈现"蛙式"姿势。随着月龄的增长，四肢会逐渐伸展并趋于自然状态。

（2）头部。新生儿头围约为 34 cm，头部比例相对较大，约占身长的 1/4。自然分娩新生儿的头部一侧或双侧有一个大而稍硬的隆起，被称为产瘤，这是由于分娩时胎儿头部在产道受压迫而引起的，几日后便可自行消失。胎发的粗细、稀密、长短，存在着很大的个体差异。皮脂腺分泌旺盛，头皮上形成厚厚的痂皮，俗称脑门泥。头顶上方中部，有一个凹陷的地方，有跳动感，称为前囟门。前囟门呈菱形，平均为 2 cm×2 cm 大小，一般在 1.5 岁以后才能完全闭合，闭合前要防止被坚硬的东西所伤。

（3）皮肤。新生儿体表有不同程度的体毛，叫作胎毛，不久后会自动退掉。在臀部、大腿等部位出现的蓝绿色色素斑块，称为儿斑或胎生青记。颈部可能出现的暗红、橘红、暗紫色斑块，则是红胎记。这些胎记通常不影响健康，有些会随时间逐渐消退，有些则可能永久留存。脸部、手部皮肤上有一层白色、黏稠的物质，称为皮脂，具有保护皮肤和保暖的作用，出生后 1 周会慢慢自然掉干净。鼻子上有一些黄白色的小点，医学上称为粟粒疹，一般在出生后 1 周左右消退。

（4）口腔。新生儿口腔两侧颊部有较厚的脂肪层，使颊部隆起，俗称螳螂嘴，又称吸奶垫；牙龈上或上腭会看到有一些凸起的灰白色的小颗粒，称上皮珠，俗称板牙。板牙是胚胎发育过程中一种上皮细胞堆集而成的角化上皮珠，几周后板牙会自然消失，不需要处理。

（5）乳房肿大。出生后数日，无论男婴或女婴都可能出现乳房肿大现象，大小如半个核桃或蚕豆，甚至还伴有乳汁分泌，一般 2~3 周内会自行消退。注意不要按摩、挤压婴儿乳房，以免引发细菌感染和炎症。这是由于出生后母体的雌激素和孕激素水平逐渐下降，而生乳素水平在一段时间内仍然较高，从而刺激乳腺增生所致。

（6）生理性黄疸。出生后 2~3 天出现，第 5~7 天达到高峰，10~14 天内自然消失。

（7）女婴阴道流血。女婴在出生后 2~3 天可能会出现阴道流血，有时伴有白色分泌物自阴道口流出，类似月经现象，通常持续 1 周左右，无须治疗。这是由于胎儿分娩后，体内雌激素水平下降，原来增殖的细胞脱落所致。

（二）新生儿日常照护与保健

1. 接种疫苗

出生时为新生儿接种卡介苗、乙肝疫苗，以增强其免疫力，预防相关疾病。

2. 注意保暖

新生儿体温调节功能尚不成熟，易受环境温度影响，因此保暖至关重要。冬季室内温度宜保持在 18~24℃，湿度在 50%~60%；夏季注意通风，根据气温变化适时调节室内温度和衣被。同时，冬季要防止煤气中毒，夏季要避免中暑和吹过堂风。正确包裹方法：让婴儿平躺在被子上，将两侧被子拉起并沿着腋下包裹婴儿，确保胸部松紧适中（以成人手能插入为宜），并使婴儿双腿保持自然卷曲，能够自由蹬踢。

3. 护理脐带

在脐带脱落前，保持局部清洁干燥，避免沾水或污染，以预防感染。洗澡时避免水溅到脐部残端；换尿布时确保尿布不覆盖脐部，以防大小便污染；每天用 75% 的乙醇自内向外螺旋形擦拭消毒。脐带通常在出生后 3~7 天脱落，脱落后如有少量渗液，可自然愈合。

4. 清洁皮肤

新生儿皮肤娇嫩，易受损感染。需保持颈部、腋下、腹股沟、臀部等部位干燥清洁。尿布湿后及时更换，大便后用温水清洗臀部，定期洗澡。水温略高于体温为宜，浴后可适量使用爽身粉。如出现皮肤潮红，可用鞣酸软膏涂抹。

5. 睡眠

新生儿每天约需 20 小时睡眠，提供自然睡眠条件，保持卧室温度、湿度适宜，床铺舒适，光线柔和，空气清新。应定期变换睡姿，避免长时间仰卧。喂奶后宜向右侧睡，可降低溢奶的风险。

6. 预防感染

新生儿的奶瓶、奶嘴、衣物及尿布等用品需定期煮沸消毒，保持清洁卫生。洗脸与洗臀部的毛巾要分开使用，避免交叉污染。不能挤压新生儿的乳头，以免引发乳腺炎。同时，不能擦拭口腔或"马牙"，以防口腔感染。护理新生儿前后，包括喂奶、换尿布、洗澡等操作，都要彻底洗手，保持手部清洁。新生儿期应尽量减少亲友探视，避免因人员往来频繁导致交叉感染，为新生儿营造一个安全、健康的环境。

（三）正确抱新生儿

新生儿因生理结构特点（颈背肌肉柔软、头部比例大），竖抱时头部难以稳定支撑，易造成晃动风险。正确抱姿需严格遵循四个原则：全程护头颈、避免直立竖抱、支撑背部与臀部、禁止剧烈晃动。

1. 抱起方法

（1）新生儿仰卧时，照护者一只手轻放其下背部及臀部，另一只手托住头颈部。

（2）轻轻慢慢地抱起，让新生儿的身体有依靠，避免头部后倾。

（3）再把新生儿的头小心地转放到照护者的肘弯臂膀上，使头部有依附，使新生儿有安全感。

2. 放下方法

（1）一只手托住新生儿的头颈部，另一只手抱住其臀部，慢慢地、轻轻地放下，手始终扶着身体，直到其身体全部睡在床上。

（2）从新生儿的臀部轻轻地抽出自己的手，并用这只手稍微抬高他的头部，轻轻放下他的头部，避免其向后倒在床上而受到震动。

(四) 辨别哭声

1. 正常哭声

新生儿通过哭声表达需求,如饥饿、口渴、过冷或过热、尿布湿了、衣物刺激、虫咬、疲劳或兴奋等。如果及时满足需求,哭声会停止。正常哭声通常由小变大,洪亮有力,面色正常。

2. 异常的哭

异常哭声可能是病痛的信号,常见类型有:

(1) 突然高声尖叫:无回声、起声急且消声快。

(2) 哭声嘶哑似鸭叫:伴吸气困难、吞咽困难、不愿吮乳,多为咽喉部疾病。

(3) 哭声低短急促:伴气急、喘气、鼻翼扇动、唇周紫绀。

(4) 阵发性剧哭:哭声间隔不一,哭时两腿屈曲,烦躁,伴腹泻、便秘、腹胀、呕吐等症状。

(5) 痛苦样剧哭:肢体动作减少,碰触患处时哭闹,需检查是否有四肢外伤、骨折或脱臼。

二、1 个月婴儿日常照护与保健

(一) 1 个月婴儿的发展要点

以下发展要点是婴幼儿 1 个月左右时应达到的状态。

满月时参考标准:满月时身长增高 2.5～4 cm。体重增加 0.8～1 kg。头围 33～38 cm。胸围比头围小 1～2 cm。皮肤饱满、红润。体温随温度变化而升降。视力模糊,但能看清眼前 20～30 cm 的物体。母乳喂养者大便为金黄色、糊状,牛奶喂养者大便淡黄色、软膏状,母乳喂养者大便次数比牛奶喂养者多。每天睡 16～22 个小时。

(二) 1 个月婴儿日常照护与保健策略

(1) 让婴儿在空气清新、温度适宜、洁净温馨且安静的房间里自然入睡。

(2) 保持婴儿皮肤的清洁和干燥,勤洗澡,及时换尿布、衣裤。

(3) 测查婴儿的视听能力,经常观察其大小便,防止感染。

(4) 提供适量的视觉刺激,如距离 15～30 cm 远的、颜色鲜艳、会动的玩具或人脸图片,每隔 4～5 天轮流更换。

(5) 让婴儿经常听轻柔的讲话声、音乐声或玩具声。

(6) 经常抚摸和搂抱婴儿,关注、理解孩子的哭声等表达需求的信息,满足孩子的需求,让孩子充分享受母爱。

(7) 积极配合医院或社区的随访交流。

(8) 满月体检,并注射第二针乙肝疫苗。

三、1～3 个月婴儿日常照护与保健

(一) 1～3 个月婴儿发展要点

以下发展要点是婴幼儿 3 个月左右时应达到的状态。

1. 体格发育

3 个月时参考标准:体重约为出生时 2 倍;平均身高:女孩约 61.88 cm,男孩约 63.51 cm;平均头围:女孩约 40.30 cm,男孩约 41.32 cm;平均胸围:女孩约 40.74 cm,男孩约 42.07 cm;视力标准约为 0.02 左右,眼能 180°追随活动的物体,具有聚焦的能力;大便次数明显减少;奶量差异开始明显,平均 700 mL/天;每天睡 16～18 小时,白天觉醒时间 4～5 小时,夜晚睡眠时间变长。

2. 自助与习惯

一整天以睡眠为主,随月龄增长,睡眠时间逐渐减少;睡眠已开始形成一定的周期。

（二）1~3 个月婴儿日常照护和保健策略

1. 安排一日生活时间表

（1）睡眠安排：1 个月婴儿：一昼夜睡眠时间需要 16~22 小时；2~3 个月婴儿：一昼夜睡眠时间需要 17~18 小时（夜间 10~11 小时，白天睡 4 次，每次 1.5~2 小时）。

（2）饮食安排：每日饮食 6 次，每次相隔 3~3.5 小时。

（3）活动安排：一日活动时间 1~1.5 小时，其中户外活动时间不少于 0.5 小时（表 2-1-1）。

表 2-1-1　2~6 个月婴幼儿一日生活时间表

时　　间	生 活 内 容
6:00~6:30	起床、哺乳
6:30~7:30	室内、户外活动
7:30~9:30	第一次睡眠、被动体操
9:30~10:00	哺喂
10:00~11:00	室内活动、户外活动
11:00~13:00	第二次睡眠
13:00~13:30	哺喂
13:30~14:30	室内活动、户外活动
14:30~16:30	第三次睡眠
18:30~19:30	哺喂
17:00~18:00	室内安静活动
18:00~19:30	第四次睡眠
19:30~20:00	哺喂
20:00~次晨 6:00 （23:00~24:00）	夜间睡眠 （夜间哺喂一次）

2. 逐步形成睡眠规律

（1）哺喂中婴儿在睡着后要及时拔出乳头，不要养成口含乳头睡觉的习惯。

（2）提供自然睡眠条件，保持卧室温度、湿度适宜，床铺舒适，光线柔和，空气清新。逐渐培养婴儿开窗睡眠的习惯，床不要离窗太近，避免穿堂风，冬季最低室温不低于 14℃。睡前及起床前应关窗，避免穿脱衣服时着凉。婴儿生病或大风大雨时不宜开大窗睡眠。

（3）培养婴儿不依赖照护者抱着入睡的能力。照护者最好是母亲，可以在婴儿入睡时坐或躺在婴儿身旁陪伴其小睡。

3. 修剪指甲

在婴儿熟睡时剪指甲是比较好的时机，建议每周 1~2 次。剪指甲时，要将婴儿手指固定好，握住手指两侧，将指甲露出便于剪裁。先剪指甲中部，再修剪两边，能控制修剪长度。剪完后用指甲锉或打磨器把指甲边缘尖角部分打磨光滑，避免婴儿抓伤自己。

4. 关注牙床清洁与眼睛发育

（1）每天用温开水浸湿过的消毒纱布、棉签或指套牙刷帮助婴儿轻轻擦洗牙床 1~2 次，既可清洁口腔，也可按摩牙床。

（2）婴儿的眼球尚未发育成熟，要适当地移动婴儿感兴趣物品的位置，避免长时间注视固定位置的物品。不要让婴儿躺在离灯光较近的地方，不可在婴儿直视的情况下使用闪光灯。

（3）在 3 月龄健康检查时，为婴儿进行阶段性眼病筛查和视力检查。

5. "三浴"锻炼指南

（1）水浴：一般婴儿洗澡的水温应控制在 37～40℃。可用手腕内侧或手肘测试水温,感觉温热而不烫手即可。洗澡时,用手将婴儿头颈部托起,使其头部略高于水面,身体其他部位可适当浸入水中,让婴儿肌体与水充分接触,享受水浴带来的舒适与放松。洗澡时间建议控制在 5～10 分钟。浴后,可给婴儿进行全身抚触,通过轻柔的抚摸动作,促进婴儿血液循环和皮肤吸收。也可由照护者握住婴儿的手或脚,轻柔缓慢地活动,做被动操,帮助婴儿活动身体各部位关节,增强肌肉力量和身体协调性。

（2）空气浴与日光浴：最开始可从室内开窗通风做起,让室内空气流通,同时让婴儿在室内适当接触透过窗户照射进来的阳光,适应外界环境的变化,每次开窗时间可从 5～10 分钟开始,逐渐延长。当婴儿适应了室内开窗的状态后,可逐渐将其移动至户外进行锻炼。户外活动时,选择空气清新、环境安静、阳光充足的地方但避免阳光直射眼睛。开始时户外活动时间较短,如每次 5～10 分钟,随着婴儿身体的适应能力增强,再逐步延长时间,可增加至每次 30 分钟甚至更长,让婴儿充分沐浴在阳光和新鲜空气中,促进其身体发育和新陈代谢。

6. 给予稳定、安全、愉快的情绪体验

（1）确保婴儿有较为固定的照护者（最好是母亲）。

（2）在日常生活中,悉心辨析婴儿的哭声,及时回应和满足其生理需要。

（3）当婴儿用眼神、声音与照护者互动时,照护者要及时给予语言、目光、微笑、拥抱等积极回应,让婴儿感到安全,并产生舒服愉快的情绪体验。

（4）与婴儿交流亲切、柔和,经常抚摸、搂抱婴儿,培育母婴"安全型"依恋亲情。

（5）逗引婴儿对亲近的人和声音产生反应,从微笑发展到笑出声,体验愉快情绪。

7. 利用日常照料的机会多与婴儿互动

（1）照护者在婴儿哺乳、换尿布、洗澡时,应采用微笑、注视、怀抱、拍手等方式,并用语言表述正在进行的事情,带有情感地逗引婴儿。

（2）经常给婴幼儿听重复的、柔和的音乐和儿歌,并和婴儿一起随音乐节奏轻轻摆动身体。

（3）用亲切温柔的声音逗引婴儿自然地发出单个韵母 a、o、u、e 等,或其他应答发音。

（4）以张口、吐舌等各种表情和不同语调声音逗引孩子,使之逐渐学会模仿面部表情和微笑。

8. 要特别预防婴儿窒息、烫伤等意外事故的发生

（1）婴儿睡觉宜采用仰卧位,防止棉被捂住口鼻引起窒息。

（2）要防止婴儿被热水袋、蚊香等各类热源烫伤。

9. 参照接种卡提示,按时进行预防接种

婴儿第 3 个月时,要接种脊髓灰质炎三价混合疫苗和白百破疫苗（预防百日咳、白喉、破伤风）,接种后多喝水。

（三）特别提醒

如果婴儿在本阶段出现下列情况,应引起重视,并及时咨询医生或相关专家：

（1）身高、体重或头围指标没有增加。

（2）不注视照护者的脸,不能追视移动的人或物。

（3）周围出现响亮的声音时,无眨眼、舞动或突然停止活动等反应。

（4）被逗引时不发声或不会笑。

四、3～6 个月婴儿日常照护与保健

（一）3～6 个月婴儿的发展要点

以下发展要点是婴幼儿 6 个月左右时应达到的状态。

1. 体格发育

身长：男孩 63.6～71.6 cm,女孩 61.5～70.0 cm；体重：男孩 6.4～9.7 kg,女孩 5.8～9.2 kg；体重每月

增长 0.6~1.0 kg;身长每月增长 2.2~2.4 cm,呈先快后慢的趋势;乳牙开始萌出,流相当多的唾液;血红蛋白≥11 g。

2. 自助与习惯

夜间睡眠时间延长,逐渐能睡整觉。

(二) 3~6 个月婴儿日常照护与保健策略

1. 安排一日生活时间表

(1) 睡眠安排:一昼夜睡眠时间为 16~18 小时(夜间 10 小时,白天睡 3 次,每次睡眠时间为 2~2.5 小时)。

(2) 饮食安排:每日饮食 5~6 次,每次相隔 3~3.5 小时。

(3) 活动安排:一日活动时间约为 1.5 小时(其中户外活动不少于 1 小时)。如何安排一日生活时间表,参考表 2-1-1。

2. 培养规律睡眠的生活习惯

(1) 给婴儿营造舒适的睡眠环境。

(2) 慢慢建立入睡程序。

(3) 关注婴儿疲倦的信号。

(4) 避免睡前过度刺激。

3. 培养卫生习惯

引导孩子乐意接受洗脸、洗手、洗屁股、洗澡等。

4. 关注牙齿萌出和视听觉发育

(1) 牙齿萌出后,婴儿可能会出现喜欢啃咬硬物和手指、流涎增多的现象。个别婴儿会出现身体不适、哭闹、牙龈组织充血或肿胀、睡眠不好、食欲减退等现象,此时可以使用磨牙饼干或磨牙棒,减轻婴儿乳牙萌出时的不适症状,待牙齿萌出后,不适症状逐渐消失。

(2) 牙齿萌出后,夜间睡眠前可喂服 1~2 次温开水清洁口腔。

(3) 在婴儿第一颗乳牙萌出后 6 个月内,请医生帮助判断婴儿牙齿萌出的情况,评估其患龋齿的风险。此后,坚持每半年检查一次牙齿。

(4) 在 6 月龄健康检查时,为婴儿进行阶段性眼病筛查、视力检查和听力筛查。

5. "三浴"锻炼指南

(1) 水浴:随着婴儿逐渐适应,可适当降低水温,但不宜低于 35℃。将婴儿放入浴盆中,让其身体浸泡在水中,水位以肩部以下为宜。

(2) 空气浴:选择在避风的房间内进行,室温从 25℃ 左右开始,逐渐降低,每 3~4 天下降 1℃,最低可降至 18~20℃,体弱婴儿室温不宜低于 20℃。可在婴儿吃奶前或两次喂奶之间进行,每次时间从 3~5 分钟开始,逐渐延长,最长不超过 1 小时。让婴儿裸露身体或仅穿少量衣物,放在婴儿床上或专用的空气浴架上,也可在室内让婴儿自由活动或做被动操,让其皮肤充分接触新鲜空气。

(3) 日光浴:春秋季以上午 10~11 点为宜,夏季以上午 8~9 点为好,冬季可选择在中午阳光较好的时段进行,每次日光浴时间从 3~5 分钟开始,以后每周增加 3 分钟,最长可增加到 30 分钟左右。开始时可在室内靠近窗户处进行,让阳光斜射在婴儿身上,逐渐适应后可移至户外,让婴儿仰卧或俯卧在草垫或婴儿床铺上,在户外需选择避风、温暖、地势平坦开阔、空气新鲜和清洁的地方,注意避免阳光直射婴儿的眼睛和生殖器。婴儿需在空气浴的基础上适应 1 周后再开始日光浴。进行日光浴时要观察婴儿反应,如出现满头大汗、面色发红、烦躁不安等情况,应立即停止,并让婴儿到阴凉处休息,日光浴后要及时补充水分。

6. 给予稳定、安全、愉快的情绪体验

(1) 经常呼唤婴儿的名字,让其对成人的呼唤有转头、注视等反应。

(2) 经常用讲话声、玩具声逗引婴儿转头寻找声源,鼓励孩子用"咿呀"声与人交流。

(3) 让婴儿常听儿歌和音乐,使之对熟悉的音乐有愉快的情绪反应。

（4）经常和婴儿玩"躲猫猫"的游戏，观察、寻找物体，并体验亲子游戏的快乐。

（5）经常搂抱、抚摸婴儿，抱其走走看看听听，开拓其视野和活动范围。

7. 预防婴儿窒息、坠落等意外事故的发生

（1）不要自行清洁婴儿的外耳道，洗澡时防止婴儿呛水和耳朵进水。

（2）游戏时要防止塑料布、带、绳等引起的身体缠绕与窒息。

（3）应选择体积较大、外形圆润、质地柔软的玩具。防止婴儿吞咽，便于婴儿抓握，方便消毒。

（4）不可让婴儿独自躺或靠坐在床边或沙发上，防止其翻身或爬动时坠落。

8. 参照接种卡提示，按时进行预防接种

（1）婴儿出生满 4 个月时接种脊髓灰质炎三价混合疫苗和百白破混合制剂。

（2）婴儿出生满 6 个月时注射百白破混合制剂第三针、乙肝疫苗第三针和 A 群流脑疫苗。

（3）给婴儿做结核菌素实验，复查卡介苗接种是否有效。

（三）特别提醒

如果婴儿在本阶段出现下列情况，应引起重视，并及时咨询医生或相关专家。

（1）发音少，不会笑出声；

（2）双手紧握拳不会松开，不会伸手抓物；

（3）不会寻找声源；

（4）眼睛无法灵活转动。

育儿宝典

新生儿抚触

（1）抚触手臂。新生儿仰卧在床上，成人用双手从新生儿肩部往下轻轻挤压到手腕、手掌、手指。

（2）抚触腿部。成人用右手握住新生儿左脚，用左手从内向外、从上往下轻轻挤压左侧大腿、小腿、脚掌、脚趾。然后以同样方法，左手握右脚，用右手按摩右侧的腿部。

（3）抚触胸腹部。新生儿仰卧在床上，成人用双手掌按顺时针方向按摩新生儿腹部，然后再从腹部中心向胸部两肋间方向按摩。

（4）抚触背部。新生儿俯卧在床上，双手平行放在新生儿背部脊柱两侧，双手向外侧滑出，从上至下依次进行；左右手交替放于背部脊柱，轻轻由上向下滑触。

婴儿抚触

除了新生儿期做过的抚触外，婴儿期还可以增加以下几种：

（1）脚背脚掌抚触。婴儿仰卧在铺有棉垫的桌上，成人用左手抓住婴儿右侧膝盖处，用右手拇指和食指捏住婴儿的脚背和脚掌，从脚前部向脚后跟反复抚触 4～8 次，然后右手抓住婴儿左腿膝盖，用左手从脚前向脚跟反复抚触 4～8 次。

（2）直腿抚触。将婴儿两腿分开，成人两手的拇指和其余四指抓住婴儿腿，从小腿向膝盖上方一直抚触到大腿根处，左右两手同时抚触 4～8 次。

（3）屈腿抚触。成人左手抓住婴儿的右脚，用右手的拇指和其余四个指头进行抚触，从小腿向上抚触到右臀部，抚触 4～8 次，然后右手抓住左脚，用左手抚触到左臀部 4～8 次。

（4）胸部抚触。婴儿仰卧桌上，成人两只手掌贴在婴儿胸部，从胸部向腋下方向双手同时做螺旋形抚触 4～6 次。然后用两手抱起婴儿的胸背部，使胸后背部离开桌面 3～4 厘米，让婴儿深呼吸。

（5）背肌抚触。第一种：婴儿俯卧，成人用两手背搓揉婴儿脊背，先从肩部往下抚触到臀部，再从臀部往上抚触到肩部，反复 4～5 次。第二种：婴儿左侧朝下躺卧，成人用左手拇指和食指捏住脊椎的两侧肌肉，从臀部到颈后部按顺序往上捏 12～15 下，这时婴儿会反射性地挺胸，使脊椎

像弓一样挺直。然后让婴儿改变姿势,右侧朝下躺卧,以同样方法进行捏肌。

(6)螺旋形抚触。婴儿俯卧,成人用两手掌放在婴儿臀部,沿着脊椎成螺旋形地抚触,一直到肩部,反复抚触 4~6 次。此种抚触应在婴儿约 3 个月能抬起头后进行。

(7)弹式抚触。婴儿俯卧,成人双手掌相对,用拇指和中指沿着脊椎从臀部向上弹至颈后,两手同时弹脊椎两侧的肌肉,反复 4~6 次;然后再从颈后部沿着脊椎两侧向下弹至臀部 4~6 次。此种抚触应在婴儿约 4 个月能两手撑起身体、抬头挺胸时进行。

任务思考

1. 新生儿有哪些主要的生理特点?
2. 新生儿日常照护的关键要点有哪些?
3. 1~3 个月和 3~6 个月婴儿的发展要点分别是什么?
4. 1~3 个月婴儿的照护策略有哪些?
5. 3~6 个月婴儿的照护策略有哪些?

任务二　掌握 6~12 个月婴儿日常照护与保健

案例导入

转眼间,宝宝已经 7 个多月了。妈妈发现,宝宝在白天觉醒的时间越来越多了,会挥舞着手臂吃手指了。当妈妈把宝宝放在小推车里时,她乖乖地躺着,把一只脚抬得高高的,放在车沿边上,再把一只小拳头放进嘴里吸吮着,一副很享受的样子……,妈妈在一旁看着,实在不忍心将宝宝的小手从嘴巴里拿出来。可是,宝宝能一直"吃手指"吗?会不会因此生病?妈妈很是担心。同学们,宝宝妈妈的担心有必要吗?

一、6~9 个月婴儿日常照护与保健发育

(一) 6~9 个月婴儿的发展要点

以下发展要点是婴幼儿 9 个月左右时应达到的状态。

1. 体格发育

身长:男孩 67.7~76.2 cm,女孩 65.6~74.7 cm。体重:男孩 7.2~10.9 kg,女孩 6.6~10.4 kg。体重每月增长 0.2~0.3 kg。身长每月增长 1.2~1.3 cm。大部分婴儿长出乳牙。视力标准约为 0.1。需大小便时会有表情或反应。

2. 自助与习惯

(1)能按时睡觉,建立明确的昼夜规律,睡整觉。
(2)能适应照护者用小勺喂食,会手拿食物放进嘴里。
(3)配合照护者餐后清洁口腔。
(4)学着坐盆排便,对引导大小便的语音信号做出反应。

(二) 6~9 个月婴儿的日常照护与保健策略

1. 安排一日生活制度

(1)睡眠安排:一昼夜睡眠时间约 16 小时(夜间睡眠 10 小时,白天睡 3 次,每次 2 小时)。

（2）饮食安排：每日饮食 5 次，每次相隔约 4 小时。

（3）活动安排：一日活动时间约 2 小时（其中户外活动时间不少于 1.5 小时）。以下附 6～12 个月婴儿一日生活时间表以供参考（表 2-2-1）。

表 2-2-1　6～12 个月婴儿一日生活时间表

时　　间	生 活 内 容
6:00～7:00	起床、坐盆、盥洗、早餐
7:00～8:30	室内活动、户外活动
8:30～10:00	第一次睡眠、主被动体操
10:00～10:30	坐盆、洗手、午餐
10:30～12:30	室内活动、户外活动
12:30～14:30	第二次睡眠
14:30～15:00	起床、坐盆、洗手、午点
15:00～16:30	室内活动、户外活动
16:30～18:30	第三次睡眠
18:30～19:00	起床、坐盆、洗手、晚餐
19:00～20:00	室内安静活动、盥洗
18:00～19:30	第四次睡眠
20:00～次晨 6:00 （22:30～23:00）	夜间睡眠 （夜间哺喂一次）

2. 清洁卫生

出牙后用儿童专用牙刷套清洁口腔，每天 2 次，保持婴儿口腔的清洁卫生。

3. 增加到大自然中活动的机会

（1）根据季节、气温选择适宜时间段，带婴儿到户外活动，户外活动时间可适当延长。

（2）带婴儿到有树木、草地的环境中呼吸新鲜空气，同时让婴儿的皮肤多接触阳光，以利于钙的吸收，增强婴儿体质。

4. 建立安全依恋关系

（1）随时关注婴儿的情绪变化，照护者要经常亲近和逗引婴儿，及时满足婴儿的情感需求。

（2）帮助婴儿与多个重要的依恋对象建立安全依恋关系。照护者通过采用安抚、拥抱、柔和的语气语调等方式，缓解婴儿在接触陌生人或陌生环境时产生的焦虑情绪。

5. 谨慎看护，防止意外

（1）白天可以让婴儿坐在干净的或铺有地毯的地板上玩耍。婴儿坐不稳时，要用软垫固定身体，以免磕到后脑勺。

（2）婴儿喜欢啃咬玩具，要避免玩具小部件的脱落。

（3）汽车的安全座椅要符合安全标准和年龄标准。

（4）不要把婴儿单独留在房间里。

6. 参照接种卡提示，按时进行预防接种

婴儿出生满 8 个月时注射一剂麻疹疫苗。

（三）特别提醒

如果婴儿在本阶段出现以下情况应引起重视，并及时咨询医生或相关专家。

（1）不会吞咽菜泥、饼干等固体食物。

（2）不会独坐。

（3）听到声音无应答。

（4）不会双手传递玩具。

（5）对新奇的声音或不寻常的声音不感兴趣。

二、9～12 个月婴儿日常照护与保健

（一）9～12 个月婴儿的发展要点

以下发展要点是婴幼儿 12 个月左右时应达到的状态。

1. 体格发育

身长：男孩 71.3～80.2 cm，女孩 69.2～78.9 cm。体重：男孩 7.8～11.8 kg。女孩 7.1～11.3 kg。体重每月增长 0.2～0.3 kg。身长每月增长 1.2～1.3 cm。头围与胸围大小基本持平。一般长出 5～6 颗乳牙。

2. 自助与习惯

（1）能用手握勺，把饭往嘴里送。

（2）能双手捧杯喝水。

（3）能咬碎较松脆的固体食物，并吞咽。

（4）每次排便次数、间隔时间等逐渐表现出一定的规律。

（5）被照料时能配合穿衣服、擦脸等。

（二）9～12 个月婴儿的日常照护与保健策略

1. 安排一日生活时间表

（1）睡眠安排：一昼夜睡眠时间约 14 小时（夜间约 10 小时，白天睡 2 次，每次睡眠时间约 2 小时）。

（2）饮食安排：每日饮食 5 次，每次相隔约 4 小时。

（3）活动安排：一日活动时间 2～3 小时（其中户外活动时间不少于 2 小时）。这一时期婴儿一日生活时间表参考表 2－2－1。

2. 利用日常生活培养动手能力

（1）让婴儿学习自己端杯喝水，用勺舀东西。

（2）在穿脱衣物和盥洗时引导婴儿主动配合，发展其自我服务能力。

3. 积极主动与婴儿进行情感交流

（1）关注婴儿的情绪变化。当婴儿向养育者微笑时，养育者应及时用微笑回应。

（2）当婴儿表现出焦虑或受挫的情绪时，养育者应用微笑、柔和的语调、拥抱、爱抚等方式缓解其焦虑情绪。

（3）当婴儿表现出生气、不愉快等负面情绪时，养育者可转移其注意力。

（4）当婴儿有危险或不当行为时，养育者应明确表示"不""不可以"。

4. 提供机会与自然环境充分接触

（1）确保婴儿每天有 2～3 次户外活动的时间。

（2）让婴儿在草地、沙地、泥地、花园、树林等不同的户外环境中充分玩耍，亲近大自然。

（3）外出时为婴儿戴上有帽檐的帽子，避免阳光直射眼睛。

5. 预防触电、烫伤、磕碰或挤压等意外事故的发生

（1）婴儿会爬、会站立并扶起后，要注意插座、裸露的电线以及家中饲养的小动物等可能带来的危害。

（2）提供的玩具不宜过小，以防吞入口中引发安全事故。

（3）家具的边角应包裹防撞条、防撞圆角。婴儿学走时照护者应贴身陪伴，站在能及时伸手或扶住婴儿的位置，防止其摔伤、烫伤、挤压受伤或碰伤。

（三）特别提醒

如果婴儿在本阶段出现以下情况应引起重视，并及时咨询医生或相关专家。

(1) 不能扶物站立。

(2) 对主要照护者没有亲昵的表现,不能表现出高兴、愤怒、恐惧等情绪。

(3) 不能发单字词音。

(4) 唤其名字时无反应。

育儿宝典

婴儿被动操(2~6个月)

2~6个月婴儿每日应做1~2次被动操。做操前成人将婴儿放在床上,脱去外衣和鞋子,换好尿布,使其仰卧。成人站在婴儿的足端,按音乐节奏给婴儿做操。注意:

(1) 动作要轻柔,边做边逗引,使婴儿情绪愉快。

(2) 体弱婴儿可选择部分操节,不强求完成全程操节,应循序渐进。

(3) 成人在帮助婴儿做操前应先洗净双手,冬季应先将手温暖后再做操。

(4) 做操应在吃奶前半小时进行,做操后要让婴儿安静休息 20 分钟左右。上做操前,脱去鞋子,换好尿布,婴儿仰卧在床上。

上肢动作

1. 扩扩胸(两手胸前交叉)

预备姿势:成人两手握住婴儿两手的腕部,让婴儿握住成人的大拇指,两臂放于身体两侧。

动作:第①拍将两手向外平展与身体成90°,掌心向上;第②拍两臂向胸前交叉。共重复两个 8 拍。

注意:两臂平展时可帮助婴儿少用力,两臂胸前交叉动作应轻柔些。

2. 弯弯臂(伸屈肘关节)

预备姿势:同 1。

动作:第①拍将左臂肘关节前屈;第②拍将左肘关节伸直还原;第③④拍换右手屈伸肘关节。共重复两个 8 拍。

注意:屈肘关节时手触婴儿肩,伸直时不要用力。

3. 绕绕臂(肩关节运动)

预备姿势:同 1。

动作:第①②③拍将左臂弯曲贴近身体,以肩关节为中心,由内向外做回环动作,第④拍还原;第⑤~⑧拍换右手,动作相同。共重复两个 8 拍。

注意:动作必须轻柔,切不可用力拉婴儿两臂勉强做动作,以免损伤关节及韧带。

4. 伸伸臂(伸展上肢运动)

预备姿势:同 1。

动作:第①拍两臂向外平展,掌心向上;第②拍两臂向胸前交叉;第③拍两臂上举过头,掌心向上;第④拍还原。共重复两个 8 拍。

注意:两臂上举时与肩同宽,动作轻柔。

下肢动作

5. 扩扩胸(两手胸前交叉)

预备姿势:婴儿仰卧,成人左手操作婴儿的左踝部,右手握住左足前掌。

动作:第①拍将婴儿足尖向上,屈曲踝关节;第②拍足尖向下伸展踝关节;连续做8拍。后8拍换右足,做伸展右踝关节动作。

注意:伸屈时动作要求自然,切勿用力过猛。

6. 屈屈腿(两腿轮流伸屈)

预备姿势:成人两手分别握住婴儿两膝关节下部。

动作:第①拍屈婴儿左膝关节,使膝缩近腹部;第②拍伸直左腿;第③④拍屈伸右膝关节。左右轮流,模仿蹬车动作。共重复两个 8 拍。

注意:屈膝时稍帮助婴儿用力,伸直时动作放松。

7. 举举腿(下肢伸直上举)

预备姿势:两下肢伸直平放,成人两掌心向下,握住婴儿两膝关节。

动作:第①②拍将两下肢伸直上举 90°,第③拍还原,共重复两个 8 拍。

注意:两下肢伸直上举时臀部不离开桌(床)面,动作轻缓。

8. 翻翻身(转体、翻身)

预备姿势:婴儿仰卧并腿,两臂屈曲放在胸前,成人左手扶胸腹部,右手垫于婴儿背部。

动作:第①②拍轻轻地将婴儿从仰卧转为左侧卧,第③④拍还原。第⑤~⑧拍成人换手将婴儿从仰卧转为右侧卧,后还原。共重复两个 8 拍。4 个月以后的婴儿,可由侧卧位再转到俯卧位,再由俯卧位转到仰卧位。

注意:俯卧时婴儿的两臂自然地放在胸前,使头抬高。

任务思考

1. 简述 6~9 个月和 9~12 个月婴儿身心发展要点。

2. 简述 6~9 个月和 9~12 个月婴儿的照护策略。

3. 不同月龄段婴儿的抚触手法和重点是否需要调整?请举例说明。

4. 进行被动操时,如何与婴儿进行有效的互动和沟通?

5. 当婴儿具备爬行、站立并扶起的能力后,家庭环境中哪些潜在危险需要特别关注?请列出至少 3 项,并说明其可能导致的后果。

任务三　掌握 1~2 岁幼儿日常照护与保健

案例导入

　　小浩浩 1 岁 8 个月。在睡眠方面,小浩浩的入睡时间一直不规律,晚上常常需要妈妈哄很久才能安静下来入睡。妈妈曾尝试通过讲睡前故事、播放轻柔的音乐等方式帮助小浩浩入睡,但效果并不理想。此外,在白天的活动区域里,小浩浩常常接触到一些存在安全隐患的物品,例如小玩具零件以及电源插座等,这使得妈妈忧心忡忡。同学们,小浩浩妈妈应该如何审视并优化小浩浩的生活安排和照护方式呢?

一、1~1.5 岁幼儿日常照护与保健

(一) 1~1.5 岁幼儿的发展要点

以下发展要点是幼儿 18 个月左右时应达到的状态。

1. 体格发育

身长:男孩 77.2~87.3 cm,女孩 75.2~86.2 cm。体重:男孩 8.9~13.5 kg。女孩 8.2~13.0 kg。体格生长速度比前期减慢。胸围大小开始超过头围。

2. 自助与习惯

(1)能自己握勺吃饭,但会有食物洒落。

(2)会用毛巾或纸巾擦嘴、擦手等。

（3）学着坐盆排便,对引导大小便的语音信号会做出反应。

（4）能服从成人的"不可以""危险"等简单的安全提示。

（二）1～1.5 岁幼儿的日常照护与保健策略

1. 安排一日生活时间表

（1）睡眠安排:一昼夜睡眠时间为 13～14 小时(夜间 10 小时,白天睡 2 次,每次睡眠时间为 1.5～2 小时)。

（2）饮食安排:每日饮食 5 次,每次相隔约 4 小时。

（3）活动安排:一日活动时间为 3～4 小时(其中户外活动时间不少于 2 小时)。如何安排生活时间表,现举例如下(表 2-3-1)。

表 2-3-1　1～1.5 岁幼儿一日活动时间表

时　　间	生 活 内 容
6:00～7:00	起床、大小便、盥洗、早餐
7:00～9:00	室内和户外活动、喝水
9:00～11:00	小便、洗手、喝牛奶、吃点心、第一次睡眠
11:00～11:30	起床、小便、洗手、午餐
11:30～13:00	室内和户外活动、喝水
13:00～15:00	小便、第二次睡眠
15:00～15:30	起床、小便、洗手、午点
15:30～18:00	室内和户外活动、喝水
18:00～18:30	洗手、晚餐
18:30～19:30	晚间安静活动
19:30～20:00	盥洗、小便、准备上床、睡前故事
20:00～次晨 6:00	夜间睡眠

2. 建立良好的日常生活习惯

（1）排便习惯:提供适宜的便盆,在固定地方如厕,逐渐养成排便的规律。

（2）行为习惯:玩具物归原处,对人能有礼貌打招呼等。

（3）会用毛巾或纸巾擦嘴、擦手等。

（4）能服从成人的"不可以""危险"等简单的安全提示。

（5）在养成生活习惯的过程中,不同照护者的养育方式要保持一致,并注意自身的榜样示范作用,持之以恒。

3. 予以心理安抚,以减少陌生焦虑

（1）当婴幼儿自己或同伴出现害怕、退缩行为时,照护者不仅要用语言给予情绪安慰,更要用拥抱、抚慰等方式缓解其焦虑情绪。

（2）让婴幼儿多接触家庭以外的环境与人,并尽可能减少婴幼儿的陌生焦虑。在婴幼儿不熟悉的环境中,必须有亲近的照护者在场,让其有安全感。

4. 注意环境中的安全

（1）窗台下不要放置低矮的家具,避免婴幼儿攀爬窗台。

（2）剪刀、水杯、热水壶、烟灰缸、花瓶、小装饰、笔、农具或消毒液等物品应放在婴儿无法拿到的地方,杜绝安全隐患。

5. 参照接种卡提示,按时进行预防接种

（1）孩子出生满 15 个月注射麻疹腮腺炎疫苗。

（2）孩子出生满 15 个月注射脑炎疫苗第一剂,并在隔两周后注射第二剂。

（3）孩子出生满 18 个月注射白喉百日咳破伤风疫苗（追加）和脊髓灰质炎三价混合疫苗（追加）。

二、1.5～2 岁幼儿日常照护与保健

（一）1.5～2 岁幼儿的发展要点

以下发展要点是幼儿 24 个月左右时应达到的状态。

1. 体格发育

身长:男孩 82.1～93.6 cm,女孩 80.3～92.5 cm。体重:男孩 9.8～15.1 kg,女孩 9.2～14.6 kg。1～2 岁期间,体重约增长 3 kg,身长约增长 10 cm。

2. 自助与习惯

（1）能比较熟练地用小勺进食。

（2）会坐盆如厕。

（3）愿意在协助下模仿成人刷牙、漱口。

（4）会脱鞋和袜子。

（5）能将自己喜欢的物品摆放在固定位置。

（6）能在照护者提醒下遵守一些简单的安全规则,如"不能碰插座""看到汽车要躲避"等。

（二）1.5～2 岁幼儿的日常照护与保健策略

1. 安排一日生活时间

（1）睡眠安排:一昼夜睡眠时间为 12～13 小时（夜间 10～10.5 小时,白天睡 1 次,每次睡眠时间为 2～2.5 小时）。

（2）饮食安排:每日饮食 4 次,每次相隔约 4 小时。

（3）活动安排:一日活动时间为 4～5 小时（其中户外活动时间不少于 3 小时）。如何安排生活时间表,现举例如下（表 2－3－2）。

表 2－3－2　1.5～2 岁幼儿一日生活时间表（供参考）

时　　间	生活内容
6:30～7:300	起床、大小便、盥洗
7:30～8:00	早餐
8:00～9:30	室内和户外活动
9:30～11:00	小便、洗手、喝水、游戏
11:00～11:30	饭前洗手、午餐
11:30～12:00	小便、准备午睡
12:00～14:30	午睡
14:30～15:00	起床、小便、洗手、午点
15:00～17:30	户外活动、小便、洗手、喝水

2. 继续帮助建立稳定的生活常规

（1）早晚刷牙,饭后漱口。

（2）让幼儿有足够的时间和机会练习自己吃饭、穿脱鞋袜、收拾玩具等。

（3）在保证安全的前提下,给幼儿提供自主实施的机会,多鼓励、赞扬,培养其独立性、自信心。

3. 进行情感交流,稳固安全依恋

（1）多拥抱与抚摸,与幼儿面对面交谈,用语言、眼神、动作鼓励幼儿。

（2）如果母亲需要离开时,应告知幼儿,并为其准备好熟悉的玩具、用品,帮助其建立安全感。

4. 理解并冷静面对幼儿的不稳定情绪

（1）幼儿还不会控制情绪,容易以发脾气的方式表达自己的需求,成人要多理解。成人要控制好自己的情绪,冷静面对幼儿的情绪变化。

（2）当幼儿受到委屈和挫折时,成人应给予拥抱、爱抚、语言和情感安慰,给予幼儿表达消极情绪的机会。

（3）当幼儿无理取闹、乱发脾气时,成人可用暂时冷处理,不予理睬,或转移注意力的方法处理。

（4）家庭成员针对幼儿的行为表现,应保持意见和回应方式的统一。

5. 关注室内外活动安全

（1）不要让幼儿到河边玩耍,防止溺水等意外事故的发生。

（2）幼儿活动场所不要放置锐利器械以及强酸、强碱等有害物品,注意玩具材料与使用的安全。

（3）避免使用盛装过食品的容器,再装洗衣液、消毒水等化学物品,以免幼儿误服。

（4）幼儿进餐时要有照护者看护,不宜给幼儿食用整粒的坚果、果冻等食物。

（5）不要让幼儿独自在家,以免发生意外。

（三）特别提醒

如果幼儿在本阶段出现下列情况,应引起重视并及时咨询医生或相关专家。

（1）除了会叫爸爸妈妈以外,不会说其他有意义的词语。

（2）不会扶栏上楼梯或台阶。

（3）不会跑。

（4）不会用勺子吃饭。

育儿宝典

婴儿主被动操(7～12个月)

随着婴儿月龄的增加,在被动做操的基础上,可在成人的帮助下发挥婴儿主动性,促进全身的锻炼。每次可选做几节,不要求一次全部做完,可听音乐做动作。开始学做时不要求合节拍,先让婴儿学习,配合成人一起做,熟练后再逐步要求合拍。做操时注意:

（1）动作要轻柔,边做边逗引,使婴儿情绪愉快。

（2）体弱婴儿可选择部分操节,不强求完成全程操节,应循序渐进。

（3）成人做操前应先洗净双手,冬季应先将手温暖后再做操。

（4）做操应在吃奶前半小时进行,做操后要让婴儿安静休息20分钟左右。

1. 拉手坐(起坐运动)

预备姿势:婴儿仰卧,成人双手握住其双手,或右手握住婴儿左手,左手按住其双膝。

动作:第①②拍,牵引婴儿从仰卧位起坐,第③④拍还原,重复两个8拍。注意:拉婴儿起坐时,如果婴儿不配合时不能过于用力。

2. 站站起(起立运动)

预备姿势:婴儿俯卧,成人双手托住婴儿双臂或手腕。

动作:第①②拍牵引婴儿俯卧跪直,起立,或直接站起,第③④拍还原,重复两个8拍。注意:扶婴儿站起要逐步让他自己用力。

3. 提提腿(提腿运动)

预备姿势:婴儿俯卧,两肘支撑身体,成人双手握住其两足踝部。

动作:第①②拍轻轻抬起婴儿双腿,约30°,第③④拍还原,重复两个8拍。注意:动作轻柔缓和。

4. 弯弯腰(弯腰运动)

预备姿势:婴儿与成人同一方向一前一后直立,成人左手扶住婴儿两膝,右手扶住婴儿腹部,在其前方放一玩具。

动作:第①②拍让婴儿弯腰前倾,捡起玩具,第③④拍直立还原,重复两个 8 拍。注意:让婴儿自己用力前倾和直立,如不能直立,成人可将左手移至婴儿胸部,帮助其完成动作。

5. 挺挺胸(挺胸运动)

预备姿势:小儿俯卧,两手向前伸出,成人双手托住小儿肩膀。

动作:第①②拍轻轻地使婴儿上体抬起并挺胸,腹部不离开桌面,第③④拍还原,重复两个 8 拍。注意:动作要缓和,在挺胸、挺腰时可稍用力。

6. 游游水(游泳运动)

预备姿势:婴儿俯卧,成人双手托住婴儿胸腹部。

动作:第①~④拍托起婴儿悬空俯卧,让婴儿四肢活动似游泳的愉快动作,重复数次。注意:要托住婴儿,注意安全,向前摆动,开始时 1~2 次,婴儿适应后可增加次数。

7. 蹦蹦跳(跳跃运动)

预备姿势:婴儿与成人对面站立,成人双手扶婴儿腋下。

动作:第①②拍扶起婴儿使其足离开床或桌面,同时说"跳、跳",做跳跃动作,以足前掌接触床或桌面为宜,重复两个 8 拍。注意:动作要轻快自然,让婴儿脚尖着地。

8. 慢慢走(扶走运动)

预备姿势:婴儿站立,成人站在其背后,两手扶其腋下;或成人立在婴儿前面,两手扶住其前臂或手腕。

动作:第①②拍扶婴儿使其左右腿轮流跨出,学开步行走,重复两个 8 拍。注意:场地要清洁平坦,让婴儿站稳后再鼓励开步学走。

任务思考

1. 简述 1~1.5 岁和 1.5~2 岁幼儿身心发展要点。
2. 简述 1~1.5 岁和 1.5~2 岁幼儿照护策略。
3. 如何帮助幼儿养成定时排便的习惯?
4. 为什么不同照护者的养育方式需要保持一致呢?
5. 如何引导幼儿将玩具物归原处?

任务四 掌握 2~3 岁幼儿日常照护与保健

案例导入

小雅是一个 2 岁 8 个月的小女孩,性格活泼开朗。她平时由妈妈和外公外婆一同照料。但最近妈妈发现了一些让她感到困惑的问题:小雅的自理能力发展相对比较慢,例如她还不能自己穿脱简单的衣物,吃饭时也总是把食物撒得到处都是。此外,小雅白天精力十分充沛,可到了晚上却很难入睡,常常需要很长时间才能哄睡着。同学们,小雅妈妈的这些困惑是否合理?其背后的原因是什么?

一、2~3 岁幼儿的发展要点

以下发展要点是幼儿 36 个月左右时应达到的状态。

（一）体格发育

身长：男孩 89.1～103.1 cm，女孩 87.9～102.2 cm。体重：男孩 11.4～18.0 kg，女孩 11.0～17.8 kg。1～2 岁期间，体重和身高增长趋于平稳，体重每年约增长 2 kg，身高每年约增长 7 cm。

（二）自助与习惯

（1）会一手扶碗一手拿勺子进食。

（2）白天能控制大小便，主动表达如厕要求。

（3）在手脏时或饭前，会自己洗手。

（4）会尝试自己刷牙。

（5）能自己戴帽，穿脱没有鞋带的鞋子。

（6）会自己解开纽扣，穿脱简单外套。

（7）路上有车过来时，会抓紧或紧跟照护者躲避危险。

二、2～3 岁幼儿日常照护与保健策略

（一）培养有规律的生活作息和习惯

1. 安排一日生活时间表

（1）睡眠安排：一昼夜睡眠时间为 12～12.5 小时（夜间 10 小时，白天 1 次，睡眠时间为 2～2.5 小时）。

（2）饮食安排：每日饮食 4 次，每次相隔 4 小时。

（3）活动安排：一日活动时间为 4～5.5 小时（其中户外活动时间不少于 3～4 小时）。如何安排生活时间表，现举例如下（表 2-4-1）：

表 2-4-1 2～3 岁幼儿一日生活时间表

时　　间	生 活 内 容
6:30～7:30	起床、大小便、盥洗
7:30～8:00	早餐，鼓励自主进食
8:00～10:00	室内、小便、户外活动
10:00～11:30	洗手、喝水、游戏、简单家务参与，如收玩具、摆餐具
11:30～12:00	小便、饭前洗手、午餐，饭后漱口
12:30～15:00	小便、洗手脸、准备午睡
12:30～15:00	午睡，自主入睡
15:00～15:30	起床、小便、洗手、午点
15:30～18:00	户外活动，小便、洗手、喝水
18:00～18:30	室内安静活动
18:30～19:00	饭前洗手、晚餐，自主进食
19:00～20:00	晚间娱乐活动，亲子游戏
20:00～20:30	睡前准备，如刷牙、洗脸、小便，睡前故事
20:30～次晨 6:30	自主入睡

2. 帮助掌握做事步骤

帮助幼儿掌握做事的步骤，形成秩序感，如按时睡觉、衣服脱下后折叠好放在固定的地方等。

3. 纠正不良习惯

纠正吮指、咬唇、吐舌、口呼吸等不良习惯。

4. 培养生活自理

提供幼儿生活自理的机会,凡是幼儿能够做的事,成人不包办,且照护者(包括祖辈)达成一致。

(二)充分利用室内外安全和开放的活动场地开展锻炼活动

(1)运用床垫、毯子、玩具箱等多种材料,开展婴幼儿的翻滚、爬行、跑跳等动作,提高身体素质。

(2)多让幼儿接触大自然,与水、泥、沙、树、草、花、落叶等自然事物多接触、多互动。

(三)确保幼儿的安全

(1)幼儿活动时要有照护者陪伴。

(2)当幼儿试图做危险的动作时,要及时制止。

(3)当幼儿上下楼梯、玩大型活动器械时要在照护者的视线范围内。

(4)骑自行车带幼儿外出时,自行车要架设专门的座椅,有固定踏板,以防幼儿被车轮绞伤,并为幼儿佩戴安全帽。

(5)乘坐小汽车时,幼儿一定要坐在后排安全座椅上,避免发生安全事故。

(6)冬天要防止蒙被窒息,夏天要防止溺水事故。

(7)禁止让幼儿单独在家。

(8)幼儿操作各种电子产品的时间每次不宜超过 20 分钟。

(9)避免带幼儿到人多拥挤的地方去。

(10)教会幼儿不跟陌生人走,并记住家庭的地址、电话等。

三、特别提醒

如果幼儿在本阶段出现以下情况应引起重视,并及时咨询医生或相关专家。

(1)一刻不停、无法停下来,没有感兴趣的活动;或活动甚少,动作缓慢;或重复某一刻板动作,且难以转移。

(2)不会示意大小便。

(3)不会双脚跳。

(4)不能与同伴交流、游戏。

(5)不会说自己的名字。

育儿宝典

《托育从业人员职业行为准则(试行)》
(国卫办人口函〔2022〕414 号)

托育服务事关婴幼儿健康成长,事关千家万户。为进一步增强托育从业人员的责任感、使命感和荣誉感,规范职业行为,特制定本准则。

一、坚定政治方向。坚持以习近平新时代中国特色社会主义思想为指导,贯彻落实党中央关于托育工作的决策部署。不得有损害党中央权威和违背党的路线方针政策的言行。

二、自觉爱国守法。忠于祖国,忠于人民,恪守宪法原则,遵守法律法规,依法依规开展托育服务。不得损害国家利益、社会公共利益、违背社会公序良俗。

三、传播优秀文化。传承中华传统美德和优秀文化,践行社会主义核心价值观,培养婴幼儿良好品行和习惯。不得传播有损婴幼儿健康成长的不良文化。

四、注重情感呵护。敏感观察,积极回应,尊重个体差异,关心爱护每一位婴幼儿,形成温暖稳定的关系。不得忽视、歧视、侮辱、虐待婴幼儿。

五、提供科学照护。遵循婴幼儿成长规律,合理安排每日生活和游戏活动,支持婴幼儿主动探索、操作体验、互动交流和表达表现。不得开展超出婴幼儿接受能力的活动。

六、保障安全健康。创设安全健康的环境,熟练掌握安全防范、膳食营养、疾病防控和应急处置等方面的知识和技能。不得在紧急情况下置婴幼儿安危于不顾,自行逃离。

七、践行家托共育。注重与婴幼儿家庭密切合作,保持经常性良好沟通,传播科学育儿理念,提供家庭照护指导服务。不得滥用生长发育测评等造成家长焦虑。

八、提升专业素养。热爱托育工作,增强职业荣誉感,加强业务学习,做好情绪管理,提高适应新时代托育服务发展要求的专业能力。不得有损害职业形象的行为。

九、加强团队协作。尊重同事,以诚相待,相互支持,充分沟通婴幼儿信息,协同开展照护活动,不断改进和提升服务质量。不得敷衍塞责、相互推诿、破坏团结。

十、坚守诚信自律。诚实守信,严于律己,尊重婴幼儿及其家庭的合法权益,自觉遵守托育服务标准和规范。不得收受婴幼儿家长礼品或利用家长资源谋取私利。

任务思考

1. 简述2～3岁幼儿身心发展要点及照护策略。
2. 利用仿真娃娃,练习为2～3岁幼儿创设良好睡眠环境的照护技能。
3. 利用仿真娃娃,练习教导2～3岁幼儿躲避路上危险的照护技能。
4. 利用仿真娃娃,练习为2～3岁幼儿洗脸的照护技能。
5. 利用仿真娃娃,练习指导2～3岁幼儿自己洗澡的照护技能。

实训实践

实训实践任务一

任务名称:托育机构各种物品消毒情况调查

任务内容:托育机构的消毒制度;各种物品消毒方法和要求。

任务要求:选择实习机构的某个班级,根据提供的各种物品消毒情况调查表,运用观察和咨询的方法,逐一记录;书写清楚、工整。

任务目标:学习并应用物品消毒的专业理论与技能,掌握托育机构保育工作中的消毒流程与方法。

任务准备:复习物品消毒相关知识;理解托育机构各种物品消毒情况调查表内容(表2-4-2);设计调查方案。

任务实施过程

1. 观察一日保育活动及时记录各种物品的消毒方法和要求。
2. 咨询托育机构的老师和保育员,进一步了解托育机构的消毒制度。
3. 记录实习托育机构和班级的物品消毒,形成书面作业。

表2-4-2 托育机构各种物品消毒情况调查表

物品名称	消毒方法	消毒要求 (每天、周、月的次数要求及季节要求)
活动室、寝室		
地面、门窗、椅子		
便器		
拖把		
厕所		
玩具		
水杯、擦手毛巾		

续　表

物品名称	消毒方法	消毒要求 （每天、周、月的次数要求及季节要求）
餐具、餐巾		
被褥		
枕套、床单		
水杯架、毛巾架		
厨房用具		
体温表		
幼儿呕吐物		

实训实践任务二

任务名称：2~3 岁幼儿生活常规观察与评价

任务内容：对洗手、如厕、睡眠的生活常规进行观察和评价。

任务要求：选择实习机构的某个班级，对照该年龄常规要求，评价所在实习托育班幼儿的生活常规情况，最后对该班幼儿的常规进行评价；书写清楚、工整。

任务目标：深入了解托育机构工作的性质和特点，掌握基本的照护和保育技能。培养良好的职业道德和修养，树立正确的健康观、保育观和儿童观。

任务准备：复习婴幼儿生活照料相关知识；理解生活常规观察与评价内容（表 2-4-3）；设计观察方案。

任务实施过程

1. 观察一日活动环节中盥洗、如厕、睡眠行为并评价。
2. 咨询托育机构的老师和保育员，进一步了解幼儿的具体情况。
3. 对该班幼儿生活常规进行分析评价，形成书面作业。

表 2-4-3　2~3 岁幼儿生活常规观察与评价

项目	观察与评价内容	会	不会
盥洗与 如厕	洗手前将衣袖卷起		
	洗手时能按顺序认真清洗		
	洗手时不玩水		
	学会擦肥皂		
	洗好后用自己的毛巾擦手		
	能主动向老师表示需要大小便		
	会自己上厕所大小便		
	饭后会漱口		
睡眠	安静就寝		
	睡姿正确		
	能自己脱鞋子袜子		
	在成人帮助下能按顺序脱衣裤鞋袜，放在固定的地方		
	能自己脱衣裤，放在固定地方		

项目	观察与评价内容	会	不会
	能自己穿袜子鞋子		
	能自己穿衣裤		

赛证 链接

在线练习

单项选择题

1. 婴幼儿指的是（　　　）岁的儿童。

A. 1～3 　　　　　　B. 0～3 　　　　　　C. 3～6 　　　　　　D. 0～6

2. 每天早晨用抹布擦拭活动室门窗、物体表面灰尘，是对环境做（　　　）工作。

A. 消毒 　　　　　　B. 美观 　　　　　　C. 清洁 　　　　　　D. 整理

3. 幼儿在（　　　）岁左右可以开始学习漱口。

A. 1 　　　　　　　B. 2 　　　　　　　C. 3 　　　　　　　D. 4

4. 刷牙时，要顺着牙缝（　　　）。

A. 左右刷 　　　　　B. 上下刷 　　　　　C. 前后刷 　　　　　D. 上下左右刷

5. 婴幼儿良好的卫生习惯包括（　　　）。

A. 饭前便后洗手 　　B. 便后冲洗厕所 　　C. 勤洗手 　　　　　D. 以上都是

（题目选自 2024 年全国职业院校技能大赛高职组婴幼儿照护赛项（GZ108）题目）

项目三 婴幼儿心理卫生保健

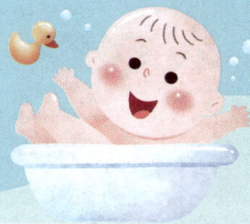

项目导读

婴幼儿时期是人生心理发展的奠基阶段,科学的身心养育将影响儿童一生的健康轨迹。本项目重点阐述 0～3 岁关键成长期,系统解析婴幼儿心理卫生的核心概念与影响因素,帮助照护者建立科学的早期发展观。项目内容按月龄梯度展开:从 1～12 个月婴儿的感知觉发育规律、依恋关系建立,到 1～2 岁幼儿语言爆发期的心理需求及自主性培养,延伸至 2～3 岁幼儿自我意识萌发期的社会性发展特征,逐层拆解各阶段心理特点及对应保健策略。更针对婴幼儿常见的分离焦虑、吮吸手指、屏气发作等问题,提供专业识别方法与科学干预技巧。通过理实结合,帮助照护者掌握 0～3 岁婴幼儿心理发展关键指标,学会创设促进认知、情感、社会性协调发展的养育环境,为婴幼儿心理健康构筑坚实屏障,助力每个生命获得最优化的成长开端。

学习目标

1. **知识目标**:熟悉婴幼儿心理卫生保健的概念及影响因素;识别不同年龄阶段婴幼儿心理卫生问题的表现特征。

2. **能力目标**:掌握不同年龄阶段婴幼儿心理卫生保健要点。

3. **素质目标**:深刻理解婴幼儿心理健康发展的重要性,秉持尊重、关爱、呵护的态度,关注其心理需求,促进其健康成长。

知识导图

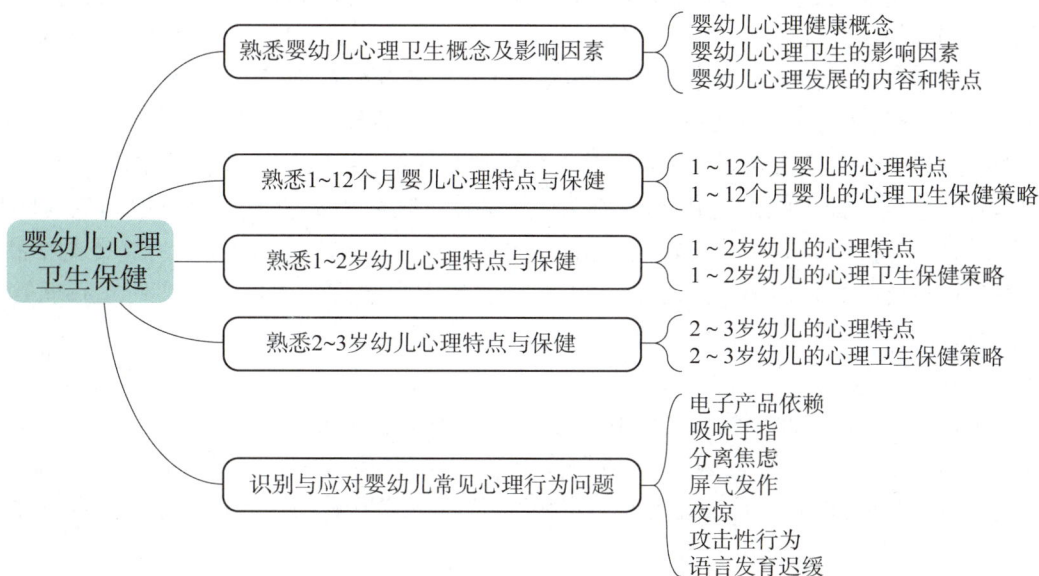

任务一　熟悉婴幼儿心理卫生概念及影响因素

案例导入

　　1970 年,在美国加利福尼亚州发现了一位名叫基尼的 3 岁女孩。刚发现基尼的时候,她不会说话,不会与人交往,严重营养不良,胳膊和腿都不能自如活动,走路一拐一拐。对其进行测查发现她的智商只相当于 1 岁婴幼儿的智力水平。经调查了解到,基尼的父母患有精神疾病,她自婴幼儿时期起就被父母关在自家后院的一个小房子里,每天只有哥哥把饭食送到房间里,没有人与她说话,也没有人与她玩耍。基尼被发现后,虽然人们对她进行了精细的养育和教育,甚至还请了一位语言学家专门教她语言,但是直到 13 岁,她仍然不能像同龄孩子那样正常地说话及与人交往。

　　结合基尼的案例和生活实际来说说影响婴幼儿心理卫生的因素有哪些?

一、婴幼儿心理健康概念

　　婴幼儿是一个国家的未来,婴幼儿的身心健康所反映的既是一个国家的文明卫生水平,又反映出一个国家的社会教育水平。从年龄特征上来看,婴幼儿身心发展十分不成熟,是社会中的弱势群体,最容易受到不利物理环境和社会环境的影响。为了使社会中包括父母、教师在内的每一个人关心和促进婴幼儿的成长,中华人民共和国卫生部、中华人民共和国教育部、全国妇联等部门通过制定各种规范,要求每个人、每个家庭、每个幼儿教育机构和教师都要努力促进婴幼儿的身心和谐发展,规定婴幼儿保育机构必须切实做好婴幼儿生理和心理卫生保健工作。

　　按照国际卫生组织的定义,心理健康不仅指没有疾病和虚弱,而且包括体格、心理和社会适应的健全状态。婴幼儿是祖国的未来,是未来现代化的建设者,婴幼儿的健康成长对祖国的兴旺发达有着长远、积极的意义。对婴幼儿来说,心理卫生就是要预防并早期发现、矫治各种阻碍婴幼儿心理发展的问题,以促进婴幼儿心理健康的发展。

二、婴幼儿心理卫生的影响因素

　　婴幼儿时期的心理卫生问题是多种多样的,其产生的原因也是各异的,但总的来说,心理卫生问题产生的原因有以下几类:

1. 先天原因

　　人类得以生存和发展,主要是通过遗传实现。人类祖、父辈的许多特征会通过遗传物质传给下一代,这也为心理卫生问题的产生提供了一定的土壤。这包括先天的获得性影响,主要指的是遗传病的产生,即变异。父母体内的遗传物质在分离和组合时受环境条件的影响而发生改变,会导致许多心理卫生问题的产生。如唐氏综合征(先天愚型),就是因为 21 号染色体多一条而导致患者痴呆愚笨,从而产生一系列的心理卫生问题。遗传病的种类繁多,是导致心理卫生问题的一个重要原因。目前,我国因遗传病而导致的心理卫生问题相当严重。抑郁症的遗传度约为 $40\% \sim 50\%$,这意味着遗传因素对抑郁症的影响相当显著。此外,注意缺陷多动障碍(attention deficit and hyperactive disorder,ADHD)的遗传概率高达 76%,表明这是一种高度遗传的精神疾病。同时,环境因素与遗传因素的交互作用也在婴幼儿心理健康问题的发展中起着关键作用。

2. 后天原因

　　(1)因患疾病或身体残缺而导致的心理卫生问题,主要有 3 种情况:

　　① 患脑疾病,如小儿麻痹症、乙脑、流行性脑脊髓膜炎、脑肿瘤、癫痫、中毒、脑出血、大脑缺血等。这些疾病的发生,会使婴幼儿的脑系统功能受到一定程度的影响,影响其功能的正常运转而致心理问题。

②　内分泌异常,如甲状腺病影响最大,侏儒和巨人症走向两个极端,会使患者有诸多心理不适。其他如脑垂体、胸腺、松果体、性腺的分泌异常也会产生一些心理卫生问题。

③　器官残缺或身体残缺,如先天的聋哑会使患者对世界缺乏认识,不能更好地适应,导致绝望无知、麻木等不良心理反应。

(2) 因环境因素而导致心理卫生问题,包括自然环境和社会环境。

自然环境主要指气候、污染状况、居所等物质条件。自然环境好的地方能使人心情舒畅,益于身心健康。古代有才有能、品德高尚的人总喜欢寻求山清水秀的环境去居住,现在的人总是希望去旅游,皆是利用自然环境中的一些有利影响,从而获得心理上的满足,益于其身心健康。

社会环境主要指家庭、托幼机构、社会关系等,它们会影响心理健康,特别是其中的家庭因素。家庭中,父母的教育简单、粗暴、专横,会给孩子的心理发展造成不良影响,形成孤僻、冷漠、胆怯、畏缩、报复心强等反社会的心理状态。

三、婴幼儿心理发展的内容和特点

1. 婴幼儿心理发展的内容

(1) 身体和动作发展:婴幼儿期是身体迅速成长的阶段,包括大运动能力和精细动作能力的发展。例如,从头颈部控制到翻身、坐、爬、站立和行走的能力逐步发展。

(2) 神经系统和大脑发育:神经系统逐渐成熟,脑功能区域划分明确,为日后的学习和认知奠定基础。

(3) 言语发展:从无条件反射到条件反射,再到语音、词汇和语法的获得,言语能力逐步形成并规范化。

(4) 认知发展:包括感知觉、注意、记忆、思维和想象等方面的发展。婴幼儿通过各种感官的信息收集来认识世界,并逐步发展出有意识的逻辑记忆。

(5) 个性发展和社会性发展:婴儿开始区分主体我与客体我,形成自我意识,并通过依恋关系建立初步的社会交往能力,个性特征在这一时期开始显现,包括气质类型的发展和早期同伴交往的影响。

2. 婴幼儿心理发展的特点

(1) 连续性和阶段性:婴幼儿心理发展具有连续性和阶段性,每个阶段都有其独特的阶段特征,且遵循一定的不可逆的先后顺序。

(2) 定向性和顺序性:心理发展是一个由低级向高级演进的过程,从具体形象思维向抽象逻辑思维发展。

(3) 不平衡性:不同方面的发展速度和水平存在差异,体现出不平衡性。例如,认知能力可能比情感能力发展得更快。

(4) 个体差异:婴幼儿的发展既有共同规律,又因人而异,呈现明显的个体差异。这些差异受到先天遗传特征、气质特征和主观经历的影响。

(5) 积极主动的过程:婴幼儿对外界事物的反应是积极主动的,会受到遗传、经验、环境各个层面之间相互作用的结果。

育儿宝典

婴儿如何学习认识自己、学会关照自己

1. 我是谁？我想怎样？我能行吗？——认识自己为什么重要？

我们总觉得婴儿还太小,但实际上他们在接触周围的人和事物的过程中,已经开始了萌发自我意识的过程。认识自己,包括知道我是什么样的、我想要什么、我的感受是怎样的、什么是我的……未来孩子是否能独立、自尊自信、有自己的想法、知道自己擅长的和不足的方面、遇到挫折时是否能调控自己等等,都与自我意识有关。

很多青少年在青春期以后显现出来的心理问题,都跟自我认识有关。包括大家经常提及的拖延症、内耗等也往往与自我认识不恰当和自我调节的失败有关。很多心理咨询的焦点就在探索自我和人际关系上。只有对自己有清晰恰当的认识,才能建立更加成熟的人际关系。

婴幼儿期,自我意识是如何形成的呢?会有哪些表现呢?我们成人在与他们交往时又需要注意什么呢?这些问题是非常值得家长思考的。

由于眼睛是向外看的,能看见外界,却不能完整地看到自己,所以婴儿需要很长时间的身体经验,如从镜中观察到另一个自己的形象,特别是感受和发现自己的身体可以影响周边的人和事物、带来某种结果,才逐渐意识到"自我"的存在和"我"的力量。

当一个幼儿意识到自己时,尴尬、羞愧、自豪等复杂的情绪才会出现。只有当婴儿意识到自己的成功和失败时,骄傲和羞愧的感情才会出现。在另一组实验中,孩子的气质类型与他面对事件时的反应息息相关,各自表达这些感情的方式会有不同。

这个时期,成人就要更加小心,怎样的回应方式可以帮助孩子对自己有积极的态度。能把行为与自己的能力建立关联,对自己的能力有信心,父母和婴儿的互动会起到很重要的作用。

2. 镜像认知及其启示

1~2岁时,照镜子可以吸引婴儿关注"这个人",逐渐认识镜子里的原来是"我",用照镜子的方式帮助婴儿观察自己和周边的人,有助于孩子对他人、自己的外貌建立认知。给婴儿机会体验自己肢体动作的结果也很重要。

2~3岁时,婴幼儿可以继续通过照镜子认识自己的外部特征,也开始通过"自己做事的后果"来认识和评价自己。还有一种比喻性的"镜子"——外界的反馈。家长是孩子的第一面镜子,这个时期成人给孩子评价时需要谨慎,欣赏多于贬损,但不要空夸,在幼儿做事后给予"实事求是"的反馈,与孩子的自豪共情。

学习如何对待别人给自己的评价对孩子也很重要。孩子的某些可能带来消极后果的愿望可以被成人拒绝吗?孩子犯错后成人可以批评吗?成人要能意识到这个时候孩子确实会有不安,因此需注意方式方法,关键是能保持对孩子的爱并就事论事,同时也要意识到这是孩子学习如何对待他人评价、学习自我调节的机会,可以让孩子更有韧性。

(选自南京鹤琴幼儿园家庭教育郭良菁教授讲座)

任务思考

1. 影响婴幼儿心理健康的因素有哪些?
2. 在影响婴幼儿心理卫生的因素中,先天因素和后天因素各自起什么作用?
3. 婴幼儿心理发展的特点有哪些?成人应如何对其进行正确引导?

🚗 任务二　熟悉1~12个月婴儿心理特点与保健

案例导入

案例一:在托育机构的乳儿班中,保育师发现10月龄的女宝乔乔,近期出现不断啃咬手指和流口水的现象。保育师与家长沟通时,家长出于卫生和习惯培养的考虑,制止孩子的啃咬行为。

案例二:某托育机构托大班的洋洋,两岁半,经常在活动时及午休时吃手指头,长期以来,白嫩的小手慢慢开始脱皮,变得红红皱皱的。洋洋的家长反映,一看到孩子吃手就会将孩子的手拿掉。(案例来自首届全国托育职业技能竞赛婴幼儿照护赛项C赛场)

请思考:案例中婴幼儿出现的啃咬、吃手指的行为合适吗？作为保育师,你将如何处理以及如何引导家长认识婴幼儿此行为？

一、1~3 个月婴儿的心理特点与保健

1. 认知发展与言语发展特点

(1) 认知发展:在这个阶段,婴儿的视听觉快速发展,他们对颜色、声音等感官刺激比较敏感。视觉方面,婴儿的视力逐渐增强,能够追踪移动的物体,并对颜色鲜艳的物体表现出兴趣。例如,他们对黄色和红色特别敏感,但对混合颜色的反应较慢。听觉方面,婴儿对声音非常敏感,能够迅速转向声源,并区分不同的声音。他们喜欢听轻快柔和的音乐,不喜欢强烈的打击声。婴儿开始注意到周围环境的变化,能够集中注意力观察人脸和声音。他们对颜色鲜艳或活动物体能集中注意几秒钟,并对经常接触的人有初步记忆。婴儿开始尝试模仿简单的动作和面部表情,这表明他们的认知能力在逐步提升。

(2) 言语发展:在出生后的第 1 个月,婴儿主要通过哭泣来表达需求和情感。他们对声音非常敏感,能够对父母的声音做出反应。到了第 2 个月,通常在愉快的情绪下,婴儿能发出一些喉音辅音,如"a……a,o……o"等声音。到了第 3 个月,婴儿的发音数量和频率都有所增加,发出更加延长的声音,有些婴儿已经开始出声地笑。在这一阶段,婴儿已经开始识别熟悉的声音,尤其是父母(养育者)的声音,并能通过面部表情和身体动作回应。

2. 情感与社会互动特点

(1) 亲子依恋与交往适应:从 1 个月到 3 个月,婴儿进入无差别的社会反应阶段。在这个阶段,婴儿对所有人的反应几乎都是一样的,听到人的声音和见到人的脸都会微笑或牙牙学语。这一阶段的婴儿对人脸和声音有吸引力,会形成不特定的依恋,对熟悉的面孔或声音感到愉悦,但也愿意与陌生人相处。随着婴儿的成长,他们开始对熟悉的人表现出更多的关注和互动。例如,他们会对熟悉的人微笑、咿呀学语,而对于陌生人则可能会表现出恐惧与不安。这种有选择的社会反应标志着依恋关系的进一步发展。在这一过程中,主要照顾者的角色至关重要。照顾者需要关注与婴儿之间的每一刻互动,及时响应婴儿的需求和信号,如食物、温暖和爱抚。这种积极的接触体验有助于婴儿感到安全和被理解,婴儿开始与主要照护者(通常是母亲)建立初步的依恋关系,这种关系也是婴儿情感社会化的重要基础。

(2) 情绪调节:这一阶段婴儿主要通过哭声表达不同的情绪需求,例如饥饿、疲倦、不适或需要安慰等。当婴儿因为饥饿而哭泣时,哭声通常是短促且有节奏;而当婴儿感到不适时,哭声可能更为尖锐和持续。

3. 卫生保健策略

(1) 提供不同的玩具刺激感知觉发展:提供无毒卫生、便于抓握、色彩鲜艳、柔软、会发出悦耳声响的物品和玩具,如摇铃、悬垂玩具等,放置或悬挂在婴儿视线范围内(图 3-2-1、图 3-2-2)。经常和婴儿玩视觉和听觉追踪游戏,吸引婴儿注视,促进其感知觉的发展。给予婴儿啃手等探索身体的机会,注意保持手部清洁。此外,成人可以通过唱歌、讲故事或者用柔和的音乐来刺激婴儿的听觉和语言发展,如在换尿布或者喂奶时,与婴儿交谈,描述正在做的事情,这样可以帮助他们更好地理解语言。

(2) 给予稳定、安全、愉快的情绪体验:确保婴儿有较为固定的养育者(首选母亲)。在日常生活照料中,父母应尽可能多地与婴儿交谈或唱歌,回应婴儿的哭泣,这不仅可以降低压力荷尔蒙水平,还能帮助婴儿学习沟通。当父母能够根据婴儿的需求做出反应,并且婴儿也能以类似的方式回应时,父母(养育者)及时给予语言、目光、微笑、拥抱等积极回应,让婴儿感到安全并产生舒服愉快的情绪体验。

二、3~6 个月婴儿的心理特点与保健

1. 认知发展与言语发展特点

(1) 认知发展:这阶段的婴儿会用嘴巴感知物体,喜欢把东西放在嘴里。当身体肌肤接触到粗糙和柔

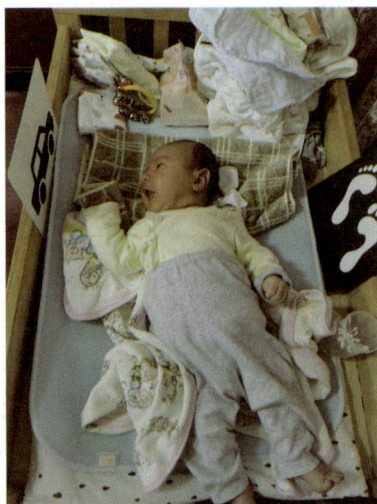

图 3-2-1 为1个月婴儿提供黑白卡

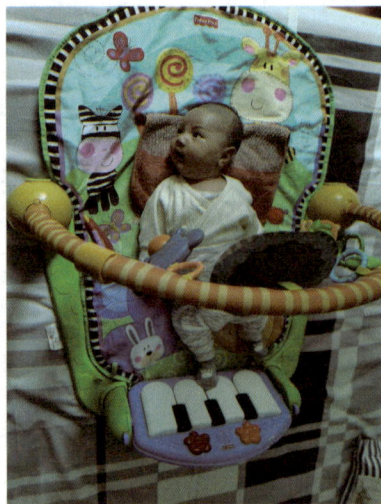

图 3-2-2 为1个月婴儿提供悬垂玩具

软平滑的物体时,有不同的反应。能记住经常接触的人、物、声音等,看到熟悉的人或听到熟悉的声音会表现出高兴的行为,看到常玩的摇铃玩具会试着伸手去抓。

婴儿开始模仿日常活动的行为,对复杂视觉刺激产生注意,对声音敏感,能区分不同的声音,并开始发出声音,如"a,gu,a,gu"。他们能够识别熟悉的人和物品,并对环境的变化表现出兴趣。婴儿的注意力逐渐从简单的图形转向复杂有意义的对象。

(2)言语发展:在这个阶段,婴儿开始发出元音和辅音的组合音,如"a""e""o""m""b"等,并尝试模仿成人的发音,这阶段的婴儿还会发出笑声和咕哝声,逐渐学会通过声音表达情感和需求。

这阶段的婴儿也开始对声音有更明确的反应,例如听到名字时会转头寻找声源,对熟悉的声音表现出愉悦的反应。他们能够辨别不同人的声音,并对语调变化敏感。婴儿开始尝试与父母进行互动,通过发音、面部表情和动作来表达自己的意图和需求。他们也会尝试重复听到的一些简单词汇或音节,如"mama"或"dada"。

2. 情感与社会性发展特点

(1)亲子依恋与交往适应:在这个阶段开始表现出更广泛的情感范围,并对熟悉的人物产生偏好。他们会自发微笑,喜欢与熟悉的大人互动,并在被安慰时感到快乐和满足。他们喜欢与熟悉的人一起玩耍,对非主要照顾者有识别能力,不喜欢独自一人。此外,婴儿会表现出对陌生人的情绪反应,可能会认生,看到熟悉的脸微笑,看到陌生的脸表情严肃。被熟悉的人逗引时,会报以微笑。

(2)情绪调节:这阶段的婴儿能感受并表达烦躁、愉悦等情绪。愉悦时会发出咯咯笑声或在床上做出蹬、踢的动作。能区分高兴、生气等情绪,看到笑脸会手舞足蹈,看到生气的脸会怔住或回避。不开心时会挺直身体。与此同时,也会出现一些自我安慰的动作,如反复把手放到嘴里吮吸,表现出很满足的样子。

3. 心理卫生保健策略

(1)建立稳定的、可信赖的亲子关系:养育者应经常用声音、目光、微笑、拥抱等方式与婴儿互动(图3-2-3)。对婴儿以哭或其他方式表达的各种需求,养育者应用温柔的语言、表情或动作及时回应,慢慢与婴儿建立起稳定、可信赖的关系。

(2)提供探索身边环境的机会:经常变换环境与婴儿的位置,让婴儿可以看到新的事物;提供日常生活中的毛巾、丝绸、杯子、小木块、安全镜等大小、材质不同的物品,以及好玩有趣、色彩鲜艳、可以抓握和探索的玩具,经常和婴儿玩敲打、握捏等游戏。

鼓励婴儿进行翻身、抬头等动作练习,提供抓握玩具等(图3-2-4),以促进手眼协调能力的发展。此外,触摸不同质地的物品、听悦耳的音乐等方式,可以刺激婴儿的感官发展。

(3)培养规律的生活习惯:培养婴儿规律的生活习惯,如定时喂养和睡眠,有助于婴儿形成良好的生物钟,减少哭闹和不安情绪。

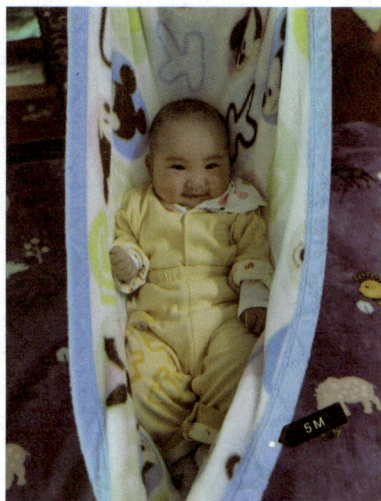

图 3-2-3　5 个月婴儿与父母互动

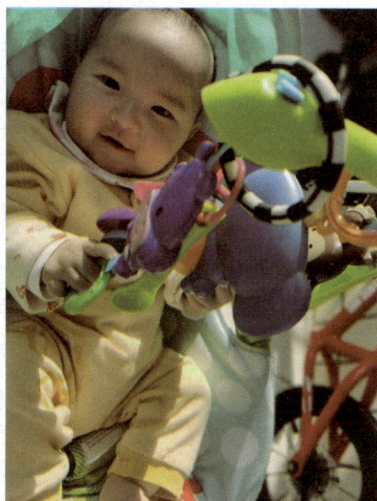

图 3-2-4　5 个月婴儿练习抓握

三、6～9 个月婴儿的心理特点与保健

1. 认知发展与言语发展特点

（1）认知发展：有味觉记忆，对曾经尝过的味道，再次给予时会表现出接受或拒绝的反应。开始出现对人的长时记忆，见到离开一周左右的熟悉的人，能有所识别，表情积极。能模仿养育者的某些动作，如撇嘴巴、眨眼睛。对照片和影像感兴趣，看到墙上的图片或自己在镜中的影像时，会注视或伸手触摸。

对音乐旋律表现出积极的身体反应，如坐在成人腿上听音乐时会抖动双腿。

（2）言语发展：在这个阶段，婴儿开始理解一些简单的词汇和指令。例如，他们能够对"不"做出反应，并对名字有反应，甚至能理解一些简单的命令，如"过来"。他们对周围环境中常见的物品和词汇（如"奶瓶""毯子"）也表现出一定的理解能力。婴儿在这个阶段也会使用手势和表情进行交流，例如挥手告别、指向物体、拍手等。

2. 情感与社会性发展特点

（1）亲子依恋与交往适应：婴儿开始表现出明显的依恋行为，并逐渐形成对主要照顾者的依赖关系。这一时期是亲子依恋关系的关键塑造期，婴儿会特别依恋母亲或主要抚养者，并对陌生人产生警惕和不安的情绪。

在这个阶段，婴儿的运动和沟通技能的发展影响了父母与婴儿的依恋方式。婴儿可能开始爬行或伸手索取，尝试通过声音来沟通。父母应积极回应婴儿的需求，即使无法立即拥抱或抚摸，也可以用微笑和温暖的语气安慰婴儿。此外，婴儿在这个阶段可能会出现分离焦虑，这是依恋和发展的典型部分。

为了应对婴儿的依恋行为，家长应该给予婴儿足够的关爱和安抚，同时积极引导婴儿逐渐适应新的环境。可以通过与婴儿一起参与各类活动，如户外游戏、绘画等，来培养他们对其他事物的兴趣，帮助他们建立新的安全感，提高适应能力。

（2）情绪调节：6～9 个月大的婴儿的情绪调节能力逐渐发展。这一阶段的婴儿开始通过多种策略调节自己的情绪。研究表明，6 个月大的婴儿能够通过移开视线、自我安慰（如吮吸拇指或吸吮安抚奶嘴）等方式来减少负面情绪。此外，母亲的参与在婴儿情绪调节中起着重要作用，母亲可以通过分散注意力、提供安慰性声音和触觉等方式帮助婴儿调节情绪。

3. 心理卫生保健策略

（1）提供爬行的空间和机会：养育者不应长时间地怀抱婴儿或将其固定于婴儿车内，应给予婴儿活动的机会与空间。爬行空间应安全、开阔，例如户外的草地、室内的客厅或房间内腾空的地面（图 3-2-5、图 3-2-6）。

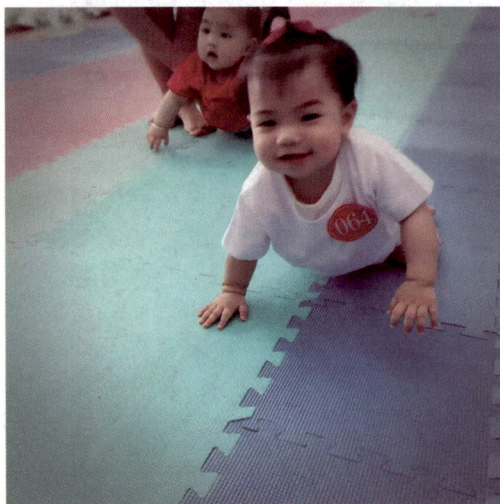

图 3-2-5　8 个月婴儿爬行比赛

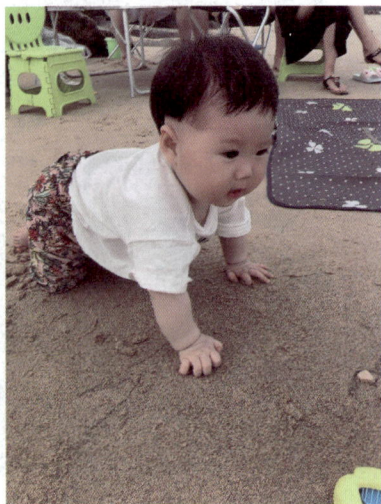

图 3-2-6　9 个月婴儿在沙地爬行

（2）增加到大自然中活动的机会：6～9 个月大的孩子增加到大自然的机会非常重要，这不仅有助于他们的身体健康，还能促进感官发展和认知能力的提升。建议每天安排 2～3 小时的户外活动时间，尤其是在天气适宜的情况下。冬季可以选择上午 10 点和下午 3～6 点，夏季则选择上午 7～8 点和下午 5～6 点为最佳时间。可以选择绿化区或清洁安静的场所进行户外活动，避免人群密集和汽车繁多的地方。活动项目可以包括爬行、散步、玩球等，也可以利用自然元素如草地、沙坑、泥土等进行探索。

大自然中的蓝天、白云、青草、绿树等元素能带给婴儿无限乐趣，同时阳光和新鲜空气有助于增强他们的抵抗力和活力。此外，接触自然中的各种事物，如树叶、花朵、小昆虫等，可以刺激婴儿的感官发展。

（3）建立安全的依恋关系：随时关注婴儿的情绪变化，养育者要经常亲近和逗引婴儿，及时满足婴儿的情感需求。帮助婴儿与多个重要的依恋对象建立安全依恋关系，养育者通过采用安抚、拥抱、柔和的语气语调等方式，缓解婴儿在接触陌生人或陌生环境时产生的焦虑情绪。

四、9～12 个月婴儿的心理特点与保健

1. 认知发展与言语发展特点

（1）认知发展：这个月龄的婴儿能对不同物品有不同的摆弄方法，如：拿起发声的物品会左右摇晃，拿到小棒会做出敲打动作。具有对物体的长时记忆，如当面藏起来的东西，过一段时间仍能找到。有延迟模仿现象，拿起梳子做梳头动作，拿起电话机做打电话动作等。

（2）言语发展：婴儿在这个阶段开始理解成人的话语，并能对指令做出反应。例如，他们能够理解简单的命令，如"放下"或"别动"，并能通过动作（如挥手、拍手）来回应口头提示。此外，婴儿开始能够识别家庭成员的名字和其他常见词汇。大约从 10 个月开始，婴儿会说出第一个有意义的单词，这些词通常与特定对象相关，如"狗狗"指玩具狗。到 12 个月时，婴儿的词汇量继续增加，他们可以使用简单的词语表达意思，如"妈妈"和"爸爸"。婴儿在这个阶段会模仿听到的声音，并尝试组合音节形成短语。他们开始练习不同的音调和发音，逐渐掌握双元音和其他复杂的音节。

2. 情感与社会性发展特点

（1）亲子依恋与交往适应：婴儿与主要照顾者（通常是父母）建立了牢固的依恋关系，当父母离开时，他们会表现出分离焦虑，感到不安。这种依恋关系对婴儿的安全感至关重要。婴儿对与他人的互动表现出越来越大的兴趣，喜欢与父母、兄弟姐妹和其他孩子玩耍。他们也会通过眼神接触和面部表情与他人交流。

遇到困难会马上寻求养育者的帮助。当主要养育者在身边时，可以独立玩一会儿。独自玩耍时，会转头寻找主要养育者，以获得安全感。陌生人接近时，会露出惊奇、害怕的表情，会把身体转向养育者。

（2）情绪调节：当意识到养育者生气时，会停止正在做的事情。开始对某些玩具表现出特别的偏

爱。使用面部表情、眼神、声音和姿势对周围的事情表达自己的情绪情感。被夸奖时,会表现出高兴的情绪。

婴儿能够表达多种情绪,如快乐、悲伤、愤怒和恐惧,并开始学会调节自己的情绪。例如,他们可以通过微笑、哭泣或手势来表达需求。他们也逐渐理解允许和禁止的概念,并尝试控制自己的行为。

3. 心理卫生保健策略

(1)建立稳定的依恋关系:婴儿对母亲或其他主要照顾者的依恋关系至关重要。父母应多陪伴和关注婴儿,通过频繁的互动如拥抱、亲吻和温柔的交谈来增强亲子关系(图3-2-7)。

(2)培养良好的情绪和行为习惯:提供安全的探索环境,鼓励婴儿爬行、站立和行走,同时确保周围环境的安全,避免家具倒塌或危险物品触及婴儿(图3-2-8)。继续提供爬行空间和充分爬行的机会,让婴儿多练习手膝爬行能力。

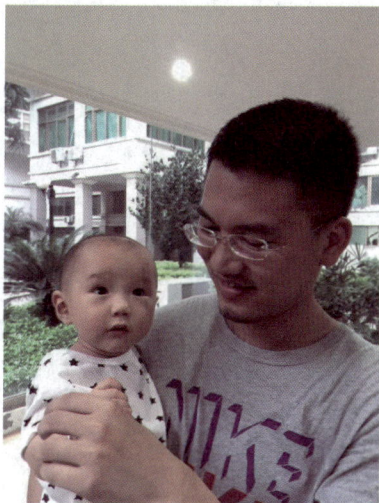

图3-2-7　亲子陪伴

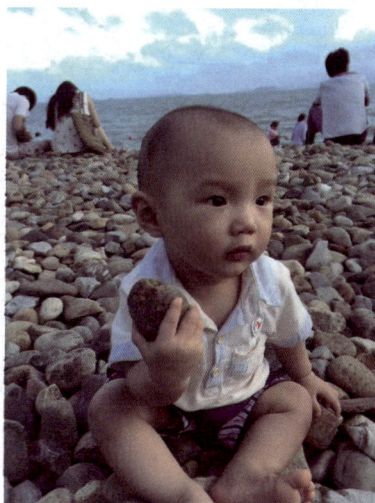

图3-2-8　为婴儿创设探索环境

帮助婴儿识别不同的情绪表达,如高兴、生气、不喜欢等,并及时回应婴儿的情绪变化,以帮助他们理解和表达自己的情绪。

(3)提供形式多样的玩具和婴儿一起游戏:增加模仿性游戏,如"拍手""欢迎",捏有响声的玩具、拍娃娃、拖动毯子取得玩具等。在婴儿自行摆弄物品时,照护者可通过示范、互动等方式进行引导,激发婴儿摆弄、探索物品的兴趣,发展其手眼协调能力。

育儿宝典

2个月的孩子喜欢吸吮手指吃手正常吗?

2个月的孩子开始吃手表明在智力方面又有了新进步。孩子吃手行为一般会经历两个过程:一是将手先放在自己的眼前晃动,这是给孩子视觉刺激,开始认识手;二是经过大脑皮层的调控,学会将手准确地放在自己的口腔内进行吸吮。孩子完成了手-眼-脑功能的协调,开始把手作为一个工具使用,这是孩子在智力方面的一个大发展。

另外,孩子也需要感知方面的刺激,敏感的器官是皮肤和嘴,其中以嘴最为敏感。通过吸吮手来探索外面的世界(当然,他还不知道手是他身体中的一部分),认识外面的世界。孩子也可通过吸吮手来获得安慰,满足自己情感的需求,获得安全感,这是一种自慰,在孩子的心理发育方面起着很重要的作用。这种行为不用纠正,这是孩子发育过程中的一种必然。

舌头是孩子集感觉与知觉为一体的器官,从新生儿期孩子就可以通过模仿成人学会吐舌头,这是孩子探索外界的一种方式。个别牙齿发育早的孩子,在2个多月时可能因为乳牙在牙龈里发育引起口腔内不适,出现这个动作。制止这个动作对于2个月的孩子是不起作用的,因为他还没有形成记忆力。

　　需要提醒家长注意几个问题：如果孩子喜欢吃手或其他物体，就面临着一个清洁的问题。家长要将孩子一切可能用来吸吮的物体清洗干净并进行消毒，勤给孩子洗手，预防病从口入。孩子身边不要放置有毒有害的物体，避免孩子误吸，出现意外。

　　对于1岁多的孩子，应该尽量减少吃手或其他物体的机会，平时让孩子吃饱吃好，不要养成吃手的习惯。细心、关心、体贴和照料你的孩子，分散孩子对吃手的注意力，将孩子的兴趣引导到其他地方。

　　如果3岁的孩子还吃手，就是一个不良习惯了，需要给予纠正。长期吃手或者吃安抚奶嘴的孩子，会造成牙齿咬合畸形的问题，例如上下门牙无法咬合、上牙突出形成所谓的龅牙，或者因为吸吮手指导致脸颊肌肉收缩而压迫上颚，使上颚骨变窄，导致上下牙齿咬合不良。

　　如何纠正，方法如下：

　　首先，检查自己，是不是给予孩子一定的关怀和体贴，让孩子从你的爱心中获得了安全感，而不是态度粗暴、生硬地制止，使孩子产生恐惧心理，这种做法只能起到强化这个坏习惯的作用。可以转移兴趣、淡化吃手的办法，使已形成的坏习惯逐渐消减和消退。

　　其次，多带孩子去游玩，让孩子在五彩缤纷的世界里获得知识、增长见识，逐渐忘记原来的坏习惯。

　　如果还是纠正不了，在孩子4岁前一定要去医院牙科就诊，可以采用心理辅导以及使用矫正器进行纠正。

　　（来源于北京中医药大学附属中西医结合医院儿科原主任医生张思莱，有改动）

任务思考

　1. 婴幼儿与主要照顾者形成的依恋关系对他们的心理健康发展有什么影响？
　2. 这个月龄的婴儿吮吸手指的行为意味着什么？对于这一行为照护者应如何做？
　3. 9～12月龄婴儿在心理卫生保健方面应该注意哪些问题？

🚗 任务三　　熟悉1~2岁幼儿心理特点与保健

案例导入

　　1岁小女孩贝贝喜欢对着镜子玩游戏，主动摆出各种姿势，看到镜子中自己的形象，会哈哈大笑。2岁时，贝贝开始能从照片中认出自己，并用手指着照片中的自己，兴奋地告诉周围人"贝贝"。当妈妈因为贝贝好好吃饭夸奖她时，贝贝会开心地说："贝贝很棒！"快2岁的时候，贝贝让家人头疼，讲话时越来越多地使用"不"，如"贝贝不要了""贝贝不吃饭"，有的时候也开始说我，如"我要出去玩"等。贝贝的妈妈觉得这么小怎么就这么有自己的主见，难道就是书上说的"可怕的两岁"？

　　案例中1岁的贝贝有什么行为特点，是转折还是危机呢？面对该年龄段的婴幼儿应该采取什么心理保健措施？

一、1～1.5岁幼儿的心理特点与保健

1. 认知发展与言语发展特点

　　（1）认知发展：会追视快速运动的物体，如当手电筒光在较暗房间的墙壁上来回移动时，眼睛能追视墙上的光圈。能听指令找到相应的物品，在一堆物品中拿出指定的3件物品。能辨别自己的物品，能在一

堆鞋子中找出自己的鞋子。

能随着音乐摇摆、拍手、哼唱音调，并能分辨略有差异的旋律，如将一首婴幼儿熟悉的歌曲稍作改变后，婴幼儿会表现出好奇。能辨认家庭成员的物品并联想到某人，如会指着爸爸的拖鞋说"爸爸"，会指着妈妈的包说"妈妈"。

（2）言语发展：1~1.5 岁幼儿的言语发展主要经历了从咿呀学语到单词句阶段的转变。在这个阶段，孩子的语言能力迅速发展，表现出如下特点。

① 词汇量增加：孩子开始理解并说出越来越多的词汇。在 1 岁左右，孩子能说出几十个单词，如"妈妈""爸爸""再见"等。到 1 岁半时，他们的词汇量可以达到 20 个左右。

② 单词句阶段：这一阶段的孩子通常使用单个词语来表达完整的句子，因此被称为单词句阶段。例如，孩子可能会说"娃娃"，这个词可能代表"拿娃娃给我玩"或"把娃娃拿走"。这种语言表达方式具有高度的情境性，需要结合孩子的手势、表情和动作来理解其真正含义。

③ 模仿能力增强：孩子在这个阶段会模仿成人所说的词语和声音，表现出强烈的模仿兴趣。他们也会尝试组合已学的词汇来表达更复杂的需求，如"妈妈抱抱"。

2. 情感与社会性发展特点

（1）亲子依恋与交往适应：在这个阶段，幼儿对主要照顾者（通常是母亲）表现出更深切的依恋。他们会通过搂抱、亲吻等方式表达对母亲的爱。这种依恋关系有助于幼儿形成安全感和信任感，这对他们未来的情感和社会性发展至关重要。

幼儿开始更加主动地与同龄人和其他熟悉的人进行互动。他们喜欢与友善的亲人玩耍，并对其他小朋友表现出兴趣。然而，他们在这个阶段的社交技能还不够成熟，常常会出现独自游戏（即与其他孩子并排玩耍但没有互动）的情况。

（2）情绪调节：幼儿开始尝试使用一些简单的方法来调节自己的情绪，如自我安慰或寻求成人的帮助。随着认知能力的提升，幼儿开始更准确地理解成人的情感表达，并能够通过面部表情和肢体动作来表达自己的情绪。例如，他们可能会因为感到害怕或不安而哭泣，或者在感到高兴时露出笑容。

3. 心理卫生保健策略

（1）给予心理抚慰，减少陌生焦虑：当幼儿自己或同伴出现害怕、退缩行为时，养育者不仅要用语言给予情绪安慰，更要用拥抱、抚触等方式缓解其焦虑情绪。

让幼儿多接触家庭以外的环境与人，并尽可能减少幼儿的陌生焦虑。在幼儿不熟悉的环境中，必须有亲近的养育者在场，让其有安全感。

（2）提供视听感知和动作表现机会：经常播放简短、有韵律的音乐和童谣，给幼儿提供听音乐、感受节奏、模仿动作的机会。提供大画笔、蔬菜根和安全颜料，鼓励幼儿在纸上或地上涂涂画画，通过动作留下痕迹，激发其快乐的感受。

（3）创设支持探索，解决问题的环境：提供日常用品和自然材料，如大小、形状各异的有盖瓶子和成对的物品（鞋子、袜子等），与幼儿一起玩配对游戏。通过游戏发展其认知及双手协作的能力。引导幼儿模仿他人开展角色游戏，如给娃娃喂饭、拍娃娃睡觉等。游戏过程中多观察幼儿，让其自己解决问题，在表示需要时再提供帮助。

二、1.5 岁~2 岁幼儿的心理特点与保健

1. 认知发展与言语发展特点

（1）认知发展：能将实物与图片进行对应，如将袜子放在袜子的图片上；对生活中熟悉物品摆放的秩序和使用规则十分敏感，如某些东西总是放在固定的地方，一旦换了地方就会要求放回去。初步认识部分与整体的关系，会玩 2~4 块简单的几何拼图。

对新环境敏感，在陌生的环境中会东张西望，问一些"是什么""做什么"的简单问题。喜欢将各种物品放到水里探索，如把塑料玩具、海绵、小球等物品放到水里观察。能借助工具达到目的，如：用长棒去够滚到床底的小球，双脚站在矮凳上去够高处的物品。会根据后果调整行为，如钻爬桌子的时候头被撞疼，再

次钻爬时会表现得更小心。

出现初步的装扮动作,如给娃娃喂饭、假装打针。出现初步的艺术创作,在养育者的引导下,会手指点画,会经常用笔、小棒在纸上、地上点点戳戳、涂涂画画。

(2)言语发展:1~1.5岁幼儿的言语发展主要经历了从理解和模仿到初步表达的过程。在这个阶段,孩子的语言能力迅速提升,表现出如下特点。

① 理解能力增强:孩子开始理解更多的词汇和简单的句子。例如,他们能够理解指令并执行,如"把妈妈的拖鞋拿来",尽管他们可能还不会说出这么长的句子。他们对名字有反应,明白简单的指示,并能辨认五官中的几个部位。

② 词汇量增加:到1岁半时,孩子大约能说出几十个单词,如"妈妈再见""宝宝拿"等。他们的词汇量从最初的3~5个单词逐渐增加到18个月时大约20个单词。这些词汇通常用于表达需求和情感。

③ 语言表达方式:孩子在这个阶段主要使用单词句,即用一个词来表达一个完整的句子。例如,"娃娃"可能代表"拿娃娃给我玩"或"把娃娃拿走"。他们的语言具有高度的情境性,往往需要结合手势、表情等非言语信息来理解其真正含义。

④ 模仿与重复:孩子喜欢模仿大人的发音,并尝试组合发音。他们常会重复单音节词语,如"抱抱""帽帽",并使用象声词来代表物体的名称,例如把汽车叫作"嘀嘀",小狗叫作"汪汪"。

2. 情感与社会性发展特点

(1)亲子依恋与交往适应:在1.5岁到2岁之间,幼儿的亲子依恋关系愈加紧密。此阶段,孩子对主要照顾者(通常是父母)的依赖性增强,表现出强烈的安全感需求。依恋关系的质量直接影响他们的情感发展和社会交往能力。孩子可能会通过言语和非言语的方式向父母表达依恋,如呼喊"妈妈""爸爸",以及通过拥抱、亲吻等肢体语言来寻求安慰和支持。

在陌生环境中,依赖于父母的支持,孩子会表现出依恋行为,如紧握父母的手、躲在父母身后等。这样的行为是他们在探索新环境时寻找安全感的体现。安全型依恋的孩子通常更容易与他人建立良好的社会关系,而回避型和焦虑型依恋的孩子可能在社交互动中表现出羞怯或过度依赖。

幼儿在这一阶段开始探索周围的世界,他们的交往适应能力逐渐增强。表现为能够主动寻求与他人的互动,开始学会模仿他人的行为。

(2)情绪调节:在1.5岁到2岁,幼儿的情绪表达变得更加丰富,能够表现出快乐、愤怒、恐惧和悲伤等多种情绪。他们逐渐学会通过面部表情、声音高低和肢体动作来传达自己的情感。例如,当他们感到开心时,可能会笑得特别响亮;而当遇到挫折或失望时,可能会哭泣或发脾气。

在此阶段,幼儿虽然还不具备成熟的情绪调节能力,但他们会逐渐开始尝试一些简单的策略。例如,通过寻求父母的安慰、转移注意力或用玩具来缓解焦虑。

此年龄段的孩子逐渐能够感知他人的情绪,并对他人的情感反应产生共情。这种共情能力的初步发展对于他们未来的社交关系非常重要。当他们看到其他孩子哭泣时,可能会表现出关心的举动,如走过去安慰或提供玩具。这表明他们开始理解他人的情感状态,并尝试做出适当的回应。

3. 心理卫生保健策略

(1)进行情感交流,稳固安全依恋:多拥抱与抚摸,与幼儿面对面交谈,用语言、眼神、动作鼓励婴幼儿。如果养育者需要离开时,应告知幼儿,并为其准备好熟悉的玩具、用品,帮助其建立安全感。

(2)理解并冷静面对幼儿的不稳定情绪:这阶段的幼儿还不会控制情绪,容易以发脾气的方式表达自己的需求,成人要多理解幼儿的情绪表现,控制好自己的情绪,冷静面对幼儿的情绪变化。当幼儿受到委屈和挫折时,成人应给予拥抱、爱抚、语言和情感安慰,给予幼儿表达消极情绪的机会。当幼儿无理取闹、乱发脾气时,成人可用暂时冷处理、不予理睬或转移注意力的方法处理。成人通过积极的情绪引导,帮助孩子识别和表达情绪尤其重要,鼓励他们使用语言来表达自己的感受,而不是通过哭闹或攻击行为来回应情绪。

育儿宝典

1 岁的孩子特别黏人怎么办?

这个阶段的孩子特别黏人是正常现象,这是一种依恋表现,也是这阶段孩子的必然心理现象。如果不是这样,反而会给孩子未来的生活蒙上阴影。家庭是最能够给孩子温暖和信心的地方,这是因为亲子依恋之间温暖、亲密、连续不断的关系所致。孩子适度地依恋,即常说的适度黏人,可让孩子获得安全感、满足感和愉悦感。适度的依恋有助于孩子建立自信心,将来能够成功地与他人交往。人是一种社会化的动物,自出生以来养育者对他的精心照顾以及与他感情上的交流,使得婴儿和养育者之间产生了感情的联结,形成了依恋关系,而母婴之间的感情联系具有先天基础。一般孩子在 6 个月至 2 岁对养育者产生明显的依恋行为,同时对不熟悉的环境或人产生认生情绪和不安全感,所以孩子如果离开了依恋对象就会失去安全感,产生分离焦虑情绪。因为孩子对你建立了安全依恋情感,这对他健康心理的发展是很重要的。

孩子在 7 个月以后学会了爬,能够自主地移动自己的身体,活动范围逐渐扩大,认知范围也扩大了。随着语言的发育,为他与人交往创造了条件。如果孩子与父母建立了安全的依恋关系,他会勇于离开妈妈自如地探索外界,孩子相信妈妈不会丢弃他,当他需要妈妈的时候,妈妈会及时地给予他保护。

如果这时家长对孩子的态度反复无常,突然不告而别或欺骗孩子,不履行诺言,造成孩子的恐惧和不安全感。而有的家长过分呵护孩子,不敢放手,使得孩子胆小,不敢离开妈妈,安全依恋就无法建立,孩子就特别黏人,这样对于孩子来说,在一定程度上失去了与人交往和认识事物的学习机会。

家长如何做才能与孩子建立健康的依恋关系呢?7 个月至 2 岁是孩子建立安全依恋关系的关键期,随着孩子生长发育,要经常带孩子参加一些聚会,让孩子接触养育者以外的人。当孩子在 1 岁左右开始尝试与同伴交往时,需要家长在旁边鼓励他,帮助孩子逐渐学会互相注意,学习如何与小伙伴对话,如何互相给取玩具等。孩子 2 岁以后发展到相互合作、互补和互惠活动,这将是孩子社会交往发展的转折点。这些都为以后孩子学会分享、感情交流以及同情心的建立打下了良好的基础。2 岁以后的孩子就要逐渐习惯和妈妈有一段时间的暂时分离,逐渐习惯与他人玩耍和交往。

（来源于北京中医药大学附属中西医结合医院儿科原主任医生张思莱,有改动）

任务思考

1. 为婴幼儿建立有效的睡眠习惯,对其心理卫生有何影响?
2. 为促进 1.5 岁至 2 岁的幼儿情感支持和社交技能,可采取哪些具体的亲子互动?
3. 1.5 岁至 2 岁的幼儿,其社会性发展有什么特点?

任务四　熟悉 2~3 岁幼儿心理特点与保健

案例导入

3 岁小男孩坤坤让妈妈非常头疼:原本很听话的孩子,现在变得经常说"不"。例如,早上起床后坤坤不要妈妈穿袜子,一定要自己穿,导致穿袜子要花费很长时间,还经常穿错;若妈妈着急上班,帮他穿好后,坤坤就大哭大闹;刷牙时,坤坤也要自己刷,牙膏挤得到处都是,刷牙乱刷,很多地方都没刷到,还会把干净的衣服弄湿,妈妈有时看不下去,帮他刷了,他又会哭闹一番。坤坤最常说的话是"不要妈妈帮忙,我自己来"。

像案例中坤坤这个年龄阶段的孩子有什么样的特点呢?应该采取哪些措施进行心理保健?

2~3岁幼儿的心理特点

1. 认知发展与言语发展特点

(1)认知发展:2~3岁幼儿的感知觉发展是一个复杂且迅速的过程,涉及视觉、听觉、触觉等多个方面。在视觉方面,2~3岁幼儿能够识别基本颜色如红、黄、蓝、绿,并能区分复杂的几何图形,例如圆形、三角形、正方形、椭圆形、长方形等。此外,他们的视力逐渐完善,3岁时的视力可达到1.0。他们开始对细节进行聚焦,能够识别远处的小物体,并开始构建自己的空间和身份。在听觉方面,2~3岁幼儿能够辨别词音,这为语言发展创造了条件。他们能理解简单的指令,并能跟随音乐做有节奏的动作。触觉方面,2岁半的幼儿可以区分物体的形状,无须借助视觉。他们通过手的触觉感受外界环境,从而获得心理上的安全感。空间知觉方面,3岁的幼儿能辨别上下方位,而4岁则能辨别前后左右方位。他们对外部刺激有不同的反应,学会保持冷静,并开始翻书。

(2)言语发展:2~3岁幼儿的言语发展是一个关键且快速发展的阶段。在这个时期,孩子的语言能力经历了显著的变化和进步。在词汇量方面,2~3岁的幼儿通常能够掌握约300个词汇,并且他们的词汇量会随着年龄的增长而迅速增加。他们开始使用更复杂的句子结构,包括复合句,能够表达更完整的思想。例如,他们会说"宝宝吃这个,妈妈吃那个"或"我们吃完饭就去玩"等。此外,他们还能够理解并使用代词(如"我""你")和连接词(如"和""然后")。

2. 情感与社会性发展特点

(1)亲子依恋与交往适应:在2~3岁阶段,幼儿与主要照顾者(如父母)之间的依恋关系进一步深化。孩子对亲密关系的需求愈加明显,表现出强烈的依恋行为,如在陌生环境中依赖于父母的存在寻求安全感。

此时,安全型依恋的幼儿通常会表现出较高的自信心,他们在探索周围环境时更愿意离开父母,进行自主活动;而焦虑型或回避型依恋的幼儿可能会在社交场合中表现出更多的焦虑或退缩。

2~3岁幼儿的社交能力显著提升,开始能够与同龄人进行更复杂的互动。例如,他们可能会参与合作游戏,学会分享玩具,并开始理解轮流的概念。

此阶段的幼儿也会出现意识到他人的存在和情感的能力,开始尝试与同龄孩子建立友谊,并表现出对其他孩子情绪的关注和反应。例如,当看到其他孩子哭泣时,他们可能会尝试安慰对方,表现出初步的共情能力。

(2)情绪调节:2~3岁幼儿的情绪表达变得更加丰富和复杂。他们能够用更清晰的语言表达自己的感受,如"我生气""我开心"等,同时也能够通过面部表情和肢体语言传递情绪。他们开始能够识别并命名基本情绪,这为他们理解自身和他人的情感状态奠定了基础。

随着语言能力的发展,此阶段的幼儿在情绪调节方面的能力逐渐增强。他们开始学会使用语言来表达需求和情感,而不是仅仅通过哭泣或发脾气来回应情感。

此外,他们也可能会逐渐尝试一些简单的情绪调节策略,如深呼吸、转移注意力、寻求父母的帮助等。家长和教师可以通过示范和引导,帮助孩子掌握更有效的情绪调节方法。

在这个阶段,幼儿的共情能力开始显露,他们能够感知他人的情绪,并对他人的情感反应做出反应。例如,看到同伴受伤或失落时,幼儿可能会表现出关心,尝试提供安慰或帮助。

这种对他人情感的理解是他们社会性发展的重要部分,为建立良好的人际关系打下基础。教师和家长可以通过鼓励孩子参与小组活动,增进他们的社交能力和情感理解。

3. 心理卫生保健策略

(1)积极鼓励幼儿和同伴、父母一起游戏:让幼儿有机会关注同伴,如说出熟悉同伴的名字,用词语描述对同伴的感情等。发展幼儿与同伴的关系,学习轮流、等待等规则。提供家庭成员或幼儿熟悉的人的帽子、衣物等各种道具,让幼儿玩角色扮演游戏,并配合他所扮演的角色与之互动。

(2)培养有规律的生活作息和习惯:继续为幼儿提供稳定且可预测的日常作息,包括规律的饮食、睡眠和游戏时间。稳定的环境可以增强他们的安全感,帮助他们更好地适应周围的变化。

帮助幼儿掌握做事的步骤,形成秩序感,如按时睡觉、衣服脱下后折叠放在固定的地方。纠正吮指、咬唇、口呼吸等不良习惯。提供幼儿生活自理的机会,凡是幼儿能做的事,成人不包办,且全家人达成一致。

(3)促进情绪表达与调节:成人应通过自身的情绪管理行为为孩子树立榜样。在面对压力或情绪波动时,父母可以示范如何冷静应对,帮助孩子理解情绪管理的重要性。

教导幼儿一些基本的情绪调节方法,如深呼吸、数数、转移注意力等。当孩子情绪高涨或沮丧时,可以引导他们使用这些技巧平复情绪。

育儿宝典

我的宝宝我知道

"第一反抗期",也叫"第一逆反期",是孩子心理成长过程中的必经阶段。2～3岁的孩子,由于自由活动能力大大增强,各方面知识不断增多,就表现出独立的愿望,而成人往往还是用老眼光去看待孩子,要求孩子,因而引起孩子的种种反抗,他们不仅拒绝成人的命令和要求,甚至拒绝成人的帮助,事事要"我自己来"。

可见,反抗是必然的,如何正确引导才是关键!下面,来教大家几招。

第一招,适当放手。如果家长愿意适当放手,不去阻拦、限制孩子,不但能满足他的探索欲,而且不会引起吵闹。一些没有危险的小事,不妨就让他自己做。例如,穿鞋子慢,就让他慢慢穿好了。

第二招,自主选择。避免和孩子对着干。可以提出两个选项,让他们自己选择,这样既可以缓解他的情绪,还可以让他自己拿主意,充分重视他的意愿。

第三招,跟随孩子。其实,孩子的世界很有意思。例如,他想出去淋雨、玩水,想去看一看蚂蚁搬家,这有什么不可以呢?跟随孩子,一起穿上雨衣、雨鞋去玩一玩,看一看!你会发现原来孩子眼中的世界是那么新奇好玩!

(来源"巧虎乐智小天地"官网)

任务思考

1. 对于2～3岁幼儿在情感表达上有哪些特点?请举例说明他们是如何通过行为或语言表达自己的情感。

2. 对于2～3岁的幼儿,开始逐渐形成自我意识,请描述这一发展过程中的主要表现,并探讨家长可以如何支持这一过程。

3. 这一年龄段的幼儿在成人和同伴交往中有什么特点,请讨论他们与同伴交往时可能遇到的挑战,以及作为照护者可以采取哪些支持措施?

任务五　识别与应对婴幼儿常见心理行为问题

案例导入

案例一:18月龄的森森在遇到陌生人抱,或受到惊吓,或不如他所愿时便大哭不止,同时会出现呼吸暂停、双手握拳、口唇发绀、四肢发冷等症状,经家人安抚后方才哭出声来。这种情况每次能持续几十秒。森森看上去体形消瘦、面色苍白。妈妈说森森总是消化不良且睡眠质量不佳,很容易惊醒。妈妈在朋友的建议下带森森去医院检查,结果森森被诊断为屏气发作。

案例二:有一天午睡,小朋友们都已进入了梦乡,托育园老师发现毅毅蒙着头,棉被一动一动,就轻轻地走到毅毅的床头,掀开棉被,只见他正津津有味地咬指甲。老师将他的手从嘴边轻轻拉上来放在旁边。可是,不一会儿毅毅又将手指伸到嘴里去了,这样一连反复了好几次都无济于事。妈妈来接毅毅时,老师把这一情况告诉了妈妈。妈妈很惊讶,怎么会咬指甲呢? 在家访中,老师知道了毅毅的成长过程:毅毅父母工作很忙,毅毅从小由爷爷奶奶带大,老两口样样事都由着他,后来,二老因年纪大,行动不方便,换成保姆照看,可是由于毅毅不适应接连换保姆。

以上案例中的婴幼儿有哪些行为表现,如何辨别婴幼儿的行为异常呢? 作为照护者,有没有什么好的引导方法呢?

一、电子产品依赖

1. 电子产品依赖症状(屏幕暴露)

屏幕暴露是指一系列基于屏幕的活动,包括观看电视、玩电子游戏、上网及使用智能手机等。科学技术的发展及新媒体时代的到来,致使电子媒介种类繁多,除了电视、电脑、手机、平板等,还有一些为婴幼儿设计的新兴电子设备,如婴幼儿早教机器人、故事机、学习机等。智能手机、平板电脑等电子设备的普及让电子媒介不再仅仅局限于电视屏幕前,现代婴幼儿已经生活在被各种电子屏幕包围的家庭环境和社会环境中。

2. 电子产品依赖症出现的原因

(1)婴幼儿自身因素,包括年龄和性别因素。

(2)家庭因素,包括家庭结构及父母行为。研究表明,家庭结构如非独生子女、主要看护人为父亲或其他照料者、家庭离异等是婴幼儿屏幕暴露时间较多的危险因素。父母经常在婴幼儿面前使用手机可使学龄前儿童屏幕暴露时间增加。另有研究,家长文化水平越高,儿童屏幕暴露时间越少。

(3)社会环境,突发公共卫生事件会在一定程度上影响婴幼儿屏幕暴露行为,例如当突发公共卫生事件发生时,家长屏幕暴露时间的增加影响了儿童的屏幕暴露时间。研究人员发现,婴幼儿时期过多使用电子产品会影响孩子的注意力培养和执行功能发育,从而影响他们未来的学习成绩。

美国哈佛大学儿童发展中心研究人员利用新加坡一项长期儿童成长追踪研究的数据,分析了437个孩子的大脑发育状况与使用电子产品时长的关系。这些孩子随访时的平均年龄为8.84岁,他们分别在12个月和9岁时完成了神经发育检查,并在18个月时接受过脑电波检查。他们的电子产品使用状况由家长自行报告,12个月时平均每天使用电子产品时间为2.01小时。

研究人员发现,婴幼儿12个月时使用电子产品的时长对其9岁时注意力和执行功能的多个测量指标有影响。美国有线电视新闻网(CNN)引述相关研究结论报道,婴儿时期使用电子产品的时间越长,与9岁时执行功能发育越差存在关联。

美国儿科学会先前建议,不要给18个月以下婴幼儿使用任何电子产品,但用于视频聊天的产品除外。

3. 电子屏幕依赖症预防措施

(1)以身作则:家长应减少自己在孩子面前使用电子产品的时间,多花时间陪伴孩子,通过亲密互动传递爱。家长的行为会直接影响孩子的行为模式,因此家长应成为孩子的榜样。

(2)增加亲子互动:通过亲子阅读、亲子游戏等方式增进亲子关系,让孩子感受到家庭的温暖和关爱,从而减少对电子产品的依赖。例如,家长可以多读绘本,讲故事,与孩子进行互动。

(3)提供替代活动:鼓励孩子参与户外运动、阅读、绘画、手工制作等活动转移他们对电子产品的注意力。例如,可以组织足球、国际象棋、绘画、阅读、弹钢琴等活动,为孩子提供必要的资源,如书籍、棋盘游戏、艺术用品和体育器材。

(4)设定明确的使用规则:家长应与孩子共同制定合理的电子产品使用时间表,明确每天可使用的电子产品时间段和时长,以培养良好的时间管理习惯。例如,可以设定每天使用手机的时间不超过一小时,并安排"无电子设备"的日子。

二、吸吮手指

1. 吸吮手指症状及表现

吸吮拇指(或吸吮安慰奶嘴)是儿童早期的正常现象,大多数孩子在1岁或2岁时可自行停止,但有的可持续到学龄期。在紧张时偶尔吸吮拇指是正常的行为,但在5岁后如果仍有习惯性地吸吮拇指,可改变上腭的形状,导致牙齿错位,并导致其他孩子的取笑。有时,持久性吮吸拇指可能是潜在情绪障碍的体征。所有儿童最终都会停止吸吮拇指。父母仅在牙医建议时,或者他们觉得孩子吸吮拇指成为不健康的社会行为时,才需要对其进行干涉。

2. 吸吮手指的原因

吸吮手指多在婴幼儿寂寞、饥饿、恐惧、精神紧张、疲乏和睡前出现,是婴幼儿安定自己的行为,有时婴幼儿因心理需要没有得到满足而精神紧张、焦虑,或未得到父母充分的爱,而又缺乏玩具等视听觉刺激时,便吸吮手指自娱,大多可自行缓解,随年龄增长而消失。如果持续时间过长且逐渐成习惯,有的直至学龄期尚不能戒除,则存在异常。

3. 吸吮手指的预防措施

(1)父母多关爱婴幼儿,避免婴幼儿在感到不愉快、寂寞、疲劳时常常以吸吮手指或空奶嘴、咬物品等行为来安抚自己。

(2)对婴幼儿吸吮手指不必过于焦虑,更不能粗暴对待,若强制性让其停止吸吮手指,则可能使其产生逆反心理,甚至导致其长大后更易形成"口腔性格"(如贪吃、酗酒、吸烟、咬指甲等行为)。

(3)应以教育和转移注意力为主,当婴幼儿吸吮手指时,让其动手玩玩具或游戏,还可以多带婴幼儿出去游玩,让其在五彩缤纷的世界里获得知识、增长见识,逐渐忘记吸吮手指的坏习惯。

(4)循序渐进地引导婴幼儿理解吸吮手指的坏处,并鼓励他们坚持改正,对改进较好的婴幼儿予以表扬和鼓励。

(5)给予婴幼儿关怀和体贴,让婴幼儿感受到爱和安全感,不主张用苦味剂等方法来纠正婴幼儿吸吮手指的行为,切勿打骂讽刺。若学龄前期和学龄期儿童还有咬指甲癖,可能是吸吮手指行为的延续,应引起重视。

三、分离焦虑

分离焦虑是指婴幼儿因为跟父母或者平时主要照顾者分开时会出现焦虑、不安或者不开心的情绪。分离焦虑是宝宝甚至发育过程中的一种正常的心理变化,最早8个月左右的宝宝就会开始有分离焦虑的表现,多数会在1岁左右出现。刚独立上托育园的婴幼儿由于换了新环境,而且第一次长时间跟父母分开,也会表现出非常严重的分离焦虑,一般3岁后分离焦虑的情况就会慢慢好转。

1. 分离焦虑的症状及表现

婴幼儿分离焦虑主要表现分为三个不同的阶段:

(1)反抗阶段:父母表示要离开时,宝宝常常嚎啕大哭,又踢又闹,紧紧黏着父母,不愿意分开。

(2)失望阶段:宝宝通过哭闹来表现自己不安、不舍的情绪后,依然看不到父母时,就会陷入失望,哭闹会减轻,表现为安静地抽泣,也不理睬别人。

(3)脱离阶段:经过适当的安抚和引导后,宝宝会开始接受别人的照顾,正常地吃东西,玩玩具。

2. 分离焦虑出现的原因

常出现在初次上托育机构、转学、受批评、学习负担过重、父母离异等情况下,病因可能与成人对婴幼儿过分保护或过分严厉要求、粗暴不当的家庭教育方式,以及婴幼儿患躯体疾病、婴幼儿期养成的胆怯、敏感、过分依赖的心理特点、遗传易感素质等有关。

(1)婴幼儿性格内向,社交少:一些性格内向的孩子,特别是爷爷奶奶带大的宝宝,缺少独立跟其他小朋友交流的机会,长此以往,宝宝会更加内向,害怕社交。这样的宝宝一旦跟父母分离时,所表现出来的焦虑症状会更加严重。

(2) 婴幼儿依赖性强,自理能力差:由于很多父母对宝宝的过度溺爱,使得婴幼儿的生活自理能力很差,不会自己吃饭、穿脱衣服等。一旦离开父母后,宝宝很难独自面对生活的问题,从而会产生更多的不安和焦虑。

(3) 周围环境的变化:当婴幼儿突然换了一个新环境,例如搬家或上幼儿园,陌生的环境会让宝宝缺乏安全感,更容易出现分离焦虑。

3. 分离焦虑的预防措施

(1) 建立安全型依恋关系,理解并允许婴幼儿表达正常的分离焦虑,多陪伴,多与其沟通、交流,了解婴幼儿的需要,尽量消除环境中的不良因素,防止过多的环境变迁与刺激,对环境中有可能发生变化时提前告知,帮助其适应环境变化与刺激。

(2) 对于已经出现焦虑症状的患儿,与托育园联系,了解患儿在托育园的困难,解除患儿的精神压力,恢复其自信心。家庭成员不过分指责和过分包容,尽量给予患儿更多情感上的交流和支持,融洽家庭气氛。

(3) 临床治疗原则以心理治疗为主。心理治疗方法有支持性心理治疗、家庭治疗、行为治疗及游戏治疗等。

四、屏气发作

屏气发作又称呼吸暂停症,是指婴幼儿因发脾气或需求未得到满足而剧烈哭闹时突然出现呼吸暂停的现象。多见于6月龄~3岁的婴幼儿,6个月以前和6岁以后发作者较少见。

1. 屏气发作的症状及表现

患儿遇到恐惧、愤怒、挫折等不良刺激后,出现急剧情绪爆发,剧烈哭闹后呼吸暂停,严重者口唇发绀、躯干及四肢强直、意识丧失甚至四肢肌肉抽动,持续1分钟左右,严重者持续2~3分钟,然后全身肌肉松弛,随后哭出声来,恢复正常。

2. 屏气发作的原因

屏气发作可能是语言表达能力不成熟的婴幼儿发泄愤怒的一种方式,“难养型”气质的婴幼儿容易出现这种现象。此类婴幼儿性格多暴躁、任性、爱发脾气。

3. 屏气发作预防及治疗

(1) 成人理解屏气发作的机制,冷静应对,不要误以为这仅仅是行为问题,更不要为了避免婴幼儿情绪不快而对患儿姑息、放纵,对其无理要求百依百顺,这可能会强化婴幼儿“病中获益”,使婴幼儿更任性,日后更可能用哭闹来达到自己的要求,更易引起屏气发作。

(2) 对婴幼儿既不溺爱,也不过于训斥,要耐心引导教育。

(3) 协调家庭关系,创造宽松温馨的家庭环境,让婴幼儿体会家庭的温暖。

(4) 多让婴幼儿参加集体活动,利用游戏、故事对婴幼儿进行良好的性格培养,提高其挫折承受力,逐渐减少其发作次数。

(5) 屏气发作一般不需要治疗,大多可自行恢复。

(6) 婴幼儿屏气发作时,成人不要惊慌失措,应解开婴幼儿的衣领扣子,让其侧卧,保持呼吸道畅通。

五、夜惊

1. 夜惊的症状及表现

夜惊是睡眠障碍的一种表现,与白天情绪紧张有密切关系。男孩发生夜惊多于女孩。主要表现为:入睡不久(一般半小时左右),在没有任何外界环境变化的情况下,突然哭喊出声,两眼直视,并从床上坐起,表情恐惧。若叫唤他,不易唤醒。对他人的安抚也不予理睬。发作常持续数分钟,随后又自行入睡,第二天早晨对夜惊发作完全遗忘,或者仅有片段的记忆。

2. 夜惊的原因

婴幼儿夜惊多由心理因素所致,如父母离异、亲人伤亡、受到严厉的惩罚,使婴幼儿受惊和紧张不安。睡前精神紧张,如看惊险电影、听情节紧张的故事,或被家长威吓后入睡,都易发生夜惊。此外,卧室空气污浊、室温过高、盖被过厚、手压迫前胸、晚餐过饱等均是引起夜惊的诱因。或者,鼻咽部疾病致睡眠时呼吸不畅、肠寄生虫等使小儿的睡眠受扰,也可导致夜惊。

3. 夜惊的预防

对于夜惊的婴幼儿,一般不需药物治疗,主要从解除产生夜惊的心理诱因和改变不良环境因素入手。及早治疗儿童的躯体疾病,减缓儿童的心理紧张。此外,也应注意改善儿童的睡眠环境。

随着儿童年龄的增长,大多数儿童的夜惊会自行消失。少数儿童的夜惊不属于睡眠障碍,而是癫痫发作的一种形式,故经常发生夜惊。在白天精神、行为也有异常的儿童,应去医院诊治。

六、攻击性行为

攻击性行为是指有意伤害他人身体或心理的行为,是婴幼儿身上一种不受他人欢迎却时常发生的行为。

1. 攻击性行为的症状及表现

当婴幼儿受到挫折时,采取打人、咬人、抓人、踢人、抢东西、摔东西等行为来发泄自己的负面情绪,引起同伴或成人与其对立和争斗。

2. 攻击性行为产生的原因

(1) 生物因素。婴幼儿大脑抵抗干扰能力较差、认知能力较弱。

(2) 父母教养方式不当。家长惯用打骂等过激方式教育孩子,引发孩子模仿。

(3) 家长溺爱孩子,造成孩子任性、霸道;家长担心孩子吃亏,教育孩子"别人打你,你要打回去"等。

(4) 社会因素。婴幼儿模仿周围人及电视、游戏里的攻击性行为等。

3. 攻击性行为的预防措施

(1) 营造安全舒适的家庭环境,创设和睦温馨的家庭氛围将会减少婴幼儿攻击性行为的出现。家长应民主地教育婴幼儿,与婴幼儿和谐相处,给其足够的玩耍时间和玩具,不让婴幼儿看有暴力镜头的电视节目,不打骂婴幼儿。

(2) 引导婴幼儿进行移情换位。让攻击者充分体验到攻击性行为给他人带来的伤害,能有效减少和避免攻击性行为。例如,当婴幼儿攻击他人时,引导其回忆自己摔倒时的疼痛,使其认识到这种行为是不受欢迎的,这样能使婴幼儿体会到他人的痛苦,从而减少和避免攻击性行为的发生。

(3) 了解婴幼儿的合理要求,并尽可能地创设条件满足其合理要求。若无法满足时,理解婴幼儿的感受,引导婴幼儿合理宣泄情绪。例如,用语言、运动或者哭泣等方式来表达,以减轻精神上的压力。

(4) 正确运用惩罚方式。当婴幼儿犯错时,家长和教师一定要采用适宜的惩罚方式,就事论事,不要将其上升到道德领域,说教的方式要适宜,最好以移情换位为主,不要体罚。

(5) 及时奖励婴幼儿的亲社会行为。当婴幼儿表现出帮助、分享、合作、同情、关心等亲社会行为时,成人要及时给予奖励和表扬。

(6) 给予榜样示范。成人应给婴幼儿做好表率,注重自己的修养,不在婴幼儿面前争吵、打骂。另外,同伴间的好榜样也能起到较好的教育效果。

七、语言发育迟缓

1. 语言发育迟缓症状及表现

语言发育迟缓也称发育性语言表达障碍,是指小儿语言发育明显落后于同年龄孩子的语言发育水平。一般认为,18个月不会讲单词(如爸爸、妈妈),30个月不会讲短句就属于语言发育迟缓。它是由于语言功能发育障碍所致,而不是智能发育不良、听力缺损或脑器质性病变所引起。

语言发育延迟的患儿在学话时,就表现出明显的语言缺陷,有时只能发出一些单音,不能组成词,也记不住普通的词,他们的词汇十分贫乏,不能用完整的句子去描述自己所要求的东西。这样的孩子容易情绪烦躁、爱哭,对学习语言兴趣差,不愿学说话,但对语言的理解力正常。1岁半左右能理解他人所给的简单命令,如让他指或去拿取某种常见东西可理解并付之以行动,但有一部分患儿不能理解简单的命令,不能根据大人的语言要求指出或拿到某种物体。患儿能听到声音,却对语言无反应,但给以手势或在看电视时有情绪反应。这类患儿入学后有明显的学习困难,主要是阅读困难和计算困难,常需要接受特殊教育。

2. 语言发育延迟的原因

(1)可能是遗传因素所致,如脑损伤或脑功能不足等。

(2)父母对孩子缺乏语言训练,特别是在口语学习关键期1~3岁时未进行适时语言训练。

(3)父母对子女溺爱,对孩子体贴入微,孩子不用开口即可满足其各种欲望。例如,孩子想吃苹果用手一指或看一下,父母就立即把苹果送到孩子手上。

(4)离群独居,生活在基本与世隔绝的环境中,或长期受父母忽视,无人与之对话,缺乏受教育和训练的机会。例如父母工作忙,孩子由老人或保姆照看。由于保姆缺乏科学育儿知识,他们只管吃饱喝足或不生病,很少与孩子用语言进行感情交流,使孩子失去了语言学习的机会。

(5)严重营养不良或患慢性消耗性疾病,影响语言中枢的正常发育。

当发现孩子比同龄孩子语言发育慢应及早带去医院检查,如果仅是由于个体差异而说话晚一点,2岁以后才慢慢说话,智力发育及其他方面均正常,父母就不必惊慌。只要及时加强语言训练,随着年龄增长,孩子逐渐会获得语言能力。但如果是因孤独症、选择性缄默症、精神发育迟滞、聋哑症等疾病引起,应在医生指导下进行治疗。

3. 语言发育迟缓的防治措施

(1)加强语言训练:婴幼儿最初学习语言的基本方法就是模仿。因此,成人要多和孩子说话,训练孩子模仿成人的语言发音,要鼓励孩子敢说话,学会用语言表达自己的要求。语言发育迟缓的孩子常喜欢用手势、表情来表达意思,周围人应故意表示不懂,以促进其语言表达能力。在教孩子说话时,发音要清楚,让其模仿,也可以通过游戏、朗诵、唱歌等加强语言训练。

(2)多给予刺激促使孩子讲话:例如,要孩子喊"妈妈",如果孩子不喊妈妈,妈妈应微笑点点头,如果再不喊妈妈仍用微笑点头以示意,最后,孩子突然喊"妈妈"了,就应热情地拥抱或亲吻孩子。这样,就会使孩子体验到喊"妈妈"得到的疼爱,调动起说话的兴趣和积极性。

(3)让孩子多接触社会和大自然:多接触社会和大自然会使孩子的生活丰富起来,增加与其他孩子交往的机会,眼界开阔了,见识广了,自然就有说话的要求了。如果再配合语言训练,孩子的语言能力就会相应地得到很好发展。

育儿宝典

孩子的恐惧心理与讲故事有关吗?

孩子的表现实际上是恐惧情绪的影响,这与给孩子讲的恐怖故事有一定的关系。恐惧是一种消极的情绪,处于恐惧的状态中孩子的思维会受到抑制,会影响孩子的认知,也限制孩子的活动,造成孩子退缩和逃避。如果孩子长期处于恐惧状态会严重影响孩子的个性形成。当然,适度的恐惧可以让孩子提高警惕,促使孩子逃离危险和远离危险。其实孩子生下来就有一种本能的、反射性的恐惧,例如突然的降落、疼痛或大声的刺激都可以引起小婴儿的恐惧。随着孩子的发育以及记忆的产生,以往任何不愉快的经验都可以使孩子产生恐惧。

不同时期的孩子会对不同的事物产生恐惧的情绪:从出生到6个月,孩子对噪声或大的声响容易产生恐惧;6~9个月,随着孩子开始认生,会对陌生人产生恐惧,同时也会产生恐高的情绪;1~2岁,孩子容易产生分离焦虑,尤其是2岁以后,随着想象力和推理思维的发展,孩子开始对黑暗、动物、独处一处和想象中的东西产生恐惧。

因此要求家长注意以下几点:

给孩子讲故事尽量不要超出孩子的认知水平,不要诱导孩子产生恐惧的情绪。

不要用恐惧的语言和事例来威吓孩子,并将其作为教育孩子的一种手段,久而久之容易造成孩子胆小、怯懦、退缩的个性。

当孩子出现恐惧的情绪时家长要及时发现,给予孩子适当的安抚和鼓励,例如采用暗示的方法,如说"宝宝和妈妈一样都不怕大灰狼",帮助孩子克服恐惧的情绪。

这么大的孩子产生恐惧情绪是正常的,但是如果家长利用孩子的恐惧心理来吓唬孩子以达到教育孩子的目的是不可取的,这样不利于孩子良好个性的发展,必须加以纠正。

(来源于北京中医药大学附属中西医结合医院儿科原主任医生张思莱)

任务思考

1. 婴幼儿攻击性行为发生的原因有哪些?
2. 如何预防和治疗婴幼儿屏气发作?
3. 幼儿要上托班了,如何缓解幼儿的分离焦虑?
4. 如何识别并预防婴幼儿常见心理问题? 如何对婴幼儿的不同心理问题进行干预?

实训实践

实训实践任务

任务名称:判断婴幼儿的心理卫生问题,并分析其影响因素

任务内容:

1. 选择案例:从课堂上学习的理论知识中选择或收集一个具体的0～3岁婴幼儿心理健康案例,包括但不限于家庭环境、照顾方式、社会交往等方面。

2. 案例背景分析:详细描述所选案例的背景信息,包括婴幼儿的年龄、性别、家庭结构、照顾者情况、生活环境等。

3. 心理卫生问题判断:根据案例中的行为,应用适当的心理评估工具(如行为观察量表、情绪评估问卷等),评估婴幼儿的心理健康状态。

4. 分析与讨论影响该婴幼儿心理健康的多种因素

任务要求:

1. 选择真实有效的案例,在实训前向指导老师提交案例选择的理由和背景信息。

2. 团队协作:为小组任务,每个组员须分工明确,积极参与讨论,并共同完成案例分析撰写。

任务目标:

1. 深入理解影响因素:通过具体案例,深入理解影响婴幼儿心理健康的多种因素,提升理论与实践结合的能力。

2. 增强问题解决能力:学习为婴幼儿心理健康问题制定有效的干预措施,提升实际问题解决能力。

3. 培养团队合作能力:在小组讨论和报告展示中,增强团队合作精神,提高沟通与协作能力。

表 3-5-1　实训任务表

案例名称	
案例背景分析	

续　表

心理卫生问题判断	
影响因素分析	1.
	2.
	3.
	……
提出有效的干预措施	1.
	2.
	3.
	……

赛证 链接

单项选择题

1. 情绪、情感与心理活动、行为的关系,不正确的描述是(　　)。

A. 良好的情绪情感体验会激发婴幼儿积极地探求欲望和行动

B. 负面的情绪情感体验会抑制婴幼儿的探求欲望和行动

C. 情绪和情感对婴幼儿心理活动和行为影响不大

D. 情绪和情感对激活婴幼儿心理活动和行为起着至关重要的作用

2. 0～1 岁这一阶段主要建立的是下列哪种关系?(　　)

A. 朋友　　　　B. 玩伴　　　　C. 亲子　　　　D. 群体

3. 1 岁半至 2 岁半的幼儿,希望自己的行为得到认同,自己的探索活动不受限制或干涉,有时会出现一种"抗拒行为",这是婴幼儿进入心理发展的第一(　　)。

A. 飞跃期　　　　B. 反抗期　　　　C. 逆反期　　　　D. 超越期

4. 对于 0～3 岁婴幼儿的认知与思维能力发展而言,教养人的做法不正确的是(　　)。

A. 教给他们具体的概念和原理

B. 唤醒孩子由内而外的敏感性和好奇心

C. 打开他们观察周围事物的眼睛

D. 激发他们探索世界如何运作的欲望

5. 婴幼儿常表现出焦虑、恐惧、心神不宁的情绪状态,不能安心玩耍,无心参加班内的集体活动。以上特征的婴幼儿情绪表现为哪一类型?(　　)

A. 沉闷型　　　　B. 紧张焦虑型　　　　C. 喋喋不休告状型　　　　D. 哭闹型

6. 下列哪项是 7～12 个月婴儿情感与社会性的保育要点?(　　)

A. 引导其理解和辨别高兴、喜欢、生气等不同情绪

B. 谈论感兴趣的人和事,引导通过语言和行为等方式表达情绪情感

C. 鼓励其进行情绪控制的尝试,指导其学会简单的情绪调节策略

D. 创设人际交往的机会和条件,使其感受与人交往的愉悦

(题目选自首届婴幼儿照护赛项赛题)

项目四 婴幼儿常见疾病预防与护理

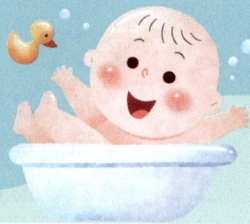

项目导读

婴幼儿期是机体免疫系统发育的关键阶段,科学的疾病预防与护理能力是守护儿童健康成长的核心技能。本项目重点阐述 0～3 岁婴幼儿常见疾病及传染病,系统解析呼吸道感染、消化系统等常见疾病的早期识别与家庭护理要点,同步解析手足口病、疱疹性咽峡炎、流行性感冒等传染性疾病的传播机制及防控策略。项目通过案例解析,帮助学习者掌握"预防-识别-干预"全流程照护技能:从日常卫生习惯培养、疫苗接种规划等基础预防措施,到发热、腹泻等典型症状的科学护理方法,再到传染病流行期隔离规范与公共卫生管理,层层递进构建疾病防护网络。结合典型案例与实操演示,引导家长及托育人员提升疾病风险预判能力,同时强化"早发现、早干预"的健康管理意识。通过理论与实践融合的教学模式,助力照护者筑牢婴幼儿健康防线,为降低疾病发生率、提升生命质量提供科学保障。

学习目标

1. **知识目标**:熟悉婴幼儿常见的疾病、病因和症状。

2. **能力目标**:掌握常见传染病的特征、流行规律,能针对不同传染病采取特定的预防措施;掌握初步的护理技术和常见疾病的预防知识。

3. **素养目标**:充分认识到常见疾病对婴幼儿造成的危害,加强对婴幼儿常见症状的观察和评估;树立"预防为主"的婴幼儿健康管理理念。

知识导图

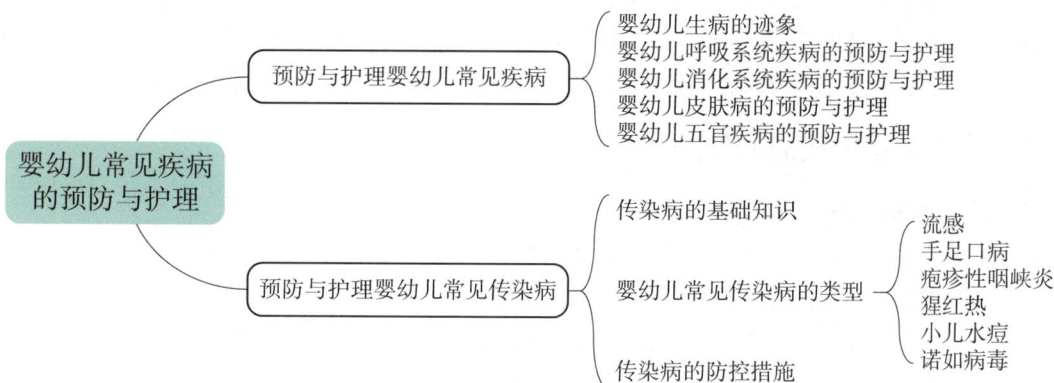

任务一 **预防与护理婴幼儿常见疾病**

案例导入

近日天气突然转凉,妈妈发现 8 个月大的华华大便次数明显增加,一天多达七八次,且大便较稀、呈蛋花汤状。原本活泼、爱动的华华精神状态较差,眼眶凹陷,嘴唇也不湿润了,小便量少、尿黄。在医院经过检查后,华华被诊断为急性腹泻。

婴幼儿生病有哪些迹象?随着入托率的提高,在托育园中面对婴幼儿突发疾病,应该如何护理及预防呢?

一、婴幼儿生病的迹象

婴幼儿由于免疫系统尚未发育完全,较易受到各种疾病的影响。作为 0~3 岁婴幼儿照护的从业者,了解婴幼儿生病的常见症状至关重要。这些症状通常包括:

1. 体温变化

婴幼儿体温升高是常见的疾病信号。正常体温范围在 36.5℃到 37.5℃,一旦超过 37.5℃,可能表示感染或其他健康问题。

2. 食欲减退

生病时,婴幼儿可能对食物失去兴趣,进食量明显减少,或拒绝进食。

3. 哭闹不安

婴幼儿在生病时常表现出情绪不安,哭闹频繁。这可能是由于身体不适、疼痛或对环境的不适应所致。

4. 精神状态不佳

生病的婴幼儿可能会出现嗜睡现象,表现出疲惫、懒散,或对平时感兴趣的活动失去兴趣。

5. 呼吸急促或咳嗽

呼吸道感染时,婴幼儿可能会出现咳嗽、喘息或呼吸急促等症状,需要及时观察和处理。

6. 皮肤变化

一些疾病可能伴随皮疹、红肿或其他皮肤异常,观察皮肤的变化也是判断健康状况的重要依据。

7. 腹泻或呕吐

消化系统问题可能导致婴幼儿出现腹泻或呕吐,这可能会导致脱水,需要及时关注和处理。

8. 大便异常

便秘或腹泻、大便带血或黏液等都是可能的生病迹象。

了解这些症状有助于早期识别婴幼儿的健康问题,及时采取适当的措施,并在必要时寻求专业医疗帮助。家长及其照护者都应具备识别这些症状的能力,以保障婴幼儿的健康与安全。

二、婴幼儿呼吸系统疾病的预防和护理

1. 小儿感冒(咳嗽、痰、发热)

(1)小儿感冒的症状:小儿感冒也被称为小儿急性上呼吸道感染,是由各种病原体(主要是病毒和细菌,其中病毒占比超过 90%)引起的上呼吸道炎症。这种疾病通常影响鼻、鼻咽和咽部。如果上呼吸道感染的某个部位炎症特别明显,就会按照该部位的炎症命名,如急性鼻炎、急性咽炎、急性扁桃体炎等。急性上呼吸道感染主要用于描述那些上呼吸道局部感染定位不明确的情况。鼻咽部感染可能会引发并发症,影响邻近器官,如喉、气管、支气管、肺、口腔、鼻窦、中耳、眼及颈部淋巴结等。有时,即使鼻咽部症状已经

好转或消失,并发症仍可能持续或加重。

（2）小儿感冒的病因：感冒是由呼吸道病毒引起的。呼吸道病毒有很多种,可以简单将其分为普通感冒和流行性感冒。普通感冒常由鼻病毒引起,而流行性感冒则由流感病毒引起。普通感冒通常不分季节,不分场合地充斥在孩子周围,甚至潜伏在孩子身上。一般情况下不会引起婴幼儿发病,但是在以下几种情况下,会使婴幼儿感冒的概率升高。

第一,病毒和细菌：各种病毒和细菌都可能导致小儿感冒,其中病毒占比超过90％。常见的病毒包括鼻病毒、呼吸道合胞病毒、流感病毒、副流感病毒、腺病毒等。病毒感染后可能会继发细菌感染,最常见的细菌是溶血性链球菌,其次是肺炎链球菌、流感嗜血杆菌等,近年来肺炎支原体也不少见。当孩子密切接触感冒患者之后,可能受到感冒病毒的不断攻击,增加感冒的概率。

第二,营养和环境因素：营养障碍性疾病,如维生素D缺乏性佝偻病、维生素A、锌或铁缺乏症等,加上气候改变和环境不良等因素,也可能导致小儿感冒。特别是婴幼儿时期,孩子更容易受到这些因素的影响,从而发生反复感冒或使病程迁延。当婴幼儿抵抗力较低,免疫力较差的时候,也容易导致感冒。如生活环境改变（搬家、上托育园）；婴幼儿心情低落,如平时亲近的人出差不在家；又或者睡眠不好、过于疲惫等,都会导致婴幼儿免疫功能出现漏洞,进而让感冒病毒有机可乘,导致感冒。

换个角度来讲,感冒的过程也是婴幼儿免疫系统逐渐成熟的过程。免疫系统就好比军队,只有在实际作战中才能掌握战斗技巧。幸运的是,感冒是自愈性疾病,所以即便作战也通常不会是持久战。

2. 小儿肺炎

（1）小儿肺炎症状及表现：肺炎是小儿常见病、多发病、占儿科住院第一位的疾病,小儿肺炎占5岁以下小儿死亡数1/3～1/4。肺炎是各种病原微生物和其他非感染因素（如吸入、过敏）等导致肺部炎性病变。以发热,咳嗽,气促,呼吸困难以及肺部固定啰音为其共同临床表现。肺炎一年四季均可发生,但秋冬两季,天气寒冷及气候剧烈变换的时候多发。

儿童肺炎主要表现为发热、咳嗽、喘息,肺部听诊可以听到较为固定的湿啰音（水泡音）,如果拍胸片或肺部CT的话,可以见到斑片状的高密度影。

肺炎的发病可急可缓,最先见到的病症是发热或咳嗽,体温一般在38～39℃,腺病毒肺炎可持续高烧1～2周。

小婴儿可无发热甚至体温低于正常,会有口中吐沫、咳嗽、呛奶或奶汁从鼻中溢出。

重症病儿可出现鼻翼翕动、口周发青等呼吸困难的病症,甚至出现呼吸衰竭、心力衰竭,患儿还可出现呕吐、腹胀、腹泻等消化系统病症。

（2）小儿肺炎病因：一般由感染因素造成,这些因素包括细菌、病毒、支原体和真菌等。引起儿童肺炎较为常见的病原体有：肺炎链球菌（儿童细菌性肺炎的常见起因）；流感嗜血杆菌（细菌性肺炎第二种常见的起因）；呼吸道合胞病毒（年龄＜2岁,尤其6个月以内婴幼儿病毒性肺炎的常见起因）；支原体（介于细菌和病毒之间的一种病原体,学龄期儿童常见）等。当然除了感染因素外还有诱发因素及环境因素。细菌和病毒也可通过咳嗽或打喷嚏后在空气中产生的飞沫经呼吸道吸入而传播。

（3）小儿肺炎治疗与护理：一般肺炎疗程7～10天,但是大叶性肺炎或重症肺炎疗程更长,需要2～3周或3～4周时间。所以,患儿家长,尤其住院的孩子,千万不要着急,不要以为不发热了或咳嗽轻了,肺炎就好了,就着急出院。如果疗程不够可能会出现病情反复的情况。

坚持锻炼身体,增强体质,不断地增强婴幼儿的抗病能力是预防本病的关键。同时注意气候的变化,随时给小儿增减衣服,防止伤风感冒；合理喂养,防止营养不良。

进食或喂食时,注意力要集中,要细嚼慢咽,防止边吃边说,以免食物呛吸入肺；社会上感冒流行时,不要带孩子到公共场所去。家里有人患感冒时,不要与孩子接触。

除此之外,接种肺炎疫苗可以预防肺炎链球菌感染引起的肺炎。肺炎疫苗一年四季均可接种,接种1剂次后,2～3周内即可产生保护性抗体,5年后复种1次。

三、婴幼儿消化系统疾病的预防和护理

1. 婴幼儿腹泻

（1）症状：婴幼儿腹泻是婴幼儿期的一种胃肠道功能紊乱，是以腹泻、呕吐为主的综合征，以夏秋季节发病率最高。本病致病因素分为三方面：体质、感染及消化功能紊乱。临床主要表现为大便次数增多、排稀便和水电解质紊乱。本病如治疗得当，效果良好，但如果不及时治疗发展到严重的水电解质紊乱时可危及小儿生命。

大便次数增多和性状改变、食欲下降（患儿吃奶差、食欲不振，甚至拒奶，可伴有呕吐、精神萎靡）、哭闹不安等。

部分患者可出现低热、呕吐、腹胀及哭闹不安等，腹泻重者可出现脱水、酸碱失衡及电解质紊乱、尿少、嗜睡等。病程长或迁延不愈者，可出现明显消瘦、营养障碍及喂养困难等。

（2）原因：婴幼儿腹泻的病因主要有非感染性因素和感染性因素两种。非感染性腹泻主要由喂养或者护理不当以及原发性消化酶缺乏所致，而感染性腹泻主要由多种细菌、病毒、真菌及寄生虫感染引起。新生儿感染性腹泻主要病因是轮状病毒和大肠杆菌病毒感染，病区隔离消毒措施不严可造成流行或暴发流行。

轻度消化不良。婴幼儿的大便和之前相比，忽然变稀，而且每天排便的次数也比之前有所增加，但没有其他不适，精神状态良好。

急性肠胃炎、急性传染性疾病，如轮状病毒感染、诺如病毒感染、流感等。婴幼儿大便变稀，甚至出现水样便，24 小时内排便次数≥3 次，与此同时，婴幼儿还出现发热、呕吐、咳嗽等。食欲明显变差，精神状态也不好。

（3）预防：腹泻比较常见，几乎所有婴幼儿都会遇上，大原则上来说，只要婴幼儿精神状态好，吃睡玩都比较正常，是不建议着急用药干预的，包括吃各种益生菌制剂。饮食上要注意食物应顺口好消化，少食多餐，当婴幼儿不想进食时，也不要强迫进食。

预防脱水是最重要的事情。如果婴幼儿拉的次数多，又没有及时补水，就可能出现轻中度脱水的表现。口渴、烦躁、皮肤弹性降低，眼窝好像凹陷一样。更严重的，甚至可能引起休克。可参考表 4-1-1 进一步了解。

表 4-1-1　脱水严重程度分级

	轻度脱水	中度脱水	重度脱水
体重减轻	<5%（≤2 岁） <3%（>2 岁）	5%～9%（≤2 岁） 3%～6%（>2 岁）	10%～15%（≤2 岁） 7%～9%（>2 岁）
手脚	温暖	稍凉	冰凉潮湿
眼窝和囟门	正常或稍微凹陷	凹陷	明显凹陷
尿量	轻度减少	明显减少	没有尿
哭闹	有眼泪	眼泪少	无眼泪
精神状态	正常	萎靡、嗜睡	昏迷

在刚开始出现脱水情况的时候，就应该注意补充水分。

母乳喂养的婴儿可以给孩子多吃一些母乳。大一点的孩子，在能接受的情况下，还可以多吃一些含水量大的食物，例如稀粥、清淡的汤等。腹泻呕吐严重的孩子，由于电解质流失增加，我们可以通过补充补液盐Ⅲ调节。

如果是过敏造成的腹泻，要避免再次吃到过敏的食物，而且之后的 3 个月内都应该尽量避开，再次尝试的时候也要少量添加并且密切观察。如果是乳糖不耐受造成的腹泻，可以试着把牛奶换成酸奶，如果是

还在吃奶的小宝宝,可以考虑加乳糖酶,或者换成无乳糖奶粉来过渡。

2. 婴幼儿便秘

(1)症状:一是大便干硬。具体来说就是婴幼儿大便又长又粗又硬,掉在便盆里面哐当一声;或者在纸尿裤里也硬邦邦的,大便倒掉之后,尿布上面甚至都不太脏。

二是排便疼痛、排便费力。婴幼儿可能会因为不好排便而哭闹,而且反复多次才能排出,有时甚至会有血迹。

三是超过 3 天没有大便,每周排便≤2 次。

有过大量粪便潴留的情况,或直肠内有大块粪便。有憋便姿势或过度有意识地克制排便。有排出大块粪便病史。

此外,通过观察婴幼儿大便的颜色,也可以做出一个大致的病因判断。

(2)病因

① 没有吃饱。大便主要的组成是食物残渣。如果我们吃得少,精华少,糟粕也少,所以在没有吃饱的时候,大便就会比较少。这种情况主要见于一些纯母乳喂养的婴儿,年轻妈妈没有太多的经验,甚至以为是积食了,不敢喂,却不知道,婴幼儿哭可能是因为没有吃饱。

② 吸收功能太好。如果要把大便与肠道吸收功能相联系,吃同样的食物,大便少的吸收功能相对更好,而大便多的吸收功能更差。所以,便秘并不是不吸收,也不是消化不良,相反,可能是消化吸收得太好了。

不过只要婴幼儿的精神好,活动正常,大便性状也是正常的,就不需要过度担心。

③ 添加辅食。有的婴幼儿添加辅食以后,可能几天才大便一次。不过只要婴幼儿精神好,能吃,那就逐渐增加辅食的种类和量,吃得越杂,大便越好排。

④ 排便习惯不好。婴幼儿两三天没有排大便,可能就想着要采取措施。例如有的妈妈会把婴幼儿屁股浸在热水里面,有热水刺激婴幼儿出现了排便反射,妈妈会觉得有用,就会经常反复地这样做。

习惯成自然后,妈妈可能每天都想下意识地通过这个方法让婴幼儿排便,结果导致婴幼儿习惯以后,即使不会便秘,也很难正常排便。

(3)护理

① 饮食上多吃一些含纤维素丰富的食物。多吃纤维素含量丰富的食物,有助于帮助胃肠道蠕动,让排便顺畅。纤维素比较丰富的食物如西兰花、红薯、黑木耳、扁豆、火龙果、西梅、杏、梨、牛油果等蔬果类。值得注意的是,香蕉往往是被大家误解成通便食物,事实恰恰相反,有时吃了香蕉反而加重便秘,尤其是吃了未成熟的香蕉。

② 及时清洁肛门。便后做好清洁工作,也是护理便秘的重要手段。如大便完,可以用柔软的卫生纸给婴幼儿擦干净,也可以用清水清洗、然后用干净柔软的毛巾蘸干。这样可以让婴幼儿感觉更舒服,同时可以避免因为肛门不舒服而导致孩子抵触排便或憋着大便不拉。

③ 适当运动也很重要。可以多带孩子出去活动,这样不仅促进胃肠蠕动,改善便秘,也能接触大自然中天然的微生物,丰富肠道菌群。

④ 建立规律的排便习惯。一般来说,2 岁左右是便秘的高发年龄,也正是幼儿的排便训练期。建议养成每天在固定时间做一次排便训练,最理想的时间是早饭后。每次也不要太久,控制在 5～10 分钟之内,否则对幼儿来说是个负担。

排便过程中不给孩子制造紧张气氛,如不停问孩子"拉出来没有""怎么还没拉出来",这样可能会让孩子更紧张,不利于良好排便习惯的建立。如果孩子养成了好的习惯,记得要及时给孩子鼓励和表扬,让他自己感受到努力成功之后的自豪感,并且对排便这件事产生兴趣。也可以想一些小方法,让孩子愿意去做这件事情,如买一个好玩的宝宝座便器,或者排便训练的绘本,让孩子起码不排斥排便。

四、婴幼儿皮肤病的预防和护理

1. 黄疸

(1)新生儿黄疸(生理性黄疸):新生儿的红细胞相对比较多,出生之后不久,多余的红细胞会逐渐被分解。分解的过程中,就会释放更多的胆红素,一般情况下,胆红素都会在肝脏的作用下,通过婴幼儿的便便排出去。但如果胆红素在短时间囤积太多的话,婴幼儿的肝脏代谢能力又有限,又或者婴幼儿吃得不够,便便比较少,没法及时排出胆红素,婴幼儿的皮肤就会变黄。通常新生儿在出生3天后就会出现黄疸,3～5天后发黄加重,也就是我们说的生理性黄疸。绝大多数婴幼儿黄疸都是生理性黄疸,只要身体没有其他问题,就不需要做任何处理,这些胆红素也会慢慢排出体外,通常在婴幼儿出生后5～7天开始下降,14天后逐渐退黄。

(2)病理性黄疸:黄疸提早出现。如果黄疸在出生的前3天就出现,家长要留意。新生儿溶血症的患儿和早产儿,比较容易出现这样的情况。

黄疸程度加重。如果黄疸数值升高很快,胆红素水平很高,家长也要留意。从外在表现看,这样的婴幼儿全身乃至眼白、手脚心都会变黄。

黄疸消退延迟。黄疸多在两周左右褪去,但有些婴幼儿皮肤上的黄色却迟迟不退。如果婴幼儿出生两周后,黄疸情况没有减轻,甚至还有加重,也需要进一步去医院检测明确。

2. 湿疹

(1)症状:湿疹是特应性皮炎的婴儿期表现,高发时间通常在婴幼儿1个月到2岁之间。容易发生在婴幼儿的面部、耳廓、头皮、四肢。湿疹发病的时候通常是一片一片的。皮肤表面看起来干干的,有时候会有干皮屑掉下来。比较严重的情况下会有渗出液,但干燥之后疹子很快就会结痂(图4-1-1、图4-1-2)。

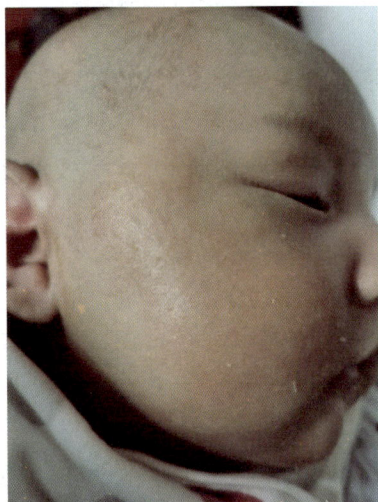

图4-1-1 婴儿湿疹一

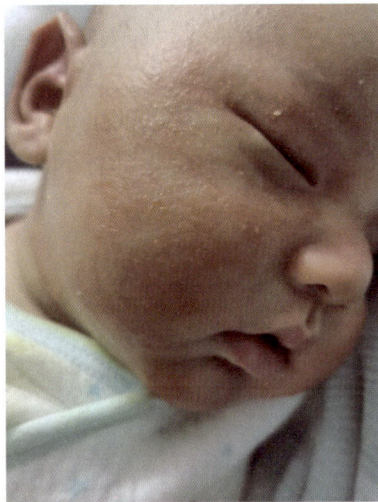

图4-1-2 婴儿湿疹二

由于湿疹通常会痒,所以婴幼儿会用手去抓挠。至于为什么会得湿疹,和婴幼儿皮肤屏障功能不完善有关。其原因目前并不清楚,可能和多种因素有关,例如遗传因素、环境因素、饮食因素等。例如接触致病物质细菌、病毒、霉菌、致敏原等,甚至环境太干太热都会刺激皮肤产生湿疹。

(2)病因

① 内部因素:慢性感染病灶(如慢性胆囊炎、扁桃体炎肠寄生虫病等)、内分泌及代谢改变(如月经紊乱、妊娠等)、血液循环障碍(如小腿静脉曲张等)、神经精神因素、遗传因素等,其中遗传因素与个体的易感性及耐受性有关。

② 外部因素:本病的发生可由食物(如鱼、虾、牛羊肉等)、吸入物(如花粉、尘螨等)、生活环境(如炎热、干燥等)、动物毛皮、各种化学物质(如化妆品、肥皂、合成纤维等)。

(3)预防与护理:祛除病因及诱发因素是预防本病的关键,具体来说可以通过以下几个方面:

① 衣:小心选择衣物,穿宽松棉质衣物。

② 食:注意饮食避免进食引起过敏和刺激性的食物。

③ 住:注意保持清洁的生活环境,开窗通风,保持室内空气良好,减少如屋尘、螨虫、花粉等过敏原的

刺激。

④ 用：选用温和、不含香料的洗浴产品，避免洗澡时间太长或水温过热。

⑤ 护：避免用力搔抓和摩擦。

3. 婴幼儿尿布疹

（1）尿布疹的症状：顾名思义，尿布疹是在使用尿布的过程中引起的皮肤问题，大多发生在尿布覆盖的区域。一方面，婴幼儿的皮肤本身就比较娇嫩，屏障功能不完善；另一方面，没有清洗干净的排泄物或劣质的尿布，会刺激皮肤，这些因素会造成婴幼儿出现尿布疹。

轻度的尿布疹，尿布包裹区域的皮肤，特别是接触尿布的部分会发红，或出现一粒粒的小疹子。臀缝、腹股沟处一般不出现皮肤异常。严重的时候，屁股上的皮肤可能出现红肿，甚至皮疹破溃、有液体渗出。

（2）尿布疹的护理

① 护理尿布疹最重要的原则是清洁干爽。应对尿布疹的基本原则就是保持婴幼儿的屁股干净和干燥，尽量减少屁股和屎尿的接触时间。做好这一点，轻度的红屁股症状，通常在 3 天内就会显著缓解。另外，如果发现屁股有变红的趋势，可以及时涂抹护臀霜，越早使用，就可以越早缓解红屁股，恢复得也就越快。

② 选择合适的尿布。首先提醒大家选择正规厂家生产的、正规渠道购买的纸尿裤，选择纸尿裤的原则包括透气性好、型号合适、吸水性好，这 3 点缺一不可。

③ 勤换尿布。发现孩子大便了，要及时清洗屁股和更换尿布。至于小便，根据实际情况更换就可以，现在纸尿裤上面一般有尿显线，这条线颜色变深，就要换尿布了。

④ 保持屁股清洁干燥。每次大便之后要给孩子及时清洗屁股，洗的时候最好用流动的温水。同时要用婴儿专用的洗浴用品，避免用一些刺激性强的皂类，以免加重尿布疹。洗好之后可以用柔软的毛巾轻轻沾干，注意是沾干不是擦干，因为红了的屁股，经受不起"擦"这一动作。

⑤ 涂抹护臀霜。清洗好屁股之后，就要涂抹护臀霜，这是处理尿布疹非常关键的一步。护臀霜可以帮助红屁股阻隔外面的尿液和粪便，也可以让红屁股在一个相对隔绝的空间里静静恢复。

需要注意的是不建议给孩子穿开裆裤，虽然屁股透气，但是不卫生，对于改善尿布疹没什么好处。

4. 婴幼儿痱子

（1）婴幼儿痱子症状：痱子是一种由环境因素（高温、闷热）引发，因汗液排出不畅或汗管破裂，汗液溢出到周围组织而导致的浅表性、炎症性皮肤病。典型的临床症状，表现为皮肤上出现针尖至针头大小的密集小疙瘩、水疱或小脓包，可无症状，也可伴有瘙痒、灼热感。本病可以治愈，主要通过外用药物治疗。痱子和湿疹长得很像，痱子也叫热痱子或热疹，各个年龄段的孩子都可能起痱子。起痱子的皮肤，看起来通常会有小米粒或针尖样的红点，严重的时候上面还会有白色的小头。即使是那种连成片的痱子，也能清楚地看到其中的一个个小粒。至于起痱子的原因，其实很简单，就是因为热引起的，如果孩子穿得太多，那出汗之后就容易引起热痱子。

（2）婴幼儿痱子病因

① 环境因素：高温、闷热的环境容易出汗，且汗液不易蒸发。

② 着装因素：经常穿透气性差的衣物（如雨衣、防护服），汗液排出不畅，导致痱子发生。

③ 其他因素：如因受伤长期包扎绷带、敷贴药膏等，影响皮肤正常散热排汗，可导致痱子。

（3）婴幼儿痱子的护理

① 通风降温。不要给婴幼儿穿太多，室内温度维持在 $25\sim26\,℃$ 左右，必要时可开空调或者风扇。风扇放在远处，摇头模式，可增加空气流通；及时给婴幼儿换冰丝或者苎麻的凉席都可以改善婴幼儿痱子的情况。

② 保持身体清洁干燥：用温水擦洗皮肤，特别是皮肤褶皱部位，避免汗液对痱子进一步的刺激，在洗澡时不要用刺激性的碱性肥皂，洗完澡及时擦干，同时也别忘记给婴幼儿修剪指甲，避免抓破患处引起感染。

5. 婴幼儿荨麻疹

荨麻疹是一种让孩子皮痒、让家长头疼的病。荨麻疹一般都会伴随剧烈的瘙痒。这种瘙痒可能会干扰孩子正常的睡眠、生活或学习。

（1）症状

① 婴幼儿身上突然多了很多像蚊子包一样的扁平疙瘩，这种疙瘩一般边界分明，中央隆起，大小不一，有时候甚至连成一片，或者是大片淡红色水肿性的斑片。包括突发的口唇、阴茎水肿。

② 婴幼儿身上的扁平疙瘩此起彼伏，像风一样游走不定，消退后一般不留痕迹。

③ 发疹时瘙痒明显，傍晚和夜间瘙痒感更为剧烈。

（2）病因：荨麻疹的病因复杂，最主要有如下几种：

① 接触了某些过敏原，会引起荨麻疹。吃了容易引起过敏的食物，像蛋、坚果、鱼、贝类、水鬼、酒等；或者吸入或接触了某些容易引起过敏的东西，例如花粉、动物毛屑、刺激性气体、乳胶制品；也可能是使用了某些容易导致过敏的药物，如青霉素类药物。

② 病毒、细菌、寄生虫等感染，会引起荨麻疹。研究表明，某些病毒感染后，有可能发生急性荨麻疹，特别是儿童。

③ 蚊虫叮咬，也可能造成荨麻疹。

④ 外界的刺激，太阳光照射、吹冷风；婴幼儿身体状态的变化，如体温发生改变（热变冷或者冷变热）、内分泌发生改变、精神紧张、过于劳累等都可能引发荨麻疹。

（3）护理

① 寻找并远离过敏原。首先要养成记录的习惯，每天记录饮食日记、接触的物品种类和皮疹发作情况。如果婴幼儿暴露于某种特定诱发因素后不久（常为1～2小时内）出现了荨麻疹症状，这时候说明环境中存在诱发过敏的高危因素，例如食物、服饰、环境等，都需要仔细排查，这时候翻看记录就能尽快找到过敏原。查找过敏原的过程需要细心观察和总结规律，如果两次接触同一种物质后都有发病，那么需要高度怀疑孩子对该物质过敏，要注意避免再次接触，以减少复发。值得注意的是，过敏的严重程度和吃了多少过敏食物不一定成正比。有些孩子对某样东西特别敏感的话，哪怕是吃一小口也可能会全身皮疹发作，所以，就算某种食物婴幼儿只吃了一点点，也需要细心记录下来。

② 关注食品成分表，更好地避开过敏原。很多时候照护者可能知道需要回避某种食物，但却会忽视其他一些含有同种成分的食物。如，婴幼儿对花生过敏，那么要注意回避所有含有花生成分的食物，例如饼干、面包、汤圆等，购买前要仔细看它的食品标签成分说明。

③ 在皮疹发作期，不要吃平时没吃过的食物，以免症状反复时，不能确定是原有疾病的原因，还是又出现了新的过敏。也不要吃辛辣刺激性食物，即使孩子以前对这些食物不过敏。因为辛辣食物可能会增加皮肤的敏感性，使皮肤更加瘙痒。

④ 注意清洁，选择宽松透气的衣服。衣物方面，尽量选择纯棉、宽松、透气的贴身衣物。新买的衣服要清洗了再穿，否则上面的颜料或其他化学成分可能会对皮肤有刺激性。洗护用品方面，孩子患病期间，最好不要用以前没用过的洗衣液、沐浴液、洗发液等，以免在症状反复时，不能确定是原有疾病导致还是新的接触物过敏导致。

⑤ 家庭卫生方面。注意除尘、除螨，以及清理潮湿发霉的角落。使用吸尘器时尽量让孩子离开现场，因为吸尘器会扬起灰尘，若孩子对粉尘或者尘螨过敏的话，也可能诱发或加重症状。

⑥ 尽量不要让孩子挠痒，会越挠越痒。抓挠会让皮肤毛细血管扩张，通透性增强，使血浆、组织液里的组胺物质渗透到真皮层，加重皮疹及瘙痒。因组胺物质是身体内的致痒介质，它会刺激皮肤内神经末梢，引起瘙痒。越痒越挠，越挠越痒，恶性循环。

6. 幼儿急疹

（1）幼儿急疹的症状

① 突发高热。感染的幼儿，会突发高热，大多会烧到39～41℃。但是发热之前大多没有明显的症状。这种发热一般持续3天左右。

② 皮肤红疹。在退热的 1～2 天内出疹子。热退疹出是幼儿急疹的典型症状。皮疹通常是圆形或椭圆形、大小不一的玫瑰红色斑片、斑疹、按压后可以褪色。疹子开始会见于胸腹部和后背,然后扩散到脖子、耳后和大腿,也有可能出现在脸上。幼儿急疹的皮疹很少会波及手脚或前臂、小腿。

（2）幼儿急疹的病因:幼儿急疹(也称为婴儿玫瑰疹或 exanthema subitum)是一种主要影响 6 个月至 4 岁婴幼儿的急性发疹性热病,其病理机制涉及人类疱疹病毒 6 型(HHV‑6)和人类疱疹病毒 7 型(HHV‑7)。

（3）幼儿急疹的预防与护理

① 保持良好的卫生习惯:良好的卫生习惯是预防幼儿急疹的重要措施之一。家长应教育孩子饭前便后、外出回家后要洗手,勤洗澡,避免喝生水和吃生冷食物。

② 隔离患儿:一旦发现孩子有发热、出疹等症状,应尽早带孩子到正规医院就医,并将患儿隔离至皮疹全部干燥结痂,没有新皮疹出现,方可回班级活动。此外,建议隔离患儿至出疹后 5 日,并避免带婴儿上街串门和去公共场所。

③ 保持环境清洁:居室空气流通,勤洗衣被,保持环境清洁卫生,尤其是玩具、个人卫生用具、餐具等物品应经常彻底清洗消毒。

④ 避免接触传染源:尽量少带孩子去拥挤的公共场所,特别是避免与其他有发热、出疹性疾病的婴幼儿接触。在水痘流行期间,易感儿应少去公共场所,减少传染机会。

⑤ 增强体质:增强小儿体质,尤其在冬春季节注意调养。

五、婴幼儿五官疾病预防和护理

1. 鹅口疮

（1）鹅口疮:鹅口疮或称雪口病,是由白念珠菌感染引起的口腔黏膜炎症,多见于婴幼儿。白念珠菌可以存在于正常人口腔,人类血清中含有抗真菌成分,可以抑制白念珠菌的生长。鹅口疮形状:成片白块;轻微痛感;不易擦去,强行擦去会出现疼痛感和类似出血点的红斑点。奶渍外观相似,无痛感,可轻易擦去,婴幼儿不会不舒服。

（2）症状

① 颊黏膜、舌、齿龈等处的口腔黏膜上可见乳白色、微高起斑膜,形似奶块。开始时为点状和小片状,有时可逐渐融合成大片,不易拭去。

② 患处不痛,新生婴儿无烦躁、流涎、发热等表现,一般不影响吃奶。

③ 严重者可累及食管、肠道、喉、气管、肺等,出现呕吐、吞咽困难、声音嘶哑或呼吸困难等症状。

（2）鹅口疮的原因

① 奶瓶、奶具消毒不彻底,母乳喂养时,妈妈的乳头没有清洁。

② 母亲阴道有霉菌感染。婴儿出生时通过产道,接触母体的分泌物而感染。

③ 接触感染念珠菌的食物、衣物和玩具。另外,婴幼儿在 6～7 个月时开始长牙,牙床有轻度肿胀感,婴幼儿便爱咬手指、咬玩具,这样容易把细菌、霉菌带入口腔,引起感染。

④ 长期服用抗生素或不当应用激素治疗,造成体内菌群失调,霉菌乘虚而入。

（3）鹅口疮的护理

① 婴幼儿口腔接触物品和部位要注意消毒。口腔感染了白色念珠菌后,孩子嘴巴接触的地方,例如玩具、安抚奶嘴、奶瓶、妈妈的乳房等,都会有这些白色念珠菌的存在。只把孩子嘴里的真菌消灭了,却没有消灭接触物的真菌,就会导致孩子的鹅口疮总是好不了。

这种真菌对干燥、阳光、紫外线、乙醇等抵抗力都比较强,但对于热的抵抗力不强。60 ℃加热 1 小时就可以杀灭白色念珠菌了。因此,婴幼儿的玩具、奶瓶、安抚奶嘴能煮就煮沸消毒,煮完之后晒干。

② 如果婴幼儿嘴巴痛,选择凉且软糯的食物。如果孩子因为嘴巴疼而拒绝饮食,可以给孩子进食稍微凉一些并且软糯的食物,或者直接进食半流质的食物。如果孩子确实不愿意吃,那至少要保证孩子水分的摄入量,如奶、米汤等食物,确保孩子不能脱水。

2. 急性中耳炎

（1）症状：急性中耳炎好发于婴幼儿，冬春季多见，致病菌多为金黄色葡萄球菌、溶血性链球菌等。既往研究数据表明，大约80%的学龄前儿童都曾罹患急性中耳炎，绝大多数发生于6个月至4岁。耳朵疼前后，一半以上患儿会伴随发热，突如其来的耳痛伴发热增加了家长的焦虑。其实大可不必惊慌，多数情况下，急性中耳炎是孩子上呼吸道感染的表现形式之一。

（2）急性中耳炎的病因：急性中耳炎是中耳黏膜的急性化脓性炎症，可以简单理解为细菌、病毒等病原体顺着耳鼻之间的通道——咽鼓管进入中耳腔，产生急性炎症，主要表现为鼓膜充血、中耳积液或积脓。孩子的典型症状是耳朵疼，有时会伴有听力下降、耳朵发闷、耳流脓等。

（3）急性中耳炎的预防

① 规范擤鼻涕姿势。注意不能两个鼻孔一起用力，这样的操作会让鼻子里面的细菌更容易进入耳朵。正确的姿势是按住一个鼻孔擤鼻涕，然后再按住另一个鼻孔，重复操作。

② 规范喂奶姿势。如果用奶瓶喂养的婴幼儿，注意不要躺喂，应让婴幼儿上半身抬起喝奶。如果是母乳喂养，躺喂发生中耳炎的风险比人工喂养要低很多。但如果婴幼儿有疑似中耳炎的症状，需要改成坐喂。

③ 避免上呼吸道感染。大多数中耳炎都是上呼吸道感染的过程中并发的。帮助婴幼儿做好感冒的预防工作，对预防中耳炎有实际意义。

④ 拒绝二手烟。二手烟会增加婴幼儿得中耳炎的概率。

3. 鼻炎

（1）鼻炎的症状：婴幼儿鼻炎的症状通常表现为鼻塞、流清水样鼻涕、打喷嚏和鼻痒等。由于婴幼儿无法自行描述不适，他们可能会表现出张嘴呼吸、打呼噜、发热或因通气不畅而变得焦躁和哭闹。此外，一些婴儿还可能出现眼睛、鼻子、咽喉部及外耳道的瘙痒，有时因瘙痒而烦躁啼哭。在某些情况下，过敏性鼻炎还可能伴随其他症状，如眼睛痒、流泪等眼部症状。有些孩子由于鼻痒不适而经常揉鼻子。过敏性鼻炎的典型症状还包括阵发性喷嚏、清水样鼻涕、鼻痒和鼻塞。值得注意的是，婴幼儿鼻炎的症状与其他疾病如感冒或急性细菌性鼻-鼻窦炎相似，因此需要仔细鉴别。如果怀疑孩子患有鼻炎，建议尽早到医院就诊，并进行相应的检查和治疗。

（2）鼻炎的病因

① 鼻腔结构还在发育，鼻梁、鼻甲还未发育完全，鼻腔扁平，整个"塌塌鼻"，气道会窄一些。

② 婴幼儿免疫系统发育还不成熟，温差大，遇到冷空气，鼻腔黏膜毛细血管充血、水肿，气道会变得更窄一些。

③ 上呼吸道感染，不会擤鼻子，鼻腔的自洁能力还未发育成熟，鼻腔局部免疫系统应激产生的鼻腔分泌物不能有效排出，如同高速堵车，气道不通畅，狭窄的气道就变得更窄了。

（3）鼻炎的预防与处理

① 鼻腔清洗：生理海水或生理盐水鼻喷剂清洗鼻腔，重点是学会正确擤鼻子，按压一侧鼻翼，稍微用力擤对侧鼻子。

② 早晚温差大，出门戴好口罩，少去人群聚集的地方。

③ 冷热增减衣物勿着凉，晚上睡觉防踢被。

如果基本的都处理了，鼻子清洗了，还有鼻塞、咳嗽、打鼾，请及时去正规医院的耳鼻喉科就诊，进行鼻腔检查，必要时进行纤维鼻咽镜检查，排查是否有腺样体肥大、鼻窦炎、鼻后滴漏综合征等可能。

4. 扁桃体发炎

（1）扁桃体发炎的症状

① 喉咙痛：大一点的孩子可以明确说出疼痛的部位，对于还不太会说话的婴幼儿，会有食欲减退，流口水甚至拒绝食物、不吞咽的情况。

② 扁桃体红肿：在张嘴压低舌头说话的时候，可以看到扁桃体明显肿大、变红，甚至化脓。要注意的是，3岁以下的孩子扁桃体，通常处于生理性肿大的状态。所以，扁桃体肿大这一点，不足以判断扁桃体

炎,尤其对于 3 岁以下婴幼儿。扁桃体炎的孩子有的时候伴随发热,但是不绝对。

(2)扁桃体发炎的病因:扁桃体是一个淋巴器官,是免疫系统的一部分。我们可以把扁桃体理解为人体的第一道防线。当进犯的细菌、病毒等病原体比较厉害,或者身体抵抗力降低时,就有可能引起扁桃体发炎。

(3)扁桃体发炎的护理方法

① 咽喉痛的处理方法。可以教孩子用生理盐水漱口、漱喉咙,多喝水,多摄入一些液体,也可以适当让孩子吃一些凉的东西或冰冻的甜品,例如冷水、冰淇淋甚至吮吸冰块等,有助于缓解咽喉不舒服的症状,但是不建议通过咀嚼口香糖来缓解咽喉痛的症状。若疼得厉害可以用药物来止疼。

② 发热的处理方法。退热贴、温水贴、凉水擦身等物理降温手段,现在都不推荐。一方面没有证据显示这些方法有效,另一方面孩子生病需要休息,以上各种物理降温手段,难免折腾孩子,反而可能让孩子更不舒服。可以做的是,适当让孩子多喝水,补充液体,这样不仅可以预防脱水,还能增加孩子的出汗和尿量,以此带走身体的一些热量。还要记得别给孩子穿太多衣服,捂汗不但没有科学依据,还容易让孩子体温升高,严重的时候发生"捂热综合征",产生生命危险。

③ 食欲下降。因为吞咽的动作会造成疼痛感加剧,很多的孩子都会有食欲减退,甚至拒食的情况发生。可以给婴幼儿准备一些软滑、易吞咽的食物,也可以把食物做得凉一些,来减轻孩子吞咽的疼痛感。如米糊、鸡蛋糕、凉酸奶等,都是比较好的选择,也可以根据婴幼儿的喜好,选择健康且适合孩子的食物。

5. 眼科疾病

(1)急性结膜炎:警惕"红眼病"的侵袭。急性结膜炎,俗称"红眼病",是一种由细菌引起的急性传染病。婴幼儿的眼睛可能会突然变得红肿,伴有分泌物,甚至出现畏光、流泪等症状。这种疾病发展迅速,通常在 3～4 天内达到高峰,整个病程 7～14 天。

① 症状表现:眼睛分泌物多,结膜充血,有时在结膜表面形成一层灰白色的假膜。眼睛又痒又涩,怕光、流泪。

② 预防措施:夏季是高发期,注意游泳池等公共场所的卫生。阻断传染途径,不共用个人用品。专用清洁用品单独放置,勤洗手,尤其是接触病患后。

③ 处理措施:一旦感染,立即就医,需使用抗生素治疗。

(2)过敏性结膜炎:春夏季节的隐形敌人。春夏季节,花粉、灰尘等过敏原活跃,容易诱发过敏性结膜炎。婴幼儿的眼睛可能会感到瘙痒、灼热,严重时出现红肿。

① 症状表现:眼睛发红、发痒,伴有流鼻涕、鼻塞等症状。

② 预防措施:避免婴幼儿接触过敏原。洗脸时检查婴幼儿的眼睛,看是否有发红现象。

③ 处理措施:一旦患病,及时就医。

(3)倒睫:躲在眼皮后的小秘密。倒睫是婴幼儿眼皮上的脂肪较多,导致睫毛向内生长,触及眼球。虽然婴幼儿的睫毛通常柔软,但如果睫毛粗短,可能会给婴幼儿带来不适。

① 症状表现:眼睛发红,结膜充血,怕光流泪,婴幼儿因刺激而不断揉眼。

② 预防措施:轻翻眼皮让睫毛离眼球。不自行拔睫毛,避免毛囊感染。

③ 处理措施:严重时应立即就医,两三岁后仍严重时需眼科治疗。

(4)斜视:婴幼儿的"斗鸡眼"不是小事。斜视是婴幼儿双眼视线不同步的现象。这不仅影响美观,更可能影响婴幼儿的立体视觉发展。

① 症状表现:婴幼儿看东西时双眼的视线不一致,眼球无法向同一个方向转动。

② 预防措施:经常改变婴幼儿睡觉时的体位。在小床边挂上颜色鲜艳的玩具,并不断变换位置。多和婴幼儿玩眼睛看东西的游戏,训练眼珠转动。让婴幼儿远离电视。

③ 处理措施:眼科检查,医生建议矫正时机和方法。

(5)弱视:隐匿的视力小偷。弱视婴幼儿的眼睛外观看似正常,但实际上视力不佳,即使矫正后也难以达到正常标准。

① 症状表现:婴幼儿看不清东西,学步期容易摔倒。

视频

4-1-1:弱视

② 危害与治疗:影响眼部发育和双视功能,需及时矫正。通过科学的预防和及时的处理,我们可以为婴幼儿打造一个清晰、明亮的视界。

6. 婴幼儿龋齿

婴幼儿龋齿,也称为早期儿童龋齿或奶瓶龋,是一种常见的口腔疾病,主要影响乳牙。其形成原因包括细菌感染、不良的饮食习惯、口腔卫生不佳等。婴幼儿的牙釉质较薄,更容易受到腐蚀,因此需要特别注意预防措施。

（1）龋齿的症状及表现

① 观察牙齿颜色变化:早期龋齿通常表现为牙齿表面出现白色或棕色斑点,这些斑点可能是矿物质流失的迹象。如果牙齿表面变得发白无光泽,或者出现黄色、褐色或黑色的边缘,这可能是龋齿的早期迹象。

② 检查牙齿表面:仔细观察孩子的牙齿,尤其是靠近牙龈线的地方,可能会看到不规则形状的黄褐色点状物,这是龋蚀侵袭的早期表现。此外,如果牙齿表面粗糙、呈白垩状色泽改变,或者有小黑点,也可能是龋齿的早期表现(图4-1-3)。

③ 注意孩子对温度敏感:当孩子开始对热冷温度敏感时,这可能是龋齿的早期迹象。这表明牙齿牙釉质开始分解,导致龋齿。

④ 寻找可见孔洞:牙齿上的可见孔洞是由口腔中的细菌引起。这些细菌吃掉孩子食物中的糖分,并产生酸,分解牙齿的牙釉质,导致孔洞形成(图4-1-4)。

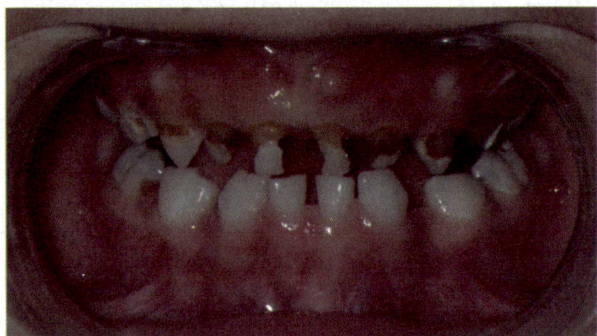

图4-1-3 2.5岁幼儿龋齿

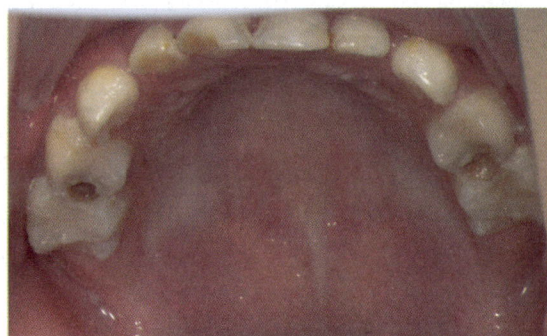

图4-1-4 3岁幼儿龋齿孔洞

⑤ 咀嚼时疼痛:如果孩子在咀嚼时感到疼痛,尤其是咀嚼某些食物时出现疼痛,这可能是龋齿的迹象。

⑥ 口腔异味:当孩子口中有坏味或口腔异味时,这可能是儿童龋齿的早期迹象。这通常是由于口腔和牙齿上的细菌引起的。

⑦ 定期牙科检查:定期带孩子去牙医处进行检查是发现早期龋齿的重要手段。牙医可以通过专业的检查工具和X射线来检测隐藏在牙齿之间的龋齿。

（2）龋齿的原因

① 饮食因素:高糖食物和黏性食品容易附着在牙齿表面,细菌利用这些食物发酵产生酸性物质,腐蚀牙釉质,导致龋齿。此外,母乳和配方奶虽然营养丰富,但其中也含有糖分,如果喂奶后不及时清洁口腔,也会增加龋齿的风险。

② 口腔卫生习惯:不良的口腔清洁习惯是导致龋齿的重要原因之一。例如,刷牙方法不当、刷牙时间不足或不正确的刷牙力度都可能导致牙齿清洁不到位,从而引发龋齿。

③ 细菌因素:口腔内的致龋菌如变形链球菌和乳酸杆菌能够利用糖分产生酸性物质,腐蚀牙齿。

④ 唾液分泌减少:夜间睡眠时唾液分泌减少,口腔自洁能力下降,增加了龋齿的风险。

（3）龋齿的预防措施

① 保持良好的口腔卫生:从婴儿时期开始,每天早晚刷牙,并使用含氟牙膏增强牙齿抗酸能力。对于较小的婴儿,可以使用纱布或指套牙刷清洁口腔。

② 控制糖分摄入:限制甜食和含糖饮料的摄入,尤其是睡前不吃糖,以减少细菌发酵产生的酸性物质。

③ 定期口腔检查:定期带孩子进行口腔检查,及时发现和治疗龋齿,防止病情恶化。

④ 提供均衡饮食:确保孩子摄入足够的钙、磷、维生素 D 等营养素,以增强牙齿的抗龋能力。

⑤ 培养良好的饮食习惯:鼓励孩子多吃蔬菜、水果和粗粮,以增加咀嚼功能,促齿健牙康。

⑥ 避免不良习惯:纠正孩子吮指、咬铅笔等不良口腔习惯,这些习惯可能导致牙齿排列不齐或损伤牙龈。

育儿宝典

牙齿知多少?

问:孩子 2 岁,活泼好动,从沙发上摔到地上,门牙碰到地面,牙出血,有些松动,需要拔牙吗?(孩子摔碰后牙齿松动如何处理?)

答:应该带孩子到口腔门诊检查,只要孩子没有感觉到疼痛,也不再出血,先保留那颗松动的乳牙进行观察。这几天避免进食比较硬的食物,以免进一步损伤这颗牙齿。如果牙齿逐渐变色,就不能保留它了,拔掉安装上义齿。当孩子 6～7 岁时随着换牙自然就替换了。如果牙齿完全摔掉了,就需要在牙齿所在处做个间隙保持器或者做个义牙安装上,防止其他的牙齿挤占了它的位置,影响恒牙的萌出和美观。

问:孩子摔跤磕掉了牙齿如何处理?孩子 2 岁,由于顽皮不慎从大理石的台阶上摔下来磕掉了牙齿。

答:家长不要丢弃磕掉的牙齿,因为婴幼儿正处于生长旺盛时期,而且组织修复再生的能力很强,如果处理得当,牙齿很容易再植成功。磕掉的牙齿不能长时间暴露在干燥的环境中,也不能将牙齿用纸巾或者手帕包起来去找牙医,这样会使牙根面的牙周膜细胞坏死而影响牙齿再植后牙周膜的愈合。最佳的处理办法就是拿着磕掉的牙齿的牙冠(不要拿着牙根部),用生理盐水冲洗干净。如果当时没有生理盐水也可以用自来水冲洗,然后放进生理盐水或者鲜牛奶中进行保存,交给接诊的牙科医生。在冲洗的过程中,千万不要擦拭或用刀刮,这样会伤害牙周膜组织,影响再植成功。当然,就诊的时间距离磕掉牙齿的时间越短,再植的成功率就越高。

问:1.5 岁的孩子患龋齿需要治疗吗?

答:根据破坏程度,龋齿可分为浅龋、中龋和深龋。浅龋和中龋表现黑色、白垩色、黄褐色的斑块或者牙齿上留有龋洞,这个时候患儿没有什么异常感觉;深龋的时候牙齿表现有很深的洞。患儿感觉疼痛,尤其是吃较热或较冷的食物反应更强烈。婴幼儿早期龋齿应该尽早进行治疗,把牙齿变黑或者变软的部分去掉,再补上树脂等修复材料,恢复牙齿表面的形状即可。

认为孩子还小,早晚换牙不用治疗的观点是不正确的,会使龋齿进一步发展,危害性更大。这是因为乳牙的牙釉质比恒牙薄,牙本质也比较薄,牙髓腔比较大,所以龋齿很快就会侵蚀牙神经,那时就要进行神经治疗。神经治疗包括冠髓切除和根管治疗(这种根管治疗与成人的不一样,不是所谓的烧坏神经,而是被龋齿感染的牙髓组织,待乳牙脱落后,新的恒牙长出来还会有新的牙髓,负责营养新的恒牙)。另外,乳牙龋齿严重破坏了牙齿的结构,影响咀嚼和进食,进而影响营养的吸收和全身发育,同时会影响颌骨的发育;还会影响乳牙排列不齐;龋齿不但影响美观,而且还会影响发音,对孩子的正常心理发育产生影响;一旦引起龋齿的变形链球菌进入血液循环系统,还会影响心脏、肾脏等全身器官。从几个月到 3 岁,乳牙龋齿都可以到儿童牙科医生处治疗,他们都有一套给婴幼儿治疗的经验和措施,让孩子的乳牙获得完善的治疗。

(来源:北京中医药大学附属中西医结合医院儿科原主任医生张思莱)

任务思考

1. 婴幼儿常见的呼吸系统疾病有哪些？
2. 如何区分湿疹、痱子、荨麻疹？
3. 婴幼儿鼻炎的症状和原因是什么？
4. 婴幼儿常见的眼科疾病有哪些？应如何预防与处理？
5. 乳牙早晚会更换，所以乳牙蛀掉了也没关系，你同意这一说法吗？为什么？

任务二 预防与护理婴幼儿常见传染病

案例导入

　　正值春夏交替时节，托育园手足口病病例逐渐增多。2岁的乐乐午睡后，老师发现他手心冒出几颗红色丘疹，次日疹子扩散至脚底、臀部，口腔内壁也布满了米粒大小的溃疡。原本活泼的乐乐变得异常烦躁，拒绝吃任何固体食物，连最爱的酸奶也推开，嘴角不断流出清亮口水，体温持续徘徊在38.2℃。老师注意到乐乐一整天只换过两次尿布，尿液颜色深黄，嘴唇干裂起皮。与乐乐家长联系后，经医生检查，乐乐咽峡部可见成簇疱疹，手足皮疹呈离心性分布（远离躯干），确诊为手足口病。

　　在传染病高发季，如果婴幼儿所在的托育园已出现病例，作为家长或保育人员，如何通过日常防护措施降低婴幼儿的感染风险？

一、传染病的基础知识

　　传染病是指由细菌、病毒、寄生虫等病原体感染，在人体产生的有传染性、在一定条件下可造成流行的疾病。传染病的流行需要有三个基本条件：传染源、传播途径和易感人群，但凡缺少了其中一个条件，流行过程即可中断。

　　根据《中华人民共和国传染病防治法》，目前我国传染病分为甲、乙、丙三类，共41种。

　　甲类传染病，包括鼠疫、霍乱2种，为强制管理的烈性传染病。

　　乙类传染病，包括传染性非典型肺炎、艾滋病、病毒性肝炎、新型冠状病毒感染、猴痘等共28种，为严格管理的传染病。

　　丙类传染病，包括流行性感冒、流行性腮腺炎、手足口病、其他感染性腹泻病等共11种，主要进行监测管理。

二、传染病的传播途径

　　病原体感染易感者的途径称为传播途径，同一种传染病可以有多种传播途径。

　　（1）呼吸道传播。病原体存在于空气中的飞沫或气溶胶中，易感者通过吸入感染，如肺结核、新型冠状病毒感染等。

　　（2）消化道传播。病原体污染食物、水源、餐具或玩具等，经口感染易感者，如霍乱、手足口病、甲肝等。

　　（3）接触传播。易感者通过与被病原体污染的水或土壤接触、日常生活中的密切接触、不洁性接触等途径感染，如破伤风、麻疹、淋病等。

　　（4）虫媒传播。被病原体感染的吸血节肢动物，通过叮咬把病原体传给易感者，如疟疾、登革热等。

（5）血液、体液传播。病原体存在于携带者或患者的血液或体液中，通过应用血制品、分娩或性交等途径传播，如梅毒、艾滋病等。

（6）医源性传播。指在医疗工作中人为造成的某些传染病的传播。

三、传染病的防控措施

防控传染病主要针对其流行的三个环节而采取措施，分别是管理传染源、切断传播途径、保护易感人群。

1. 管理传染源

（1）甲类传染病，需要对患者、携带者、疑似感染和密切接触的对象，以及疫区进行严格的控制。

（2）乙类传染病，须及时对患者进行控制、隔离并治疗。

（3）丙类传染病，主要对患者进行监测管理。

2. 切断传播途径

切断传播途径通常是起主导作用的预防措施，包括将患者或病原携带者安排在指定的隔离单位，暂时与人群隔离，防止病原体扩散，对环境中的病原体或传播媒介进行消杀。开展爱国卫生运动，搞好环境卫生是预防传染病的重要措施。

3. 保护易感人群

采取有重点有计划的疫苗预防接种，使人体对某种病原体产生特异性免疫力，达到预防相应传染病的目的。同时改善人群营养、锻炼身体、提高生活水平，提高机体的非特异性免疫力。

四、婴幼儿常见的传染病类型

1. 婴幼儿流感

（1）流感的症状：3 岁以下的婴幼儿忽然发热，体温迅速上升到腋下温度 39℃ 以上，刚开始的时候还会打冷战、发抖，而且高热的时候，婴幼儿精神状态不好，蔫蔫的、很黏人，食欲和睡眠也和平时不一样，这就要警惕是否流感了。

婴幼儿刚开始一两天只是高热，没有咳嗽流鼻涕等，但之后，咳嗽开始慢慢加重。

（2）流感的护理

① 勤洗手。流感病毒可以通过接触来传播，所以得了流感的婴幼儿，和家里的其他人，都要做到勤洗手。不仅是洗手的次数要增加，洗手的方式也要正确，需要用肥皂或洗手液来洗手，手法上应用"七步洗手法"。

② 通风。家里的窗户要经常打开通风，或者是使用空气净化器，来减少室内空气的病毒。

③ 加湿。使用室内加湿器，把室内的湿度调到 55% 左右，可以缓解流感带给婴幼儿的鼻塞、咳嗽等不舒服症状。

④ 补水。多给婴幼儿喝水，在发热的时候可以避免脱水，也可以帮助降温。

⑤ 让婴幼儿吃得顺口。流感期间无须特别忌口，主要还是跟着婴幼儿的胃口来，婴幼儿想吃的时候，就给做一些他喜欢的、好消化的食物。若是孩子因为不舒服不想吃，也无须勉强，多休息就好了。

⑥ 特殊护理：做好隔离。首先要保证不带孩子去人多的地方，在生病期间，最好能一直在家里休息。对大一点的婴幼儿，可以准备一次性纸巾或者棉柔巾等用品，教会婴幼儿在咳嗽打喷嚏之前，要用纸巾捂住口鼻。婴幼儿的洗漱用品、餐具以及婴幼儿直接接触过的东西，都要和家里其他人隔离。最好是由固定的人照护起居，直到所有流感症状消失，孩子状态稳定。

2. 手足口病

手足口病又称发疹性水泡性口腔炎，由肠道病毒感染引起，是发疹性传染病，属于自愈性疾病。一年四季都可能发病，在北方地区夏秋季高发，在南方地区以春夏季为主高峰，秋冬季节为次高峰。任何年龄均可发病，尤其是 5 岁以下的孩子。手足口病分为轻症和重症，少数重症患儿可合并心肌炎、脑炎等并发症危及生命。多数患儿为普通型，整个病程在 1 周左右，只要护理得当，不会在皮肤上留下任何色素痕迹或瘢痕,预后良好。

（1）手足口病的病因

① 接触了手足口病的病毒。婴幼儿好动,经常乱摸任何东西,如果有些物品上面含有病毒,就导致了手足口病的发生。

② 误食含有病毒的食物或者水。手足口病最大的感染原因是食物或者水中含有手足口病的病毒。

③ 衣服上含有病毒。有些父母自己不注意,把婴幼儿的衣服放在不干净的地方,发生病毒感染,引起了婴幼儿的手足口病。

有数种病毒可引起手足口病,最常见的是柯萨奇病毒 A16 型,此外柯萨奇病毒 A 的其他株或肠道病毒 71 型也可引起手足口病。柯萨奇病毒是肠道病毒的一种。

（2）手足口病的症状:手足臀口处出现斑丘疹、疱疹为主要特点,多伴有发热。发病早期有点像感冒,急性起病,发热,一般为 38℃左右,部分患儿可伴有咳嗽、流涕、食欲不振、恶心、呕吐、头疼等症状。发热的同时或发热 1～2 天后,口腔黏膜、唇内见到疱疹,周边伴有红晕,甚至溃疡,手心、足心及屁股上看到皮肤斑丘疹、疱疹,疱疹呈圆形或椭圆形、扁平,小至米粒,大至豌豆大小,较硬并内有混浊液体。部分患儿因为口腔疼痛而出现流口水、不爱吃饭、哭闹等现象。一般来说手足口病不伴有皮疹瘙痒,但部分患儿感染后皮疹较重,可能会出现抓痒的情况。也因为部分患儿打过手足口病的疫苗,故出现轻症,无发热,只表现口、或手、足、屁股的皮疹。

（3）手足口的传播途径

① 呼吸道空气飞沫传播——通过唾液、喷嚏、咳嗽,说话时的飞沫。

② 粪口传播——食用或饮用受污染的食物、餐具、水源、或接触污染源使手携带病毒进食,导致"病从口入"感染病毒。在一日生活中应注意提醒婴幼儿,打喷嚏、咳嗽时记住要用纸巾掩鼻,饭前便后勤洗手。

（4）手足口的护理

第一,室内空气新鲜。每天通风至少 2 小时,多休息。

第二,适当多喝温开水、蔬菜水果汁,以利于出汗、排便,促进毒素排出。宜清淡饮食,吃流质或半流质饮食,忌食辛辣、鱼、虾、肉类等易使病情加重的食物。患儿嘴痛时不宜吃过烫食物,食用过热的食物可以刺激破溃处引起疼痛,不利于病变愈合。

第三,被子不要盖得太多、太厚,汗多时需及时擦干,并避免风吹,以免着凉,保持皮肤的清洁卫生。

第四,虽然手足口病类似水痘,一般能很快痊愈,但也不可掉以轻心,要细心呵护,注意重症表现,预防隔离,以防扩散流行。当家长和老师不能识别这种病时,要及时看医生就诊,对可疑者要早诊早治早隔离。

3. 疱疹性咽峡炎

（1）疱疹性咽峡炎的症状:顾名思义,这个疾病最大的特点就是疱疹长在咽峡部,因此取名为疱疹性咽峡炎,通常先出现发热 2 天左右,然后出现咽部疱疹,咽喉疼痛、口痛、头痛等,部分疱疹破溃变为溃疡,孩子疼痛明显,而产生厌食、拒食、流口水等现象。

（2）引起疱疹性咽峡炎的原因:主要由肠道病毒感染引起,可以通过以下方式被感染:

① 胃肠道（粪—口）传播。

② 饮入或食入被病毒污染的食物亦可感染,是最主要的感染方式。

③ 呼吸道传播:口水飞沫进入呼吸道就会遭感染。

④ 接触传播:接触了患儿口鼻分泌物、皮肤或者黏膜疱疹液及被污染的手、物品等。

（3）护理与预防

① 有发热惊厥病史的孩子,发热时应及时服用退热药和就诊;其他孩子体温高于 38.5℃后伴有精神不佳,可以对症服用退烧药,如果精神状态好,可不用特殊治疗。

② 疱疹性咽峡炎口腔疼痛明显,患儿大多有拒食现象。应该注意给患儿补充营养,食物不宜过热,应该清淡一些,以流质和半流质为主,适当多吃点含维生素 C 高的水果和蔬菜,或局部喷开喉剑等。忌食刺

视频

4-2-2:
疱疹性咽峡炎

激性食物,如辛辣、硬等,避免刺激口腔破溃部位引起疼痛。

③ 居家隔离,一定注意口腔卫生,保持口腔清洁。患儿用过的食具一定要进行沸水消毒处理,避免造成感染,保持空气流通。

在疾病的高发期家长要注意保持孩子个人和室内的卫生,尽量不带孩子去人群密集的公共场所。加强锻炼,增强免疫力。

4. 猩红热

猩红热是由 A 组 β 型溶血性链球菌引起的急性出疹性传染病。通过呼吸道(飞沫)传播,或直接密切接触传播,亦可经破损皮肤感染。

高发年龄,季节:多见于 3 岁以上小儿,尤以 5～15 岁多见。全年可发病,冬春季节多见。

(1)猩红热的症状:潜伏期 1～12 天,多为 2～5 天,临床表现差别很大。主要临床表现有发热、咽峡炎、全身弥漫性红疹,可伴有草莓舌、杨梅舌、口周苍白圈和疹后脱屑等。根据临床特点可分为普通型、脓毒型、中毒型、外科型四种。普通型猩红热:流行期间大多数属于此型。

① 发热:体温可达 39℃,伴有头痛、全身不适、食欲不振等中毒症状。

② 咽峡炎:表现为咽充血、咽痛、吞咽痛、局部脓性渗出物。

③ 皮疹:发热后第 2 日开始出疹,始于耳后颈部及上胸部,24 小时迅速蔓及全身。典型皮疹为均匀分布的弥漫充血性针尖大小的丘疹,压之褪色,伴有痒感,出现口周苍白圈、皮肤皱褶处因皮疹密集或摩擦出血呈线状疹(帕氏线),舌出现"草莓舌"与"杨梅舌"样变化。皮疹在 48 小时达高峰,后按出疹先后消退,2～3 天退尽。疹退后开始出现皮肤脱屑甚至片头脱皮。

④ 并发症:主要有心肌炎、肾炎、风湿热、中耳炎、肺炎。

(2)猩红热的处理

① 及时就诊,广谱抗生素药物或住院治疗后居家隔离。

② 患儿应注意卧床休息,其他人接触患者时要戴口罩。

③ 患儿居室要经常开窗通风换气。患儿使用的食具应煮沸消毒;患儿痊愈后,用具要进行一次彻底消毒,可用来苏水擦洗或户外暴晒 1～2 小时。

④ 针对发热应该适当增减衣物,多喝水;对于咽喉肿痛,可以多吃软的食物,多喝水,少说话,咽喉肿痛会随着退烧慢慢好转,一开始可能会因为咽喉痛,不愿意吃东西,可以吃一些软的、流质的食物,例如粥、牛奶、面条等。针对皮疹,应该减少皮肤摩擦,脱皮后注意保湿。起皮疹期间,可以照常给婴幼儿洗澡,也可以正常见风,不用特意包裹。不过要注意穿棉质的软衣物,也要避免在地上爬,减少外界对皮肤的摩擦。在皮疹 3～5 天后的脱皮阶段,每天可以在婴幼儿身上涂一些温和的保湿霜,让皮肤保持湿润。

(3)猩红热的预防:目前尚无相关疫苗,主要治疗药物是青霉素类药物。青霉素类药物是处方药,不推荐自行用药。近几年监测结果显示,猩红热发病以轻型病例为主,极少出现重症病例,症状多不典型,初期很难与流感等普通疾病区别。在小学生和托幼机构儿童等重点人群中健康带菌率达 10％以上,存在隐性带菌感染的风险,所以做好以下预防尤为关键:

① 养成良好的个人卫生习惯、勤洗手、多晒衣被。

② 保持居室清洁卫生、常通风、保持空气清新、加强户外锻炼。

③ 发现早期症状、及时就医、一旦确诊立即隔离、避免相互传播。

④ 托幼机构和学校应做好日常隔离消毒、加强晨检、及时发现和隔离病人、防止疫情蔓延。

5. 小儿水痘

水痘是由水痘-带状疱疹病毒引起的呼吸道传染病。其临床特征为皮肤上出现丘疹、水疱、痂疹等皮疹,并伴有发热、头痛、咳嗽等症状。水痘的传染性极强,主要通过飞沫传播和接触传播。感染后一般可获得持久的免疫力,但病毒可在体内潜伏,并在成年后引发带状疱疹。

(1)小儿水痘的症状

① 发热:体温上升至 38～39℃,持续 1 至 2 周。

② 头痛、恶心、呕吐等全身症状。

③ 皮疹：皮疹首先出现在躯干或头部，逐渐扩散至四肢和面部。皮疹最初为红色斑疹或丘疹，很快发展为透明的水疱，周围有红晕。水疱在数天内干燥、结痂，通常在 2 至 3 周内脱落。

④ 可能伴有咳嗽、流鼻涕等呼吸道症状。

（2）小儿水痘的诊断与治疗：诊断小儿水痘主要依据临床症状和实验室检测。医生会根据皮疹的特点和其他症状进行初步诊断。实验室检测包括血液检查和病毒分离等，有助于确诊。

治疗小儿水痘主要是支持性护理和缓解症状。大多数水痘患儿可以通过在家护理得到缓解。以下是一些常用的治疗方法：

① 发热处理：如果患儿体温超过 38.5℃，医生可能会建议使用退热药，如对乙酰氨基酚或布洛芬。请按照医生的建议使用药物。

② 皮肤护理：保持皮肤清洁干燥，避免抓挠皮疹，以减少继发感染的风险。可以给患儿穿宽松舒适的衣服，减少衣物对皮肤的摩擦。

③ 疼痛管理：如果患儿感到疼痛或不适，可以尝试使用非处方止痛药，如对乙酰氨基酚或布洛芬。但请注意，在使用止痛药时应遵循医生的建议和剂量。

④ 饮食与饮水：鼓励患儿多喝水和进食易消化的食物，以保持身体水分和营养。避免给患儿食用刺激性或油腻的食物。

⑤ 休息与隔离：让患儿有足够的休息时间，并保持室内空气流通。将患儿与其他儿童隔离，以减少病毒传播的风险。

（3）小儿水痘的预防：预防小儿水痘的最好方法是接种水痘疫苗。水痘疫苗是一种安全有效的预防措施，可以显著降低感染水痘的风险。根据国家免疫规划程序，儿童通常在 1～12 岁接种水痘疫苗。建议家长按照医生的建议及时为孩子接种疫苗。

除了接种疫苗外，以下是一些预防小儿水痘的措施：

① 增强免疫力：保证孩子获得充足的营养和睡眠，鼓励孩子进行适当的运动和锻炼，以增强免疫力。

② 个人卫生：教育孩子保持良好的个人卫生习惯，如勤洗手、避免接触眼睛和鼻子等易感部位、不与他人共用毛巾等个人物品等。

③ 避免接触传染源：尽量让孩子远离患有水痘的儿童或其他易感人群。如果孩子已经感染了水痘，应该隔离至全部疱疹干燥结痂为止，以减少病毒传播的风险。

④ 健康监测：家长应该密切关注孩子的健康状况，如发现孩子有发热、出疹等症状，应及时就医并告知医生孩子可能接触过水痘患者或疑似病例等情况。

⑤ 家庭护理：对于已经感染水痘的孩子，家长应该做好家庭护理工作，包括保持室内空气流通、让孩子穿着宽松舒适的衣服、保持皮肤清洁干燥等措施，以促进孩子的康复。

小儿水痘是一种常见的儿童期疾病，通过接种疫苗和采取有效的预防措施，我们可以有效地降低孩子感染水痘的风险。作为家长，应该了解水痘的预防和护理知识，遵循医生的建议，为孩子提供最佳的预防和护理服务。同时，如果孩子感染了水痘，家长应该积极配合医生的治疗方案，做好家庭护理工作，促进孩子的康复。

6. 诺如病毒

婴幼儿诺如病毒感染是一种常见的急性胃肠炎，尤其在寒冷季节（10 月至次年 3 月）高发。诺如病毒具有高度传染性，主要通过粪口途径、接触被污染的表面或食物传播，因此在幼儿园、托儿所等人群密集场所容易暴发。

（1）诺如病毒的症状：婴幼儿感染诺如病毒后，症状通常包括呕吐、腹泻、发热、腹痛等，潜伏期为 12～48 小时，病程一般持续 2～3 天。由于婴幼儿免疫系统较弱，他们更容易出现脱水症状，严重时可能导致电解质紊乱、酸中毒等并发症。因此，家长需密切监测婴幼儿的液体摄入和症状变化，及时补充流失的水分和电解质。

（2）诺如病毒的传播途径

① 粪口途径：这是诺如病毒传播的主要方式，包括直接摄入被污染的粪便或呕吐物，以及通过接触被污染的手、物体或用具后将病毒带入口中。

② 食源性传播：食用被诺如病毒污染的食物是常见的传播途径。特别是牡蛎等贝类海产品和生食的蔬果类容易引起暴发性感染。

③ 水源性传播：饮用被诺如病毒污染的水也可能导致感染，例如桶装水、市政供水和井水等饮用水源可能被污染。

④ 接触传播：触摸被诺如病毒污染的物体或表面，然后将手指放入口中，也会导致感染。

⑤ 气溶胶传播：呕吐物可能被气化形成飞沫，可以污染周围物体的表面。人们触摸表面后会将病毒带入口中。

婴幼儿由于免疫系统尚未完全发育，对诺如病毒特别敏感，因此在托儿所、幼儿园等人群密集的场所中，诺如病毒的传播速度更快，容易引起暴发。

（3）诺如病毒的护理措施

① 居家隔离：确诊后应立即居家隔离，避免与其他家庭成员接触，直到所有症状消失至少48小时。这有助于防止病毒传播给其他家庭成员或社区。

② 保持良好的手卫生：频繁用肥皂和水彻底洗手，特别是在如厕后和进食前，确保清洁所有手部区域，包括指尖、拇指和手背。手部消毒剂对诺如病毒无效，因此要特别注意使用肥皂和水。

③ 清洁和消毒：使用消毒剂或漂白剂彻底清洁和消毒托儿设施的表面，包括厕所、呕吐物或腹泻污染区域以及经常接触物的表面，如水龙头把手和门把手。此外，及时清洗可能被污染的衣物和床单。

④ 饮食管理：鼓励患儿多饮水或用温水漱口，避免酸、辣、干、硬的食物，给予富含营养、易消化的半流质或流质软食。严重脱水时应及时住院输液治疗。

⑤ 个人卫生：告知患儿尽量避免抓挠皮肤，同时勤剪指甲，避免抓伤皮肤引起继发感染。沐浴使用清水即可，避免水温过高，不能使用刺激性强的肥皂及沐浴液。

⑥ 环境管理：保持室内空气流通，并调节温度和湿度。每次冲水时都关闭马桶盖，以减少病毒传播。如果在家中呕吐到地板上或家具上，使用热水和洗涤剂清理并彻底洗手。

⑦ 医疗建议：如果出现持续数天的持续性腹泻，应寻求医疗帮助。如果经历严重的呕吐、粪便中带血、胃痛或脱水，也应联系医生。

⑧ 避免公共场所：在康复前48小时内应避免工作和与其他人接触，尤其是医疗保健、育儿或食品准备行业的人士。感染后需居家隔离72小时，并配合学校和医疗部门进行检测。

（4）诺如病毒的预防

① 保持良好的个人卫生习惯，勤洗手尤其关键，照护者应教育孩子饭前便后、处理食物前、如厕后以及手被污染后用肥皂和流动水彻底清洗双手，至少20秒。

② 避免接触患者：尽量避免婴幼儿接触诺如病毒感染者，特别是不要共用餐具或分享食物。

③ 注意饮食和饮水卫生：煮熟食物：所有食物尤其是贝类海鲜应彻底煮熟后食用，避免生食；饮用开水：不喝生水，确保饮用水经过适当处理；清洗水果和蔬菜：食用前要彻底清洗水果和蔬菜，尤其是浆果类在食用前去掉外皮。

④ 加强环境和个人防护：定期消毒：对可能接触到诺如病毒的物品和表面进行立即消毒，使用含氯消毒剂对呕吐物或被污染的环境和物品进行清洗和喷洒；开窗通风：保持室内空气流通，定期开窗通风。

⑤ 减少外出和避免人群聚集：在诺如病毒高发期，尽量不带婴幼儿去人群聚集的地方，确需外出时要做好自身防护和手卫生。

⑥ 提升身体免疫力：加强锻炼：引导孩子科学锻炼，保证充足睡眠，增强身体抵抗力。均衡饮食：确保孩子饮食均衡，多吃新鲜蔬菜和水果，补充足够的营养。

⑦ 隔离和居家休息：如果孩子感染诺如病毒，应居家休息，隔离至康复后3天再上托幼机构，以防止

病毒传播给其他孩子。

育儿宝典

如何区分手足口病、扁桃体发炎和疱疹性咽峡炎

这3种疾病虽然病在咽部,但是病变在咽部的不同部位,而且感染的病原体也是不同的。

手足口病是由肠道病毒引起的传染病。引发手足口病的肠道病毒有20多种(型),其中以柯萨奇病毒A16型(Cox A16)和肠道病毒71型(EV71)最为常见。多发生于5岁以下儿童,表现口痛、厌食、低热、手、足、口腔等部位出现小疱疹或小溃疡(图4-2-1),多数患儿一周左右自愈,少数患儿可引起心肌炎、肺水肿、无菌性脑膜脑炎等并发症。少数病例(尤其是小于3岁者,多由EV71感染引起)病情进展迅速,在发病1~5天可出现脑炎、脑脊髓炎、肺水肿与循环障碍等症状,极少数患儿病情危重时可危及生命,存活病例可留有后遗症。

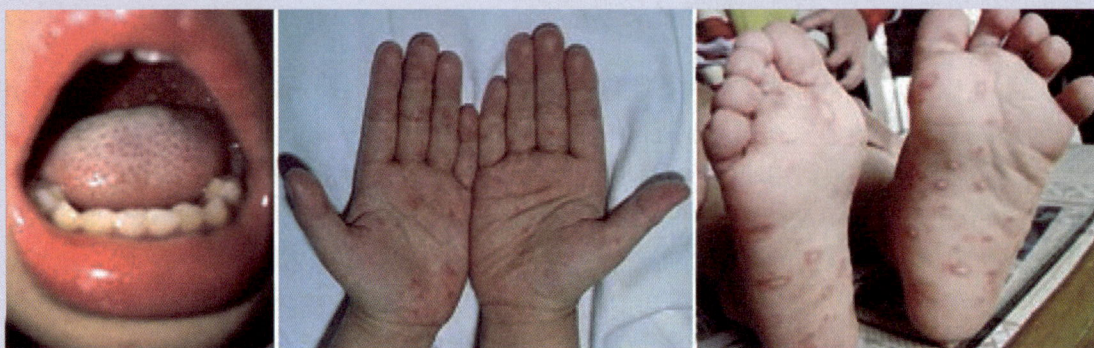

图4-2-1 手足口病的出疹子部位

扁桃体炎是由细菌感染引起的,多见于2岁以上的孩子,一年四季都可以发病。一般发病急,发热呈高热,体温多在39~40℃,咽痛剧烈,常常影响食欲或吞咽困难;没有鼻塞或结膜炎;孩子常常呕吐,腹痛;扁桃体伴有渗出物,甚至出现白色渗出物或脓栓;软腭常常有出血斑,同时颈淋巴结肿大。血常规化验,白细胞高于正常值。病程为5~7天,常常高热不退。因此扁桃体炎需要使用抗生素进行治疗,如果治疗不彻底,可能引起肾炎或者急性风湿热(图4-2-2)。

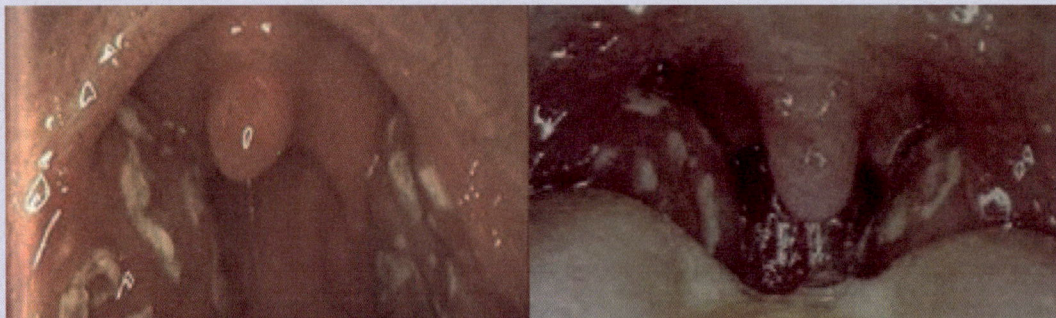

图4-2-2 扁桃体炎的咽部

疱疹性咽峡炎是病毒感染的一种咽部病变,可以散发或者流行,多发生在夏秋季。发病急,突然高热,没有鼻塞或结膜炎;咽痛,甚至不敢吞咽和流涎;有呕吐,腹痛;咽部在扁桃体和软腭处可见疱疹样黏膜损害,周围红晕,直径1~3mm,进而发展为浅溃疡,一般2~5天逐步消退,病程1周左右。血常规化验,白细胞偏低或者在正常范围内(图4-2-3)。

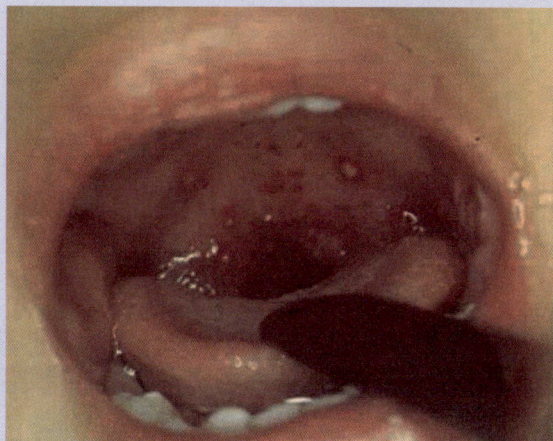

图 4-2-3　疱疹性咽峡炎的咽部

（来源于武汉协和医院微信公众号 https://mp.weixin.qq.com/s/c56odt1yzJPnpDzGfmW7vw）

任务思考

1. 婴幼儿常见的疾病有哪些？
2. 婴幼儿常见的传染病有哪些？
3. 托幼机构应该如何做好传染病管理？
4. 如何有效预防婴幼儿感染诺如病毒？

实训实践

实训实践任务

任务名称：婴幼儿常见疾病的预防与护理实践实训

任务内容：

1. 了解婴幼儿常见疾病的类型及症状，学会观察和记录婴幼儿的身体状态。
2. 掌握应对常见疾病的护理方法，如物理降温、补液等。
3. 制定适合家庭环境的护理方案，指导家长如何在家中照顾生病的婴幼儿（表 4-2-1、表 4-2-2）。

任务要求：

1. 选择 1～2 个婴幼儿常见疾病案例，进行详细分析，撰写护理计划，并提出预防措施。
2. 结合实际情况，模拟与家长的沟通，传达护理建议。

任务目标：

1. 理解婴幼儿常见疾病的基本知识，能识别主要症状及其护理要求。
2. 提高婴幼儿护理的实际操作技能，能独立进行基础护理操作。
3. 能够有效与家长交流，给予适当的健康指导。

视频

4-2-3：
体温测量

表 4-2-1　实训任务表

婴幼儿疾病案例 （也可自选案例）	托育园托大班的幼儿贝贝午睡后，坐在床上不停咳嗽，好像有点喘不过气来，刘老师给她拍了拍背，摸了摸贝贝的额头，感觉比较烫，马上拿体温计给贝贝测量了体温，显示 39℃。 任务：如果你是刘老师，应该如何进行紧急降温处理呢？（案例来源自全国托育职业技能竞赛——保育师（学生组）赛题）
护理计划	

续　表

提出有效的预防措施	1.
	2.
	......
家庭护理建议	1.
	2.

表 4-2-2　物理降温评分标准

内容	维度	评分标准	分值
物理降温	操作流程	1. 对施救环境进行正确评估(口述) 2. 对患儿表现进行正确评估(口述) 3. 能根据征象采取正确的急救措施 4. 施救者操作流程正确、完整、流畅 5. 施救者动作准确、恰当、有效	70
	综合评价	1. 物理降温方法正确、完整 2. 婴幼儿受到关爱和保护 3. 能选择正确用物,能根据患儿的情况选择正确的物理降温方式 4. 与婴幼儿交流互动充分,情感呵护到位	30
评分档		用物选择正确,物理降温措施选取正确,操作流畅,动作要领实施规范,预防措施操作性强	80~100
		用物选择正确,物理降温措施选取正确,操作较流畅,动作要领实施较为规范,预防措施操作性较强	50~70
		用物选择正确,物理降温措施选取正确,动作要领实施基本规范,预防措施操作性一般	20~40
		物理降温措施选取不正确或该项未完成	0~10

赛证 链接

在线练习

单项选择题

1. 下列不属于婴儿常见传染病的是(　　　)。

A. 水痘　　　　　　B. 麻疹　　　　　　C. 湿疹　　　　　　D. 百白破

2. 婴幼儿患轻度肺炎时,为了利于婴幼儿呼吸,应给婴幼儿什么样的姿势比较合适。(　　　)

A. 平躺　　　　　　B. 半躺半坐　　　　C. 侧躺　　　　　　D. 以上都是

3. 婴幼儿可以通过到户外多晒太阳使病情得到缓解,这可能患了什么病?(　　　)

A. 佝偻病　　　　　B. 龋齿　　　　　　C. 斜视　　　　　　D. 支气管肺炎

4. 下列形成龋齿的原因描述正确的是(　　　)。

A. 乳牙较小　　　　　　　　　　　　　B. 乳牙牙釉质薄

C. 牙本质较松脆　　　　　　　　　　　D. 容易被腐

5. 婴幼儿皮肤角质层薄,毛细血管丰富,容易出现湿疹,好发于(　　　)。

A. 面颊部　　　　　　B. 颈部　　　　　C. 腋下　　　　　D. 腹股沟等褶皱处

(题目选自首届婴幼儿照护赛项赛题)

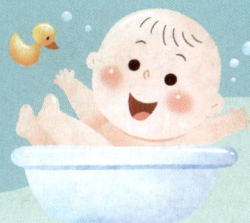

项目五 > 预防婴幼儿意外伤害事故与急救

项目导读

　　婴幼儿探索世界的过程伴随潜在风险，意外伤害已成为威胁儿童健康的严重隐患。本项目针对0~3岁婴幼儿动作发展快、风险意识弱的特点，构建"预防-应急-处置"三维防护体系。该项目重点阐述居家、户外及托育场景中的高危因素，涵盖烫伤、跌落、气管异物等常见意外事故的预防策略，强调通过环境安全改造、监护人行为规范及婴幼儿安全教育形成立体防护网。重点讲授通用的急救黄金原则，结合婴幼儿生理特殊性，分步演示气道异物梗阻（海姆立克法）、创伤止血、心肺复苏等关键急救技能，同步解析烧烫伤、小外伤、鼻出血等情境化应对方案。通过情景模拟与实操演练，帮助家长及保育人员快速识别风险信号，掌握急救流程标准化操作。项目深度融合医学指南与养护实践，致力提升照护者的风险预判能力与危机处理效能，为婴幼儿构筑坚实的安全屏障，让探索世界的每一步都更有保障。

学习目标

1. **知识目标**：了解婴幼儿意外事故发生的常见原因和预防措施。
2. **能力目标**：掌握婴幼儿安全教育的内容与方法。
3. **素养目标**：提高安全防范意识，具备敏锐的安全意识与应对婴幼儿常见意外伤害的专业能力。

知识导图

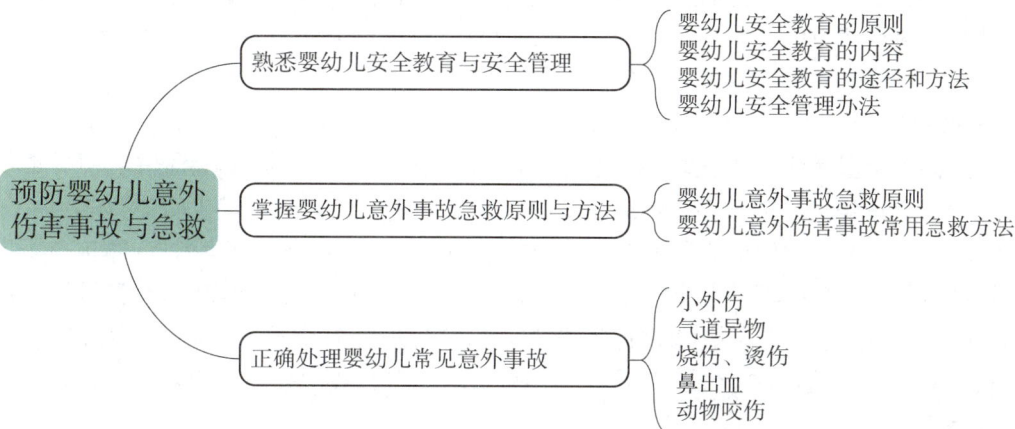

任务一　熟悉婴幼儿安全教育与安全管理

案例导入

案例1：一个3岁的小女孩穿着一件带帽子的上衣参加运动，从攀登架上下来时，帽子不慎被器械突出的部位挂住，致使整个人被悬挂起来。幸亏老师及时发现并解救，才避免了女孩因窒息而死亡。

案例2：托育机构里，东东哭着跑向玲玲老师，老师发现东东的右小腿磕破流血了。原来，刚才东东玩滑滑梯时摔倒了。看着紧张、害怕的东东，玲玲老师一边安慰他，一边把他带到医务室，为其消毒、止血、包扎好伤口。

预防伤害是养育人的基本责任，对婴幼儿一生的健康至关重要，也是帮助婴幼儿养成安全意识和行为习惯的重要内容。照护者应树立预防婴幼儿伤害的意识，牢记婴幼儿不能离开养育人的视线范围，养成安全看护的行为习惯，提升环境安全水平，掌握常用急救技能，预防婴幼儿伤害发生。

一、早期教育机构的安全教育原则

据《国务院办公厅关于促进3岁以下婴幼儿照护服务发展的指导意见》（国办发〔2019〕15号）要求，依据国家卫生健康委《托育机构设置标准（试行）》《托育机构管理规范（试行）》，指导托育机构切实做好安全防护，为婴幼儿提供科学、规范的照护服务，制定《托育机构婴幼儿伤害预防指南（试行）》。本指南适用于经有关部门登记、卫生健康部门备案，为3岁以下婴幼儿提供全日托、半日托、计时托、临时托等托育服务的机构。

《托育机构婴幼儿伤害预防指南（试行）》共分为九个部分，前七部分分别针对窒息、跌倒伤、烧烫伤、溺水、中毒、异物伤害、道路交通伤害等3岁以下婴幼儿常见的伤害类型，为托育机构管理者和工作人员在安全管理、改善环境、加强照护等方面开展伤害预防提供技术指导。第八部分提出注意做好动物伤、锐器伤、钝器伤、冻伤、触电等其他类型伤害的预防控制。第九部分为婴幼儿伤害紧急处置提示。

以上政策法规的制定都说明安全教育应该是持续的过程，需要家长、教师和儿童共同努力，以确保儿童在一个安全和支持性的环境中成长。早期教育机构为确保婴幼儿的安全，应该遵循以下几个原则：

1. 全员参与

安全教育需要教师、家长和婴幼儿共同参与。教师应具备相关知识和技能，并将安全教育融入日常教学中，家长也应积极配合并与教师紧密合作，帮助幼儿学会自我保护，提高安全意识。所有机构（园所）的工作人员应熟悉紧急程序，如火灾发生时的撤离程序，并定期进行演练，以确保在紧急情况下能够迅速有效地应对。

2. 渗透式教育

安全教育应渗透于日常生活中，通过游戏、故事、歌曲等方式传授安全知识和技能，引导婴幼儿培养正确的行为习惯和安全意识。早期教育机构应将安全教育贯穿于婴幼儿的一日生活中，如晨检、午检、散步、盥洗、户外游戏等各个环节。例如，在晨检时，保育员应仔细检查孩子的口袋和书包，防止孩子携带尖锐物品入园；在进餐时，保育员应提醒或帮助孩子们饭前洗手，以防病从口入。在日常游戏教学中，教师应观察幼儿的行为，对错误动作进行指导，并通过行为模拟训练进行现场安全教育。同时，教师应注意婴幼儿的语言表达方式，使用不同的语言指导幼儿的游戏活动，使幼儿在游戏中学会安全防范与处理。

3. 个性化教育

根据每个婴幼儿的特点和需求，提供个性化的安全教育，确保每位婴幼儿都能得到适合自己的安全教育。个性化教育原则要求教育工作者了解每个孩子的独特性，包括他们的兴趣、性格、心理特征和发展水平,并根据这些特点设计相应的教育活动和安全措施,与家长保持紧密沟通,共同探讨教育策略,增强家园合作,使教育更加全面和连续。

4. 预防为主

安全教育应注重预防为主,通过教育婴幼儿识别潜在危险。预防为主原则强调通过积极的措施,提前识别和消除潜在的安全隐患,从而避免伤害的发生。早期教育机构需要建立健全的安全管理制度和应急预案,明确安全管理的主体责任,落实各项安全措施。例如,应制定并执行预防窒息、跌倒伤、烧烫伤等常见伤害的管理细则,定期排查环境中的安全隐患,并采取相应的防护措施,还应定期开展安全检查和演练,提高工作人员的应急处理能力。

早期教育机构也应加强对婴幼儿及其照护人员的安全教育和培训,普及安全知识,提高自我保护和自救能力。例如,工作人员应掌握急救技能和防范方法,并定期接受相关培训。同时,托育机构还应开展形式多样的家长和幼儿安全教育活动,增强儿童及其看护人的安全意识。

此外,早期教育机构还应注重改善环境,确保生活场所的安全卫生,预防异物吸入、烧烫伤、跌落伤、溺水和中毒等伤害的发生。例如,将药物、日用化学品等存放在婴幼儿无法接触的地方,避免提供易导致窒息的食物和玩具。

5. 家庭与社会协同共同责任

家庭、学校和社会都应重视安全教育,通过科学的方法培养孩子的自我保护能力和应对危机的能力。家庭是婴幼儿生长的第一个场所,家庭教育对婴幼儿安全意识的培养起着至关重要的作用。因此,早期教育机构应树立家园共育理念,与家长合作,共同促进儿童的安全成长。

二、婴幼儿意外事故发生的原因

1. 婴幼儿自身的原因

生长发育不成熟造成肌肉控制能力不足;婴幼儿心理发育不成熟,对危险及其程度认识不足,对现场应对缺乏经验。

2. 环境设施的问题

环境中存在的安全隐患是导致意外事故的重要原因之一。家中电源插座、热水、热汤等危险物品的不当放置,以及户外的马路、河边、施工工地等危险地段都可能引发意外,如没有井盖的路面、未封闭的化粪池、没有护栏的窗台或阳台等危险地段、地方等。此外,园所内缺乏安全设施也是导致意外事故的原因,如秋千、滑梯、攀登器材、空中飞船等运动器材或娱乐设施;火灾、地震、雷电、传染病等也是不可预测的意外灾难。

3. 照护者安全意识和操作程序上的问题

许多意外事故的发生与成人监护不力有关。例如,家长安全意识淡薄,缺乏预防和处理知识,未能妥善看护孩子。家庭教育不当也可能导致孩子养成不良的生活习惯或心理承受能力差,从而增加意外事故的风险。

三、婴幼儿的安全教育内容

1. 交通安全教育

(1)乘车安全

① 成人带婴幼儿乘车外出时,须配备合适的安全座椅,不能让婴幼儿随意将头、手伸出车窗外,关闭车窗与儿童锁。在车辆行驶过程中,不能让婴幼儿吃东西,因为无论刹车还是颠簸摇晃时,都可能导致发生呛噎甚至窒息的危险。

② 不要将婴幼儿独自留在车内,封闭的车厢内气温升高,会令婴幼儿产生呼吸困难、窒息等症状。

③ 驾驶者在发动车辆之前,一定要观察清楚车辆周围的情况,特别是车后方,以免发生压伤婴幼儿的事故。

(2)基本的交通规则知识

① 教育婴幼儿不要在公路上奔跑、游戏、踢球,不横穿马路,遵守交通规则。

② 教育婴幼儿认识并理解红绿灯、人行横道线等交通标识。

③ 教育婴幼儿养成遵守交通规则的良好习惯。

2. 游戏安全教育

(1) 选择符合安全标准的玩具

① 机械强度和稳定性:玩具及其部件应具备足够的机械强度和稳定性,以承受使用中可能遇到的应力,避免破裂或变形导致伤害。

② 设计安全:玩具设计应减少边缘、尖端、突出物、绳索、电线等可能造成伤害的设计,确保与之接触时不会产生危险。特别是对于 3 岁以下婴幼儿使用的玩具,其尺寸不得被吞咽或吸入,包装也应符合特定要求,避免堵塞口鼻腔。

③ 小零件和窒息风险:对于 3 岁及以下婴幼儿使用的玩具,预定玩具及其可拆卸的部件或经可预见的合理滥用测试后脱落的部件,不应完全容入小零件试验器。此外,塑料袋或薄膜的厚度应大于或等于 0.038 mm,以减少窒息危险。

④ 绳索和弹性绳:绳索和弹性绳应防止婴幼儿被勒死或缠绕在脖子上。非编织绳(单纤维丝)不易形成环套。

⑤ 水上玩具和封闭空间玩具:水上玩具设计应减少失去浮力的危险,确保支撑婴幼儿。封闭空间的玩具应配备易于开启的出口。

⑥ 卫生要求:玩具的设计和制造应确保符合卫生和清洁要求,以避免任何感染、致病和污染的风险。供 3 岁以下婴幼儿使用的玩具的设计和制造应确保能进行清洁。

(2) 进行游戏安全教育:对婴幼儿进行游戏安全教育是一项至关重要的任务,旨在确保他们在玩耍过程中既快乐又安全。以下是一些详细的建议和措施:

① 环境检查先行:在游戏前,家长和看护人应仔细检查游戏场地,确保没有尖锐物品、湿滑区域、裸露电线和不稳固的家具等潜在危险。此外,应选择适合婴幼儿年龄和发育水平的游戏设施,并确保这些设施远离硬路和花园边缘等危险地方。

② 适龄游戏选择:根据婴幼儿的年龄和能力挑选合适的游戏,既能激发他们的潜能又确保安全。例如,对于 2 岁以下的婴儿,应避免剧烈运动可能导致头部受伤的游戏,如摇晃、翻滚和甩动。

③ 规则讲解清晰:用简单易懂的语言向婴幼儿解释游戏规则和安全注意事项,设定明确的界限。例如,在玩积木时,教育婴幼儿不能随意扔向同伴,特别是头部。

④ 全程陪伴监护:家长应全程参与并密切注意婴幼儿的动向,及时纠正不当行为,预防意外发生。在户外游戏中,教师也应密切关注幼儿的行为,引导他们遵守规则。

3. 日常安全教育

(1) 教育婴幼儿不随身携带锐利的器具,如小刀、剪刀等。

(2) 上下楼梯时不拥挤、跑跳,学会靠右边有秩序排队走,不推人、不挤人,养成安全上下楼梯的良好习惯;不爬窗台,不从楼梯扶手往下滑。

(3) 不独自玩烟花爆竹,不玩弄电线与插座,不随意开启电熨斗、电取暖器等电器。

(4) 外出活动时,应紧跟随老师,不擅自离开;离园时一定要告诉老师,不独自离园,不跟陌生人走。

4. 自我救助教育

(1) 记住有关自己和家人的重要信息,以备走失等紧急状况时使用,如:自己的姓名、所在托幼园的名称、父母的名字及电话号码、家庭住址。

(2) 知道并逐渐学会在危急情况下躲避危险的基本方法,如:防火逃生的正确要领、躲避雷电袭击的正确方法。

(3) 知道并逐渐学会在紧急情况下进行急救的基本方法,如鼻子出血、被开水烫伤、被毒虫子咬伤,拨打"110""119""120"求救电话等。

四、婴幼儿安全教育的途径和方法

1. 随时根据需要对婴幼儿进行安全指导与教育

随时根据需要对婴幼儿进行安全指导与教育,不仅需要成人的细心观察和及时干预,还需要营造一个安全的环境,并通过多种形式的教育活动,帮助婴幼儿建立良好的安全意识和行为习惯。

2. 开展专门的、有主题的安全教育活动,方法可以多样化

对于婴幼儿的安全教育,开展专门的、有主题的安全教育活动是非常必要的。这些活动可以通过多种多样的方法实施,以确保婴幼儿能够有效地学习和掌握安全知识(表 5-1-1)。

表 5-1-1　婴幼儿安全教育活动主要方法

主要方法	活动举例
讲故事、念儿歌	帮助孩子了解玩火的危害;帮助孩子学习和了解规则的含义
角色扮演法、情境演示	帮助孩子尝试练习:如果在商场与父母走散了,应该找谁帮忙才可靠;帮助孩子尝试练习:怎么与陌生人交往;帮助孩子体验基本的交通规则
讲解、示范动作操作	使孩子学习和掌握正确使用剪刀、锤子等工具的方法; 使孩子知道热的食物会导致烫伤,以及怎么避免烫伤; 使孩子知道鼻子出血后应该怎么进行急救
行为练习法	使孩子学习和掌握拨打求救电话的基本方法;使孩子学习和掌握在火灾等紧急状况下怎么安全而快速地离开现场的方法
观看图片、音像资料、讨论、交流	帮助孩子理解玩火、推挤等危险性行为的危害;与孩子一起尝试制订某个活动的安全规则;帮助孩子了解地震时躲在哪里更安全;帮助孩子认识日常生活中常见的安全标志和危险警告标志

安全教育活动应该根据婴幼儿的年龄特点和认知能力进行设计。例如,托幼园可以针对不同年龄段的孩子开展不同的安全教育,如托大班可以围绕"电"的主题展开一系列活动,通过图片、模拟等形式让幼儿积极参与,直观感知电的现象,初步了解用电安全知识。此外,还可以通过故事会、音乐、游戏等多种形式,让婴幼儿在参与中学会发现和解决安全问题。

五、早期教育机构的安全管理办法

1. 环境设施的安全管理

(1)早期机构选址应在安全区域,建筑用房不宜超过两层。楼梯、窗户都要有栏杆。

(2)要保证有足够的户外运动场地供婴幼儿使用,运动器械的摆放要避免拥挤并定期检修,各个活动室应设安全通道、安全出口,配备消防灭火装置和报警装置。

(3)各类电器应放在婴幼儿触摸不到的地方,电线用暗线,电插座应安装在婴幼儿接触不到的地方。

2. 加强对药品、有毒物品的安全管理

(1)给婴幼儿喂药前应仔细核对姓名、药名、用量等信息。

(2)对有药物过敏史的婴幼儿要作记录。

(3)药品应有专人保管并贴上标签。内服药、外用药应分开放置。有毒物品如杀虫剂、消毒剂等,应贴上外标签,妥善保管,不让婴幼儿接触有毒物品和盛放有毒物品的容器,以免造成意外事故。

3. 健全安全管理规章制度

(1)早期教育机构应设专人负责对全园环境、设备、房舍、场地、大型玩具、防火防电设备、交通安全进行定期检查,并严格执行相关安全制度,确保婴幼儿人身安全。

(2)早期教育机构应健全家长接送制度。外出活动,交接班时,都要清点人数。

(3)当婴幼儿睡觉时,保教人员要认真巡视。当婴幼儿在浴盆中洗澡或戏水池边玩水时,保教人员不得擅自离开岗位,以防发生意外。

4. 加强与家长的合作

（1）婴幼儿的安全管理单靠早期教育机构的努力是远远不够的，家长是重要的合作伙伴，争取家长的理解支持和主动参与，是必不可少的。

（2）家庭是孩子的第一所学校，家长是孩子的第一任学习与生活导师。托育机构教师应与家长多联系、交流，及时发现并解决问题，有针对性地帮助婴幼儿养成良好的安全习惯，并使相关习惯在家庭中得以继续强化和巩固。

5. 加强政府监管和媒体宣传工作

（1）意外伤害的预防和控制是一项社会系统工程。我国已出台相关文件，对政府有关部门的安全管理职责，机构周边和机构内安全管理、安全教育等方面作出了全面规定，重在加强管理，预防安全事故的发生。

（2）当今社会是信息爆炸的时代，各种信息充斥着人们的视野，婴幼儿由于好奇心强，模仿性强，加之对不良信息难以辨别，极易效仿，造成意外事故的发生。因此，应充分加强对媒体及网络的管理，对婴幼儿进行安全教育，帮助他们形成良好的安全习惯。

育儿宝典

家长做好三件事情，能让婴幼儿学会主动躲避危险

中央电视台在对儿童风险的报道里给出了一个数据，超过 55%针对儿童的有风险行为，是因为父母的疏忽造成的。但是有家长就问了：我平常很注意，但万一要是疏忽了呢？就万一有个瞬间，例如我在超市弯腰挑东西的工夫，孩子就跑不见了呢？其实，家长们类似的疑问有不少。的确，即使再注意，你也不可能永远看着孩子。那该怎么办呢？等孩子大一些之后，例如到了两三岁，能理解爸爸妈妈的话的时候，做家长的就需要让孩子掌握更多主动躲避风险的方法。

一、提防陌生人

对于孩子来说，除了父母和其他惯常监护人，其他人都可以算是陌生人。这样扩大概念，就是为了规避熟人作案的风险。不少家长会教育孩子要乐于助人，因为这是一种好品质，但也需要意识到，有相当部分的拐骗性侵，就是坏人以"帮帮我"为借口接近孩子，并把孩子带到相对偏僻和封闭的区域的。家长们应该明确地告诉孩子，乐于助人是针对自己能力所及的目标，可以帮助比自己小或者是同龄的小朋友，但任何比你大很多的哥哥姐姐、叔叔阿姨、爷爷奶奶过来找你帮忙，都请拒绝，并迅速离开，保持警惕。可以用一些小故事，告诉孩子可能的后果，让孩子明白万一发生意外的危险性。

除了"帮忙"这种情况，还有陌生人莫名其妙地搭话与接近，或是拿一些孩子感兴趣的东西做吸引。这种情况，就交代孩子一点：快速离开并且喊妈妈或者爸爸，即使爸爸妈妈并不在身边，这种呼叫也可以有效地吓退陌生人。跟孩子交代的时候，父母可以模拟场景演戏的方式，强化孩子的认知和反应。然后通过一些绘本，例如之前提到的《我不跟你走》《不要随便跟陌生人走》，让孩子更熟练地掌握应对陌生人的方法。

二、学会呼救

呼救非常重要，很有必要让孩子学会大声、明确的呼救。很多时候，孩子遇到了危险，会本能地开始哭喊和坐地蹬腿、挣扎乱动之类行为。但是，这样的表现，并不能让周围的人明确孩子是否遇到了危险。因为很多孩子在要东西、闹情绪的时候也会有这种行为。这样一来，路人会认为是父母没有满足孩子心愿，不会刻意上前询问。很多年前，英国就发生过一起恶性虐待儿童案件。被拐骗的儿童在遇害前，遇见了三波人。他们都愿意提供帮助，但是孩子只是哭，一旁的凶手只是解释说孩子情绪不好，这让孩子错过了 3 次被救援的机会。所以我们要教会孩子准确喊出"救命、有危险、有坏人、快报警"这些简短但是明确的单词，吸引周围路人的注意。

一定要让孩子知道，这些词在遇到危险的时候比单纯哭闹有用得多。当然，除了呼救，还要学

会报警。会不会报警、怎么报警,是很重要的。家长们可以告诉孩子,穿什么样制服、戴什么样帽子的叔叔阿姨是可以帮助自己的,要学会用电话手表或是手机紧急呼救,还有之前提到过的,找标有大大问号的咨询台后的工作人员,也是可以的。

这里特别提醒一句:爸爸妈妈们一定要不要因为开玩笑或者是为了让孩子安静,就灌输"再调皮,就让警察叔叔来抓你了"之类的话。这样会让孩子混淆,甚至不敢报警求救。

三、牢记基本信息

最后要教给孩子的一点是,让他们记住一些最基本的信息:自己的大名小名;爸爸妈妈的名字;爸爸妈妈的手机号,或是家里的电话;家里的地址或是幼儿园、学校的名字。这些信息,一定要让孩子烂熟于心,爸爸妈妈们可以随时抽查一下。就是这些最基本的信息,能让孩子在紧急情况下用更短的时间回到安全的地方,也可以协助警察更好地帮助孩子。信息太多,或是孩子实在记不住了怎么办?把写有信息的布条缝在衣服内侧,或是购买那种信息卡,放在孩子衣服的兜里,都是可以的。这里推荐一本叫作《发生危险怎么办?》的书,会涉及比较全面的儿童遇到危险的处理方法,以卡通的形式呈现,很适合父母和儿童阅读,巩固加深记忆。

《托育机构急救物资配置建议》

1. 消毒物品:碘伏或碘伏棉签、乙醇或酒精棉片、生理盐水或生理盐水湿巾、消毒湿巾。
2. 包扎固定物品:纱布绷带、医用胶带、三角巾,有条件可配备自粘绷带、止血带、网状弹力绷带、不同型号夹板等。
3. 敷料:医用无菌纱布(大方纱、小方纱)、创可贴、干净方巾、棉签。
4. 器械:医用剪刀、镊子、体温计、一次性无菌手套、安全别针。
5. 常用药:退热药、抗生素软膏、补液盐、抗过敏药。
6. 其他:手电筒、急救手册、急救电话卡、紧急联系卡、急救毯、冰袋、退热贴;有条件可配备转运婴幼儿用的担架或平板。

(来自丁香妈妈,有改动)

任务思考

1. 婴幼儿意外事故发生的原因有哪些?
2. 婴幼儿需要掌握哪些基本的安全知识以避免日常生活中的常见危险。
3. 如何通过教育活动有效提高婴幼儿的自我保护能力?
4. 为了有效防范婴幼儿意外伤害的发生,家庭、托幼机构以及社会各方面可以如何共同联手合作?

任务二　掌握婴幼儿意外事故急救原则与方法

案例导入

一位妈妈向医生求助:您好,我家宝宝1岁5个月,今天去公园玩,从儿童推车上掉下来了。当时奶奶着急,一下子把他从地面上抱起来了。水泥地面,宝宝额头着地的,当时哭得比较厉害。之后精神状态正常,吃东西喝奶都正常,和人交流也正常,没有呕吐昏迷的情况,目前只有额头红肿。宝宝现在睡着了,已经给他冷敷了10分钟,接下来我该怎么做?需要观察什么?是否需要去医院?

每个有孩子的家长都想成为守护天使,保护孩子不让其受一点点伤害。但是,作为一个个精力旺盛、好奇心超强、又没有危险意识的宝宝,在这个"危险"的世界里,很难不受一点伤害。坠床、磕破皮、异物梗住呼吸道、擦伤、烫烧伤、溺水等意外伤害,一关关地等着宝宝去闯。如何避免这些危险? 万一出现了意外伤害如何处理?

一、婴幼儿意外伤害事故的急救原则

意外伤害事故或者急症发生时,在医务人员或救护车未到达前,以医学原理为基础,利用现场的人力、物力,对婴幼儿实施初步的医疗援助和护理。应急救援是处理偶发事件的需要,也是对婴幼儿安全提供保障的基础。

1. 保持冷静

在发生意外时,家长或看护人应保持冷静,避免惊慌失措,这样才能更好地判断情况并采取正确的急救措施。

2. 评估环境安全

首先确保救援人员和受害者的安全,避免二次伤害。例如,如果现场存在交通、暴力、电力、煤气等危险因素,应立即离开危险区域。

3. 优先呼叫专业救援

如遇到严重伤害(如窒息、重度出血、意识丧失等),应立即拨打急救电话求助。

4. 遵循急救步骤

(1)检查意识和生命体征:迅速检查婴幼儿的意识状态、呼吸和心跳。如果发现呼吸或心跳异常,应立即进行心肺复苏(CPR)。

(2)处理呼吸问题:如果婴幼儿出现窒息或呼吸困难,应立即清理口腔内的异物,并根据情况使用海姆立克急救法。

(3)止血和包扎:对于出血伤口,应使用无菌敷料对出血部位施加压力止血。如果出血不止,可以增加新的纱布继续按压,直到出血停止。

(4)避免移动:除非环境危险,否则不要随意移动受伤的婴幼儿,以免加重伤情。

(5)保持温暖:在等待急救人员到达时,注意保护婴幼儿的体温,避免着凉。

(6)记录症状和事故经过:尽量记下婴幼儿的症状、事故发生的时间和经过,以便向医生提供详细信息。

在处理婴幼儿意外伤害事故时,家长和照护者应接受相关的急救培训,以便在紧急情况下能迅速、有效地采取措施。对于意外伤害事故的急救,要遵循及时、准确、有效的原则,根据不同的伤情采取相应的急救措施,确保受伤儿童的生命安全。同时,也要加强对儿童的安全教育,提高他们的安全意识和自我保护能力。

二、婴幼儿意外伤害事故常用急救方法

1. 心肺复苏

(1)1岁以下婴儿的心肺复苏法

① 初步判断:轻拍或者用手指挠婴儿脚心,或者大声呼叫,看看孩子有没有反应。如果没有,用5~10秒观察婴儿胸部有无起伏;如果没有反应、没有呼吸,即可判断是心脏骤停,马上拨打"120",获取自动除颤仪(AED)。

② 胸外心脏按压:让婴儿仰面平躺在坚实的平面上,把一只手的食指、中指放在两乳头连线中点正下方,垂直向下按压,按压深度为4cm,频率为每分钟100~120次,每次按压后让胸部回弹至正常位置。

③ 开放气道:一只手固定婴儿的头部,使头部后仰头。

④ 口对口吹气:用嘴完全包严婴儿的口鼻,连续向肺内吹两次气,每次持续1秒钟,用余光观察胸部有起伏即可。每按压30次,吹2次气。尽快使用自动除颤仪。

(2) 1 岁以上幼儿的心肺复苏法

① 评估现场环境安全,做好自我防护;摆放成复苏体位,即仰卧位。初步判断,轻拍患者双肩,并在耳旁大声呼叫。如果没有反应,立即用 5～10 秒通过观察患者胸部有无起伏来判断有无呼吸。如果患者意识丧失、呼吸停止或呈叹息样呼吸,可以判断为心脏骤停。联系救援:立即指定一个人拨打急救电话"120",就近取自动除颤仪。

② 胸外心脏按压。一手掌跟放在患者胸部两个乳头连线中间,另一手掌重叠其上,双手食指交叉相扣垂直向下按压,按压深度为 5～6 cm,按压频率为每分钟 100～120 次,每次按压后让胸壁充分回弹。开放气道:连续按压 30 次以后开放气道,用一手小鱼际向下按压患者额头,另一手食指和中指将患者下巴向上提起,使头部充分后仰至鼻孔朝天。

③ 口对口吹气:抢救者张大嘴巴包严患者的嘴巴,同时用食指和拇指捏紧患者的鼻子。向患者肺内连续吹气 2 次,每次吹气 1 秒钟,看到胸部有起伏即可,吹完一口气松开紧捏鼻翼的手指。每做 30 次胸外心脏按压,做 2 次口对口吹气。如此周而复始,直至取来自动除颤仪或者救护车到达。

2. 外伤止血

婴幼儿外伤止血的方法多种多样,根据不同的出血部位和出血量,可以采取不同的措施。以下是几种常见的止血方法:

(1) 压迫止血:这是最常用的止血方法,适用于大多数小伤口。家长可以用干净的纱布、手帕或餐巾纸覆盖在伤口上,然后用力按压 5～10 分钟,大多数情况下可以有效止血。对于鼻出血,家长可以用拇指和食指捏住婴幼儿的鼻翼两侧,向内侧鼻中隔处压迫,持续 5～10 分钟。冷敷法:将冰块或冷水浸湿的毛巾敷在出血部位,可以促进血管收缩,减少出血。例如,在止鼻血时,可以用冷毛巾敷在婴幼儿的额头或颈部。

(2) 指压止血法:对于动脉出血,可以采用指压止血法,即用手指压住出血动脉靠近心脏的一端,切断血流,达到暂时止血的目的。例如,上肢出血时可以压迫肱动脉,下肢出血时可以压迫股动脉。

(3) 使用止血带:当出血量较大且压迫止血无效时,可以使用橡胶管或胶管作为止血带,将血管压瘪止血。注意在止血带与皮肤之间垫上垫子,避免直接捆扎皮肤。

需要注意的是,在进行止血操作时,照护者(或家长)应保持冷静,避免过度紧张,并密切观察婴幼儿的生命体征。如果出血无法通过上述方法止住,或者婴幼儿经常出现出血情况,应及时就医。

3. 高热惊厥

高热惊厥是一种常见的儿科急症,主要发生在 6 个月至 6 岁的儿童中,通常在上呼吸道感染或其他感染性疾病初期,体温超过 38.5℃ 时出现。其症状包括意识丧失、全身或局部肌肉抽搐、眼球固定或斜视、牙关紧闭、口吐白沫等。高热惊厥的发生机制与儿童脑发育未成熟、发热及遗传易感性有关。

处理高热惊厥的关键是迅速降温,症状通常在 3～5 分钟内停止。若超过 5 分钟症状未缓解,应立即送医。家长在就医前可采取应急措施,如保持呼吸道通畅、解开衣领、清除口鼻分泌物等。此外,物理降温方法如使用冷湿毛巾湿敷也是一种有效的急救措施。

预防措施包括预防感冒等发热性疾病、注意体温变化、提高孩子抵抗力,尤其是保护脾胃功能,均衡营养,合理膳食。家长应掌握一些基本的急救知识和护理方法,以帮助孩子缓解症状并及时就医。

高热惊厥通常不会留下后遗症,但频繁发作或复杂型高热惊厥可能会导致脑损伤或转化为癫痫。因此,初次出现高热惊厥并得到及时治疗的婴幼儿通常不会留下后遗症,而有高热惊厥史的婴幼儿再发烧时必须及时退热。

高热惊厥是一种需要家长高度重视的疾病,通过及时有效的处理和预防措施,可以大大降低其对孩子健康的潜在影响。

4. 婴幼儿骨折

在怀疑婴幼儿发生骨折时,应立即就医。急救措施包括:

(1) 保持冷静:当孩子发生骨折时,家长首先要保持冷静,不要惊慌失措,以免影响后续的急救处理。

(2) 止血处理:如果骨折伴有出血,应先进行止血处理。用消毒纱布或干净的衣物压迫止血,以免伤

视频

5-2-1:
骨折

口感染,尽量不要移动骨折部位,以免加重伤势。

(3)固定骨折部位:在急救处理中,需适当固定骨折部位,以减少疼痛和避免骨折移位。可以使用木棍、树枝、木板等进行简单固定,但也要注意不要固定过紧,以免影响骨折愈合。对于下肢骨折,可用两个硬夹板(可用薄木板或竹板替代)固定,再用布条简单捆绑;上肢骨折时,可与躯干绑在一起固定。

(4)避免移动受伤部位:除非现场有危险,否则勿移动伤者。特别是头部、臀部、骨盆、脊椎或大腿受伤时,避免移动孩子,以防止进一步损伤。

(5)安全搬运:如果需要将孩子送往医院,应使用担架运送一般肢体骨折;脊柱骨折需3人平托,防止脊柱扭曲;颈椎骨折需牵引头部,保持牵引位,以防翻身时扭动颈椎。

(6)紧急送医:在完成初步急救后,应尽快将孩子送往医院接受专业治疗。

总之,婴幼儿骨折虽然常见,但通过适当的预防和及时的医疗干预,可以有效减少骨折的风险并促进快速康复。家长应保持警惕,一旦发现孩子有骨折迹象,应立即就医并遵循医生的指导进行处理。

育儿宝典

对于有高热惊厥史的儿童,家长应如何进行日常管理和预防?

对于有高热惊厥史的儿童,家长在日常管理和预防方面需要采取一系列措施,以确保孩子的健康和安全。以下是详细的建议:

当孩子出现高热惊厥时,家长首先要保持冷静,迅速观察并判断孩子的症状。将孩子平卧,头部偏向一侧,解开衣领,保持呼吸道通畅,防止呕吐物或分泌物堵塞呼吸道导致窒息。在惊厥发作时要在上下齿之间放置牙垫,防止舌咬伤;在头部、肘下、腋下、掌心等用力摩擦的部位要垫软垫以防擦伤。

在发现孩子有低热症状时予以物理降温,可使用退热贴、温水擦澡、温水浴来降低体温,体温超过38.0℃予以药物降温。家长应备有体温计,随时监测孩子的体温,并准备退热药物。

在惊厥发作期间,注意预防患儿坠床与碰伤,对四肢进行适当约束。确保周围环境安全,远离尖锐物品和危险的地方。

医护人员应向家长详细讲解高热惊厥的发病机制、激发因素、控制方法等,以促进家长对该病的了解。同时,加强与家属的沟通,告知其当患儿出现惊厥时的急救护理方法及相关操作,以获取家长信任,提升其医护配合度。

高热惊厥多由呼吸道感染所致的发热诱发,所以平时应该加强体育锻炼,合理均衡饮食,提高身体素质,增强免疫力,避免到人多、空气不好的场所,以减少呼吸道感染。如果高热惊厥发作很频繁,就需要找专科医生咨询,医生会依据孩子的实际病情,开具适宜的控制惊厥的药物。

家长应在家备有体温计,随时监测孩子的体温,准备退热药物,为孩子提供舒适的环境,并限制过度活动。家长还应学习正确的急救技能,并在孩子出现首次或反复的高热惊厥时,在家中进行初步处理而不是立即送往医疗机构。

高热惊厥对家长心理和生理健康的严重影响不可忽视。家长需要了解高热惊厥的知识,减少不必要的恐慌和焦虑。通过健康教育讲座等方式提高家长对高热惊厥的认识与处理能力,有助于改善他们的态度和应对方式。

总之,家长在日常管理和预防高热惊厥方面需要综合运用多种措施,包括保持冷静、物理降温、安全护理、健康教育、定期随访以及心理支持等。

(来源于北京中医药大学附属中西医结合医院儿科原主任医生张思莱,有改动)

任务思考

1. 婴幼儿意外伤害事故常用的急救方法有哪些?
2. 婴幼儿意外伤害事故的急救原则有哪些?

3. 婴幼儿止血的急救方法有哪些?

任务三　正确处理婴幼儿常见意外事故

案例导入

　　某托育机构里,幼儿午睡起来后,正好碰上保育教师把刚刚消毒好的水杯从消毒柜里拿出来,跑过来想喝水。他直接拿起了刚被消毒完的热水杯,手指被烫伤了。保育教师立即带幼儿去冲冷水,并大声报备主班教师。主班教师在简单处理幼儿的烫伤后,立即将幼儿抱至校医室,并通知家长,根据具体情况,决定处理方法。事情发生后,园长高度重视,并组织相关人员对园内安全隐患重新进行排查,及时安排保健医生对全体教职工就烧伤烫伤急救方法再次进行学习。

　　意外的发生经常始料未及,如何识别潜在的风险,及时采取预防措施,掌握应急处理技能,在意外发生时迅速反应,保障婴幼儿的安全?

一、小外伤

视频

5-3-1:
小外伤

1. 锐器伤的处理方法

(1) 止血:立即用纱布、毛巾等覆盖伤口,并用手压迫5～10分钟。

(2) 清洁消毒:止血后,用清水清洗伤口。用碘伏消毒的时候,由伤口中心向外围轻轻擦拭。

(3) 保护伤口:可以用无菌纱布薄薄包裹住大伤口,如果伤口较小,可以贴上创可贴。

(4) 及时就医:如果伤口较大、较深,或伤口出现在关节部位,或伤口被污染、有异物等,应该在止血、简单包扎后,尽快到医院进一步处理。

2. 擦伤的处理方法

(1) 如果有少量渗血,冲洗干净伤口即可。

(2) 如果渗血较多,可用无菌纱布压迫伤口数分钟。止血后,用清水冲洗,并用碘伏消毒。

(3) 如果伤口中有较难清除的污染物,建议由医生来处理。

3. 头部磕碰伤的处理方法

(1) 孩子状况如下,问题通常不严重,可继续观察:意识清楚;反应正常,言语清晰;四肢活动自如,感觉无异常;无头痛头晕或很快缓解;无恶心呕吐;从哭闹到恢复常态,不超过10分钟。

(2) 孩子状况如下,建议尽快就医:持续明显的头痛;哭闹不停;呕吐,尤其是喷射性呕吐;走路不稳,或有一侧肢体无力、感觉异常;视力下降;言语不清,回答问题不准确;嗜睡、昏迷。

如果孩子头部受伤后意识不清,应该采取稳定侧卧位。如果受伤部位青紫、肿胀,可局部冷敷。

4. 关节扭伤的处理方法

不让孩子活动或按压、揉搓受伤部位。在急性扭伤后的前24小时内,可用毛巾包裹冰块局部冷敷,2小时冷敷一次,每次20分钟。

5. 骨折的处理方法

(1) 初步判断:如果受伤部位完全不能活动,疼痛剧烈无好转,肢体变形等,需要高度怀疑骨折。

(2) 妥善止血:如果骨折部位出血,可用手或干净的绷带按压或绑住靠近心脏方向的出血点。

(3) 暴露伤处:把受伤部位的衣物脱下来或者剪掉,动作一定要轻柔。

(4) 固定伤处:不要随意移动受伤的肢体,用木板、树枝、硬纸片甚至折叠多层的报纸进行必要的固定。因为伤处可能有内出血,不能固定过紧。

(5) 尽快就医:简单处理后尽快就医,不要随意搬动伤者,可等待医护人员的专业处理。

二、气道异物

1. 0~1岁婴儿气道异物梗阻的紧急处理方法

（1）坐姿处理方法：照护者坐姿，一手固定婴儿的下颌、头颈部、面部朝下。注意，要头低臀高，整个放在腿上。背部叩击法：用另一只手的掌根部，连续叩击肩胛区5次；翻转婴儿，面部朝上，头低臀高，检查口腔内有无异物。胸部冲击法：如果没有异物，用食指中指对准两乳头连线中间点，对准正下方连续冲击5次。交替使用背部叩击法和胸部冲击法，直到异物被冲击到口腔内，迅速取出。

（2）站姿处理方法：如果身边没有座椅，可以采用站姿。一条腿弓步支撑，另一条腿辅助支撑；一只手固定婴儿的下颌，头颈部，面部朝下，头低臀高，放在弓步的腿上；交替采用背部叩击法和胸部冲击法，直到异物被冲击到口腔内，迅速取出。注意，避免在没有腿部支撑的情况下叩击，孩子容易摔倒。

2. 1岁以上气道异物梗阻的紧急处理方法

（1）坐姿处理方法：照护者坐姿，坐在椅子上让儿童趴在一侧腿上，头低臀高，使用背部叩击法或者腹部冲击法。背部叩击法：连续用手掌根部，拍打肩胛之间区域，如果儿童丧失意识，每拍打5次，检查异物是否排出；腹部冲击法：儿童稍微俯身，背部靠近家长胸前。在儿童肚脐眼上一横指的位置，用两只手的2~3横指交叠在一起，向背部后上方连续冲击，直到气道异物排出。

（2）跪姿处理方法：如果身边没有座椅，可以采用跪姿。一条腿弓步支撑，另一条腿跪地辅助支撑；儿童俯身趴在弓步腿上，头低臀高；采用背部叩击法，直到异物被冲击到口腔内，如果儿童丧失意识，每拍打5次，检查异物是否排出，或者采用腹部冲击法，照护者采用跪姿，直到气道异物排出。

孩子有时会将本该进入食管的食物（爆米花等），误吸到气管内，或者将其他异物（例如小玻璃珠）吸入气管内。食物在气管内堵着，孩子就不能呼吸，时间久了，会导致窒息，危及生命。

孩子被异物梗住呼吸道后，孩子会出现咳嗽、吞咽困难。如果异物太大，完全堵死气道后，孩子就不能咳嗽了，会表现典型的动作：双手卡住自己的脖子，想咳嗽但是咳不出来。如果家长发现孩子有这种表现，需要立即抢救，千万不能耽搁。

以上操作方法为海姆立克急救法。在进行以上操作时，一定要保证抱好孩子，千万别在救治的时再摔着。如果一个人不行，就再找一个人帮忙护着孩子。另外，要保证孩子的头低脚高位置，方便异物冲出。

气道异物梗阻很危险，预防很关键。照护者需做好以下几点：

（1）尽量不要在吃饭时看视频，尤其是搞笑、惊吓的视频。

（2）不要给4岁内的孩子吃果冻、爆米花、整粒的花生米。

（3）给孩子吃带核的水果时，需要把果核取出。

（4）孩子吃东西时，尤其是颗粒状、硬物的时候，家长应该在旁边看着。

（5）不要让孩子在跑、跳、玩耍的时候吃东西。

三、烫伤、烧伤

视频

5-3-2：
意外事故
烫伤、烧伤

烫伤、烧伤在婴幼儿中比较常见，并且后果比较严重，一定要做好预防工作（表5-3-1）。而且不是只有明火才会导致孩子受伤，例如装有热茶水的杯子，开了好久的灯，热的洗澡水，长时间使用的热水袋、暖宝宝等都可能造成孩子烫伤。另外，家长有时会用微波炉热奶，这种加热方法会导致奶受热不均，也有可能导致孩子消化道烫伤，比起皮肤烫伤要更严重。

表5-3-1 烫伤的分度

Ⅰ度	表皮红、肿痛、无水疱，2~3天后症状消失，不留瘢痕
Ⅱ度	皮肤浅层受损，皮肤淡红或苍白，有水疱含浆液，疼痛明显
Ⅲ度	烧烫伤真皮深层、皮下组织、神经、血管、肌肉、骨骼等均受到破坏，并伴有全身症状，这一级的烫伤可引起全身一系列病理生理的改变，愈后会留下瘢痕

Ⅰ度烫烧伤;Ⅱ度烫烧伤,10 岁内的孩子烫烧伤面积小于体表面积的 5%(孩子一个手掌的面积占体表面积的 1.25%,按照 1%计算即可),大于 10 岁的孩子,烫烧伤面积小于体表面积的 10%;Ⅲ度烫烧伤,面积小于 2%,并且没有其他问题。

1. 烫伤、烧伤的紧急处理

需要采用冲、脱、泡、盖、送的方法进行紧急处理。

(1)冲、脱、泡:目的是降温、止痛。使用冷水(自来水就行)对创面进行淋洗,不要使用冰块,因为其会导致疼痛加重或低体温甚至休克。淋洗的过程中将孩子烫烧伤部位的衣物、饰品脱下。如果衣物粘在皮肤上,脱不下来就不用脱。将患处泡在冷水中,直到没有疼痛或者疼痛明显减轻为止,冲泡时间上至少 15 分钟(也有推荐冲泡至少 30 分钟)。

(2)盖、送:尽量使用干净的,不掉毛的纱布松松地盖在伤处,防止污染,并尽快送到医院诊治。需要注意的是,千万不要给伤处涂抹牙膏、酱油、蜂蜜、蛋清、锅灰等物品,只需覆盖纱布送医院即可。如果伤处有水泡的时候,保持水泡的完整性对以后不留瘢痕非常重要,不需要把水泡刺破。

如果孩子的烫烧伤程度或范围超过上面的标准,建议立即送医院或拨打"120",尽快让专业人员处理。家长的现场急救包括:将患儿撤离火源,除去烧伤处的衣物、首饰(如果粘在皮肤上,不好脱的就不脱),评估孩子呼吸、心跳,必要时进行基础生命支持,使用干净的纱布覆盖。化学灼伤的需要立即冲洗,其他的烫烧伤不建议冲泡伤口,因为大面积的烫烧伤没入冷水会导致休克。

2. 引起烫伤烧伤的安全隐患

日常生活中,例如热水、热油、热粥、热汤、锅里冒出的蒸汽、热水袋、暖手宝、开了很久的灯泡和电动玩具,都有可能会烫伤婴幼儿。

3. 预防发生烫伤烧伤的方法

(1)不让婴幼儿随意点明火、点煤气灶等。

(2)热菜、热粥、热汤、装着热水的杯子,放在婴幼儿不易够到的地方。

(3)各种电器电源插座和开关要安置在高处,或用更安全的拉线开关。

(4)不能让婴幼儿接触化学药品,以及强酸强碱物质。

(5)热水袋需要毛巾包裹,防止温度过高,还要拧紧防止漏水。

(6)避免给婴幼儿使用暖宝宝之类的取暖产品。

(7)要明确地告知婴幼儿,哪些地方有发生烫烧伤的危险,提前做好预警。

四、鼻出血

1. 鼻出血的症状

鼻出血通常发生在鼻中隔前下部的易出血区,即所谓的"黎氏区"。出血量多少不一,可以是单侧或双侧鼻孔出血,有时伴有鼻涕带血。如果出血量较大,孩子可能出现面色苍白、出虚汗、心率快、精神差等症状,需要紧急处理。

2. 鼻出血的原因

鼻出血是耳鼻喉科常见的急症之一,是许多疾病的症状,而不是一种独立的疾病。出血的原因比较复杂的,综合起来可分为局部和全身两种。在出血过多时可引起贫血、休克,甚至死亡。

(1)鼻部外伤:儿童经常擤鼻涕、挖鼻孔引起创伤,跌倒撞伤鼻部,医源性损伤等。鼻腔异物,例如儿童因好奇把玩具、花籽、纸团、果核等物体自行塞入鼻腔,引起继发感染,导致鼻腔黏膜糜烂出血。

(2)气候因素:天气炎热或寒冷干燥环境,鼻出血发生率会升高。这些气候因素会导致鼻中隔黏膜干燥脆弱,即使只是揉鼻子、擤鼻涕或打喷嚏引起微小创伤时也容易出血。大气污染物浓度的增加也会刺激鼻腔呼吸道上皮细胞,增加鼻出血发生率。

(3)缺乏维生素:如果孩子缺乏维生素,也会出现流鼻血的情况,主要以维生素 C、维生素 K、维生素 P 缺乏多见。

(4)鼻及鼻腔相关因素,鼻中隔偏曲:多发生在嵴或距状突附近或偏曲的凸面,因该处黏膜较薄,易受气流影响,故黏膜干燥、糜烂、破裂出血。鼻中隔穿孔也常有鼻衄症状。

（5）炎症:非特异性感染:干燥性鼻炎、萎缩性鼻炎、急性鼻炎、急性上颌窦炎等,常为鼻出血的原因。特异性感染:鼻结核、鼻梅毒等,因黏膜溃烂,易致鼻出血。

（6）全身原因:发热:发热是儿童常见的疾病症状之一,大多由上呼吸道感染引起,高热时也引起流鼻血;遗传及各系统障碍:遗传性出血性毛细血管扩张症,为显性遗传性疾病,常有家族性鼻出血史;内分泌功能异常。

3. 鼻出血的处理与预防

对于轻微的鼻出血,家长可以采取以下措施:让孩子坐直并向前倾斜,避免血液流入喉咙;用拇指和食指轻轻按压鼻子柔软部分持续5~10分钟;冷敷额头或颈背。如果出血持续不止,应立即就医,可能需要医生进行进一步的检查和治疗。

保持室内湿度,避免空气过于干燥;避免孩子抠挖鼻腔,纠正不良习惯;注意饮食均衡,多喝水,多吃蔬菜水果。

五、咬伤、蜇伤

1. 狗咬伤

第一步,立即彻底冲洗伤口。被狗抓咬伤后,立即用流动的清水彻底冲洗伤口,也可用20％的肥皂水彻底清洗,再用清水洗净,最后用碘伏局部消毒。

第二步,仔细观察被咬伤势。如果伤口较深,冲洗时要尽量让伤口暴露,水量要大,水流要急,最好是对着水龙头用急水反复冲洗伤口,持续30分钟。如果伤口大,出血量较大,采取有效的止血措施后,尽快到医院进行处理。要注意的是,狂犬病毒在缺乏氧气的情况下会大量生长,因此不需要包扎,直接由医生处理。

第三步,及时就医,由医生判断是否需要注射疫苗。如果医生判断需要注射疫苗,就不能耽误,尽快注射第一针狂犬疫苗,并按规范接种四针疫苗。

2. 蜜蜂蜇伤

蜜蜂蜇人后,毒刺容易折断在皮肤内,并和毒液囊一起脱离虫体。毒液会在蜇人后的几秒内释放,所以要及时检查被蜇的地方,看是否有折断的毒刺。弹走蜜蜂后,可以尝试用消毒的针头挑出毒刺、用消毒的镊子拔出毒刺或用干净的胶布粘贴取出蜂刺等方法,减少注入体内的毒液量。不管什么时候被蜇,只要发现有毒刺残留,都需要进行清除,因为残留的毒刺会引起异物反应。注意不要徒手去拔并避免大力挤压患处,以免残留的毒液进入体内或加重过敏反应。

如果被蜇伤的地方是局部,可采用以下治疗步骤。

第一步:中和毒素:蜜蜂的蜂毒呈酸性,可以用碱性溶液外敷中和,例如肥皂水等。如果是黄蜂蜇伤,还可以外敷弱酸性溶液,如醋、0.1％稀盐酸等。注意,不要用酱油、香油、茶油等擦拭伤口,以免增加感染,加重症状。如果局部症状较重,可先用吸奶器吸出毒素,再用3％氨水或5％碳酸氢钠溶液清洗伤口。如果去医院,医生可能还会采取局部封闭疗法,例如在蜜蜂蜇伤的伤口周围,用1∶1000肾上腺素进行皮下注射。

第二步:冷敷消肿:如果婴幼儿的伤口没有化脓表现,蜇伤的部位可以进行局部冷敷,促进组织液回流,在短时间内能起到消肿的作用。注意,如果蜇伤部位是在四肢,则要抬高患肢。

第三步:缓解瘙痒:涂抹中强效或中效的糖皮质激素类药膏:0.1％糠酸莫米松乳膏;0.025％醋酸氟轻松软膏;0.1％醋酸曲安奈德乳膏或乳膏。如果瘙痒明显,也可以用高效的糖皮质激素类药膏,0.05％醋酸氟轻松软膏、0.05％丙酸氯倍他索软膏等,直至瘙痒缓解。

婴幼儿被蜇伤后,如果出现全身症状,可以根据具体病情进行不同处理。如果症状较轻,可根据症状对应治疗;疼痛明显,可服用非甾体类抗炎药来缓解疼痛,例如布洛芬;如肿胀明显,可在医生指导下短期内服用糖皮质激素药物以减轻肿胀,如醋酸泼尼松片、甲泼尼龙片等;瘙痒明显,可服用抗组胺药物以缓解瘙痒和荨麻疹,如盐酸西替利嗪、左西替利嗪、氯雷他定、地氯雷他定、非索非那定等。

如果出现了全身性过敏反应,可能会在数分钟内发生呼吸、心搏骤停或死亡,需及时治疗。医生会根据实际情况采取措施,例如:迅速使用肾上腺素治疗,这是严重过敏反应的首选急救药物;通过毒液免疫治疗,预防将来蜜蜂蜇伤引起全身性过敏反应。

如果婴幼儿被蜇伤后 3~5 日,蜇伤部位发红、肿胀和疼痛,急剧恶化,可能有继发的细菌感染,建议及时去医院处理治疗。

育儿宝典

日常如何预防婴幼儿手被门缝夹伤

1. 加装门固,和/或在门下放一个楔形物品,以防止门突然自行关闭或被风吹上,同时婴幼儿也更不容易自己开关门。

2. 日常要注意教导和看护婴幼儿不要玩门推门,不要玩(开门关门)的游戏,包括房间门、柜门、冰箱门、车门等。一不留神,手很容易被门夹住,也尽量不让婴幼儿在门周围玩耍。

3. 对于稍微大一些的婴幼儿,家长可以教会他们掌握正确开关门的方法,给婴幼儿普及一些安全知识,这样就能避免出现被门挤伤的情况。

4. 家长在打开和关闭所有门(包括电梯门)之前,请一定要先确保婴幼儿是远离门的。

5. 家长在看护婴幼儿的时候一定要格外细心,尤其是在婴幼儿会爬会走之后。玩耍时尽量不要离开自己的视线范围。

(来自丁香妈妈网站,北京明德医院儿科副主任医师　隋静)

任务思考

1. 如何正确处理婴幼儿鼻出血?
2. 使用海姆立克法时,1 岁以上和 1 岁以下的孩子手法上有何不同?
3. 婴幼儿如果发生烫伤,应如何处理?
4. 除了气道异物,还可能有哪些异物入体,该如何处理?

实训实践

实训实践任务一

任务名称:熟悉托幼园所安全排查表

任务内容:根据托幼园班级环境安全检查表(表 5-3-2),初步学会排查班级环境安全隐患。

任务要求:将学生分成小组,根据见实习托幼园的实际情况,做模拟排查。

任务目标:提高安全防范意识,具备敏锐的安全意识。

表 5-3-2　班级环境安全检查表

班级:		安全责任人签字:				
区域	内容及要求	日期				
活动区域	各活动区域的玩具柜、玩具筐中无危险物品,包括:大头针、图钉、曲别针、水果刀、针线包、钉子、壁纸刀、干燥剂、带尖的剪刀等					
	无豆类、珠子、小颗粒类玩具					
	班级主题墙、作品墙、提示栏中无尖锐物品,包括:大头针、图钉等					
	无带刺植物,如仙人掌、仙人球等					

续 表

班级:		安全责任人签字:				
建筑与家具	窗户无松动、脱落等异常					
	班级内地面平整,无突出物,无散落物品					
	卫生间地面无湿滑现象					
	家具表面完整平滑,无突出尖物;尖角防护完整					
	桌椅无松动、开裂现象					
	柜门功能正常,无松脱					
	床铺牢固,无晃动、床板开裂现象					
用电设备	无电线外露,私接插排情况					
	灯具(含室外)照明正常					
	各家用电器无明显损坏					
	婴幼儿活动可触及区域内无随意私接、裸露、破损电源情况					
悬挂物	灯具、盆栽牢固					
	展板完整牢固					
	无悬挂易碎物品					
	挂钩牢固、能充分承重、无锐角					
有害物品放置	清洁剂、消毒剂、药品、炊具存放于婴幼儿接触不到的地方,周边无威胁婴幼儿安全的物品					

实训实践任务二

任务名称:婴幼儿常见意外事故的急救处理

任务内容:婴幼儿常见意外事故的急救处理评价(表5-3-3)。

任务要求:将学生分成小组,模拟意外伤害场景,相互进行护理和急救;模拟气管异物、擦伤、烧伤(烫伤)、鼻出血、高热惊厥等意外伤害,进行演习,并认真观摩小组成员的模拟,做好记录和评分。

任务目标:

1. 能在婴幼儿发生意外伤害时冷静、恰当地实施急救。

2. 能对早期教育机构常见事故做出准确的判断和处理。

3. 具备实际进行意外事故处理的能力以及记录和评价同伴的操作要点、存在的不足,给出改进建议。

表5-3-3 婴幼儿急救处理评分表

内容		评分标准	分值
婴幼儿急救处理	操作过程	1. 对施救环境进行正确评估(口述) 2. 对患儿伤情进行正确评估(口述) 3. 能根据伤情采取正确的急救措施 4. 施救者操作流程正确、完整、流畅 5. 施救者动作准确、恰当 6. 预防措施得当,具有可操作性(口述)	80
	综合评价	1. 抢救及时,程序正确,动作迅速、连贯 2. 操作过程沉着冷静,体现人文关怀 3. 语言规范,语速得当,表达流畅	20

续 表

内容	评分标准	分值
评分分档	措施选取正确,操作流畅,动作要领实施规范,预防措施操作性强	90~100
	措施选取正确,操作较流畅,动作要领实施较为规范,预防措施操作性较强	80~89
	措施选取正确,动作要领实施基本规范,预防措施操作性一般	60~79
	措施选取不正确或该项未完成	0~59

赛证 链接

在线练习

单项选择题

1. 在挤压伤的处理中,如果指甲掀开或脱落,应(   )。

A. 用布包扎
B. 晾干

C. 立即去医院
D. 用棉花包扎

2. 海姆立克急救法,照护者一手握拳,拳眼向内置于幼儿哪个位置合适?(   )

A. 两乳头之间
B. 肚脐与剑突中间

C. 胸骨上段
D. 剑突处

3. 婴幼儿发生气管异物时,由于极度不适,常常不由自主地以一手紧贴于颈前喉部,形成(   )形手势。

A. "A"
B. "D"
C. "O"
D. "V"

4. 小君在家吃鱼时,不小心被鱼刺卡住了,疼痛难忍,咳了很久也没有排出鱼刺,小君妈妈急忙打电话向老师求助。以下指导方法正确的是(   )。

A. 让孩子张嘴,用手指伸入其口中抠出鱼刺

B. 让孩子使劲吞馒头将鱼刺咽下去

C. 让孩子喝大量食醋

D. 让孩子张嘴,检查鱼刺大小和所在的位置,尽快送医院处理

5. 拨打"120"急救电话时,不需要讲清楚的内容是(   )。

A. 是否需要救护车,伤害性质,受伤人数

B. 婴幼儿目前最危急的状况

C. 现场的详细地址和电话号码

D. 救治婴幼儿的迫切心情

6. 预防意外事故发生的措施,下列(   )不正确。

A. 照护者带婴幼儿外出游玩应清点人数

B. 托育机构门窗要有插销和栏杆

C. 剪子、刀、针等必须放在抽屉里,并加锁

D. 将药品放在饮水处方便给婴幼儿服用

7. 关于婴幼儿窒息的预防,描述正确的是(   )。

A. 在吃果冻、汤圆等食物时需有成人监护,尽量用勺,不要吸食

B. 用餐时说笑打闹

C. 抛食花生、巧克力

D. 把玩具放在口中或塞入鼻中

8. 婴幼儿意外伤害事件发生后,照护者现场急救的原则不正确的是(   )。

A. 及时反应,冷静应对

B. 危重优先,就近送医

C. 奋不顾身,个人安危置之度外

D. 正确施救,防止二次伤害

9. 为了预防婴幼儿室内跌倒受伤,应在盥洗室( )。

A. 铺设防滑瓷砖 　　　　　　B. 保持地面干爽

C. 慢行,不推搡 　　　　　　D. 以上选项皆是

(题目选自首届婴幼儿照护赛项赛题)

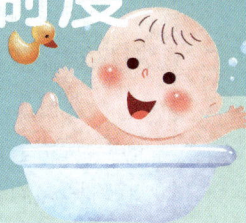

项目六　早期教育机构的环境卫生与卫生保健制度

项目 导读

　　早期教育机构是婴幼儿集体生活的重要场所,规范化的环境卫生管理与科学的卫生保健制度是预防疾病传播、保障儿童身心健康的基石。本项目聚焦0~3岁婴幼儿成长需求,系统解构托育机构环境卫生标准与卫生保健体系。项目从物理环境安全切入,详解活动区域规划、教玩具清洁消毒、空气质量管理等环节;同时深度剖析托育机构卫生保健制度框架,涵盖晨午检流程、健康档案管理、传染病隔离预案及膳食营养监管等关键模块,结合《托育机构卫生评价标准》等政策规范,提供可落地的操作指南。通过多维案例分析,帮助从业者掌握环境动态监测技术、突发公共卫生事件响应机制及日常消毒灭菌规范,同步培养健康风险评估与持续改进能力。项目注重将医学防护知识与托育场景深度融合,助力机构构建"环境—制度—人员"三位一体的健康防线,为婴幼儿营造安全、卫生、益智的成长空间,推动早期教育服务专业化、标准化发展。

学习 目标

　　1. **知识目标**:具备根据婴幼儿卫生需求创设适宜环境的能力,并能够定期对环境卫生状况进行评估,确保环境安全、卫生、舒适。

　　2. **能力目标**:掌握早期教育机构环境卫生标准,了解并熟悉早期教育机构在环境卫生方面的基本要求。

　　3. **素质目标**:关注婴幼儿的身心健康,为他们的成长提供全方位的关怀和支持。

知识 导图

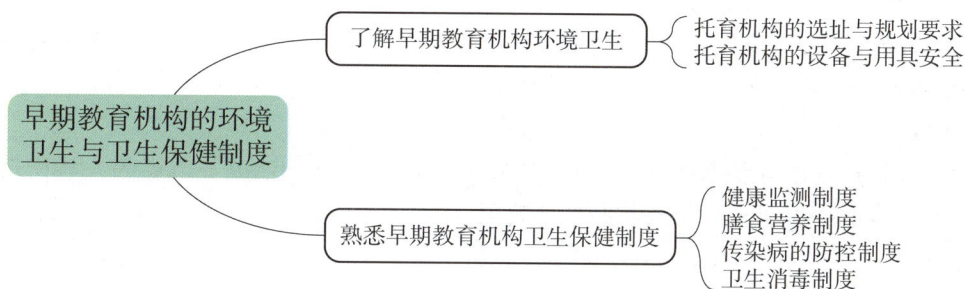

🚗 任务一　了解早期教育机构环境卫生

案例导入

案例1：淘淘2周岁了，正处于精力旺盛的时期，每天在家里上蹿下跳，活力十足，总是有消耗不完的"电量"。陶陶妈妈工作繁忙，奶奶又总是抱怨管不住淘淘，致使孩子经常受伤。小区的邻居都建议妈妈把淘淘送到小区附近的早期教育机构。这天，淘淘妈妈带着淘淘来到了小区附近的C早期教育机构。刚进机构的大门，映入眼帘的就是孩子的活动区域，这边有滑滑梯，也有攀爬架，活动器械非常地丰富，淘淘非常开心地冲了过去，这是他最喜欢的活动项目了。不一会，淘淘在走独木桥的时候踩空了，摔倒了。由于独木桥的周围包了防撞条，淘淘才没有受伤。这时，淘淘妈妈的心也咯噔了一下，多方面的担心不由得涌上心头："淘淘这么调皮，早期教育机构的器械是否符合儿童的发展需求，安全防护是否有做到位？例如护栏、安全门和安全座椅是否配备齐全并符合安全标准？是否有用防撞条等做好防护？"

案例2：小贝1岁8个月了，妈妈打算把她送到离家1公里远的F早期教育机构，于是妈妈带她到托育园参观，碰巧遇到一个小朋友呕吐了。这个时候，保育员老师温柔地蹲下来，给小朋友擦嘴巴，并把她带到旁边的椅子上坐下交给另外一个老师。接着保育员老师戴着头套、口罩、手套和鞋套，把呕吐物处理干净，并且拿来消毒水对地板进行消毒。小贝妈妈看到保育员老师这仔细又娴熟的呕吐物处理方法非常地满意。由于小贝是一个免疫力比较弱的孩子，比较容易生病，妈妈对于早期教育机构的环境卫生非常重视。她一直对早期教育机构的环境卫生比较担忧，主要集中在：早期教育机构是否有严格的清洗和消毒流程来保障幼儿的健康？早期教育机构的消杀是否每个保育员都能够熟练地掌握？托育园的空气质量和水质如何保证？是否有定期的监测和改善措施？

这些案例展示了家长在参观托育园时可能提出的要求和疑惑，托育园机构应该根据家长的需求和关注点，提供详细的解答和展示，以赢得家长的信任和支持。那早期教育机构的环境卫生包括哪些方面呢？

一、早期教育机构的选址要求

早期教育机构的选址是一个复杂而细致的过程，需要综合考虑多个因素以确保机构的顺利运营和长期发展。以下是一些关键的选址要点和机构规划要求：

1. 自然条件

早期教育机构应当选择自然条件良好、交通便利、符合卫生和环保要求的建设用地。场地应远离对婴幼儿成长有危害的建筑、设施及污染源，如加油站、医院、垃圾及污水处理站、传染病医院、养殖场等。

2. 地质与安全

地质条件需较好，避开可能发生地质灾害和洪水灾害的区域，以及加油站、输油输气管道和高压供电走廊等不安全地带。

3. 周边环境

周边不得有精神病医院等特殊区域，也不得与公共娱乐场所、集市、批发市场等人流密集、环境喧闹、杂乱或不利于幼儿身心健康成长的建筑物及场所毗邻。

4. 交通便利

从早期教育机构步行，宜在10分钟内可到达公交车站或地铁车站，以方便家长接送和应急疏散。

5. 楼层选择

根据《托儿所、幼儿园建筑设计规范》，早期教育机构应设有满足婴幼儿生活游戏的生活用房及适当的辅助用房。婴幼儿生活用房应布置在3层及以下,不应布置在地下室或半地下室。房屋建筑面积不得低于200 m²,且应为独立空间,即关闭大门后机构就处于一个封闭的空间,其中没有任何其他机构存在。楼层内部用于支撑的承重立柱尽量"少",立柱与立柱间的横向间距必须在4.5 m以上,以避免活动室中出现立柱的可能。楼层宜采光较好,有一面临窗,日光照射充足。同时,各楼层层高需达到3.5 m以上,装修后层高不低于3 m(图6-1-1、图6-1-2)。

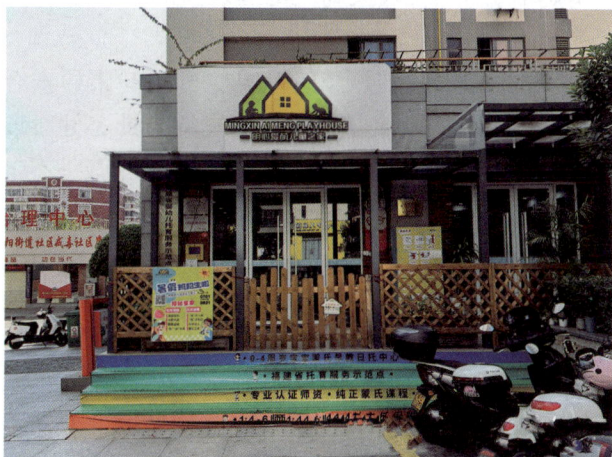

图6-1-1　早托机构的选址

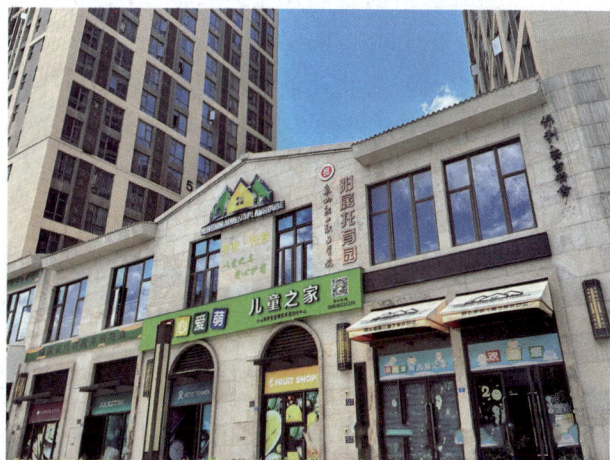

图6-1-2　早托机构的楼层选择

6. 面积适宜

根据早期教育机构的规模和需求,为婴幼儿提供与生活游戏相适宜的室内外活动场所,面积适宜。乳儿班(6~12个月)活动区的使用面积不低于15 m²。托小班(12~24个月)和托大班(24~36个月)活动室的使用面积不低于35 m²,睡眠区与活动区合用时使用面积不小于50 m²。室外活动场地地面平整、防滑、无障碍、无尖锐突出物,采用软质地坪。有独立室外活动场地的,婴幼儿人均使用面积不小于3 m²。无独立室外活动场地的,设室内运动场地。

7. 合规性

选址要符合国家和当地相关政府机构政策规定,如《托儿所、托育园建筑设计规范》《早期教育机构质量评估标准》和《早期教育机构卫生评价基本标准(试行)》等。确保租赁期限不少于3年,以符合相关政策要求并保障机构的长期稳定发展。

二、早期教育机构的规划要求

1. 人员配置

(1)机构负责人资质要求:早期教育机构负责人应具有大专以上学历,有从事儿童保育教育、卫生健康等相关管理工作3年以上的经历,且经早期教育机构负责人岗位培训合格。

(2)保育人员资质要求:保育人员应具有中专或普通高中及以上学历,并具有婴幼儿照护经验或相关专业背景,具备良好职业道德。园区合理配备保育人员,与婴幼儿的比例应不低于以下标准:乳儿班1:3,托小班1:5,托大班1:7。18个月以上的婴幼可混合编班,每个班不超过18人,且保育人员与婴幼儿的人数比例不低于1:5。

(3)卫生保健人员资质要求:卫生保健人员应具有高中以上学历,经过妇幼保健机构组织的卫生保健专业知识培训合格。收托50名及以下婴幼儿的,至少配备1名兼职卫生保健人员;收托50名以上、100名及以下婴幼儿的,至少配备1名专职卫生保健人员;收托100名以上婴幼儿的,至少配备1名专职和1名兼职卫生保健人员。卫生保健人员包括医师、护士和保健员。卫生保健人员工作期间应接受继续教育培训,且考核合格。

(4)安全保卫人员:独立设置的早期教育机构应至少有1名保安人员在岗,确保机构的安全和秩序,一般由当地保安公司派遣持有保安证的人员担任。

（5）炊事人员：自制婴幼儿餐食的早期教育机构，收托 50 名及以下婴幼儿的，应配备 1 名炊事人员；收托 50 名以上的，每增加 50 名婴幼儿应增加 1 名炊事人员。外送婴幼儿餐食的早期教育机构，应有食品安全管理人员。

2. 管理规范

（1）备案登记：早期教育机构应经有关部门登记、卫生健康部门备案，方可开展托育服务。

（2）协议签订：与婴幼儿监护人签订托育服务协议，明确双方的责任、权利义务、服务项目、收费标准以及争议纠纷处理办法等内容。

（3）健康管理：婴幼儿进入早期教育机构前，应完成适龄的预防接种，并经医疗卫生机构健康检查合格后方可入托。离开机构 3 个月以上的，返回时应重新进行健康检查。所有托育工作人员应具有健康证明，且在有效期内（每年至少健康检查 1 次，健康检查项目依据《托儿所托育园卫生保健工作规范》）；不带病上岗。精神病患者、有精神病史者不得在早期教育机构工作。所有托育工作人员应具有完全民事行为能力，有户籍地或者居住地公安派出所出具的无犯罪记录证明。

（4）信息公示：建立信息公示制度，定期公示收费项目和标准、保育照护、膳食营养、卫生保健、安全保卫等情况，接受监督。

（5）饮食管理：科学制定食谱，保证婴幼儿膳食平衡，提供营养均衡的餐食，尽量做到一周不重样。

（6）活动安排：餐后开展午间活动，每天一个主题，促进婴幼儿的全面发展。

（7）沟通反馈：通过微信、面谈等方式反馈孩子学习生活情况，与家长保持密切联系。

综上所述，早期教育机构的选址与规划要求涉及多个方面。通过全面规划和细致管理，可以确保早期教育机构的专业化、规范化和安全性，为婴幼儿提供优质的照护服务。

三、早期教育机构的设备与用具安全

早期教育机构的设备与用具安全是确保婴幼儿健康成长的重要一环，安全是早期教育机构婴幼儿照护的首要条件。美国儿童发展协会的评估程序将婴幼儿照护机构的优质环境界定为：促进婴幼儿健康成长和学习的安全环境。以下是对早期教育机构设备与用具安全的具体要求和措施：

（一）设备安全

1. 室外活动场地与游戏设施

设施配备：早期教育机构应当设有室外活动场地，并配备适宜的游戏设施，如滑梯、秋千、沙坑等。

安全防护：游戏设施应有相应的安全防护设施，如防护网、软包边等，以防止婴幼儿在玩耍过程中受伤。

地面要求：活动场地地面应平整、防滑、无障碍、无尖锐突出物，并宜采用软质地坪，以减少婴幼儿跌倒时的伤害。

2. 建筑设计安全

门窗安全：门的双面均应平滑、无棱角，门下不应设门槛，以防绊倒婴幼儿。地面 1.2 m 以下的部分，当使用玻璃材料时，应采用安全玻璃。幼儿出入的门还应设置幼儿专用拉手，门上应设观察窗并安装安全玻璃。

窗户安全：活动室、多功能活动室的窗台面距地面高度不宜大于 0.6 m，且当窗台面距楼地面高度低于 0.9 m 时，应采取防护措施，防护高度不应低于 0.9 m。窗距离楼地面的高度小于或等于 1.8 m 的部分，不应设内悬窗和内平开窗扇，以防婴幼儿攀爬。

消防安全：消火栓系统、自动喷水灭火系统及气体灭火系统设计等应符合国家现行有关防火标准的规定。消防立管阀门布置应避免幼儿碰撞，并应将消火栓箱暗装设置。早期教育机构应定期对消防设施进行检查和维护，确保其处于良好状态。

用电安全：房间内应设置插座，且位置和数量根据需要确定。插座应采用安全型并安装于高处（不低于 1.8 m），以防婴幼儿触摸。同时插座回路与照明回路应分开设置并设置剩余电流动作保护。

四、早期教育机构的环境要求

早期教育机构的环境要求是多方面的,旨在确保婴幼儿在一个安全、健康、舒适的环境中成长和学习,以下是对早期教育机构环境的要求:

1. 采光通风

场地应采光良好、通风透气,婴幼儿用房明亮,温度和湿度适宜,天然采光,生活用房窗洞开口面积不应小于该房间面积的 20%。生活用房不宜朝西,当不可避免时,应采取遮阳措施。所有教室尽量都有窗户且朝南向,确保良好的自然光线和空气流通,利于婴幼儿的健康成长。

2. 功能分区

功能分区要明显,包括前台区、教学区、阅读区、生活区等,以满足不同活动的需求。园区应配备保健观察室,建筑面积不少于 6 m²,至少设有 1 张儿童观察床;保健观察室应与婴幼儿生活用房有适当的距离,并应与婴幼儿活动路线分开。

乳儿班(6～12 个月)和托小班(12～24 个月)设有配奶的操作台或配奶室。乳儿班设有哺乳室或布帘等遮挡的可供哺乳的空间,以及辅食调制台。

在就餐区或者邻近区域,冰箱和加热食物的设备是必需的。同时,也要配备水槽和操作台。准备食物的餐具和器皿要用不易碎的盘子、杯子、勺子等。使用矮小的餐桌便于婴幼儿自己就餐,有利于培养和增强他们的独立感。

睡眠家具的安排取决于婴幼儿的年龄。小婴儿睡在摇篮里会比较安全;大一点的婴儿则需睡在婴儿床里;学步儿可以睡在童床或地板的床垫上。每一个孩子都应该有自己的寝具,儿童之间不应该共用婴儿床、童床或其他寝具。

需要配备婴幼儿专用的盥洗室和卫生间,盥洗室内有流动水洗手装置并且要配香皂和纸巾(或擦手毛巾)。不论在室内还是室外的卫生间,都要临近游戏区。

同时,换尿布区域要配备尿布台或桌子,以方便成人为婴幼儿换尿布。换尿布的必需品都应该存放在尿布台附近,成人伸手就可以够到。这些物品包括尿布、消毒尿布台表面的清洁用品,以及用来储存或处理脏尿布的装置。换尿布的区域还必须配备有温水的洗手池、香皂和毛巾。注意,该水池不能设置在准备食物和清洗餐具的地方。

托育机构还应该有户外活动空间满足婴幼儿的活动需求,如设置适合婴幼儿的游戏器具,沙坑、30 m 跑道,必要的体育活动设备,符合安全要求。

3. 装修标准

装修风格统一且符合婴幼儿的安全需求,墙壁文化布置要标准化与个性化相结合,展现孩子们的风采。房屋空气质量检测报告达标,符合现行国家标准(GB/T18883)。室外活动场地如果使用合成材料,应符合现行国家标准(GB36246)。婴幼儿的生活和游戏空间应安全,地面、窗户、防护栏、家具、家电等设备设施符合现行行业标准(JGJ39)。

4. 专业设施

早期教育机构应配备符合婴幼儿月龄特点的家具、用具、玩具、图书和游戏材料等,并符合国家相关安全质量标准和环保标准。此外,还应设有室外活动场地或光照充足的阳光房,地面应平整、防滑、无障碍、无尖锐突出物,并宜采用软质地坪,配备适宜的游戏设施,且有相应的安全防护设施。室外活动场地人均面积不应小于 3 m²;城市人口密集地区改、扩建的早期教育机构,设置室外活动场地确有困难时,室外活动场地人均面积不应小于 2 m²。

5. 园区的安全性

确保室内和户外活动空间的安全性,如设置软基地面、防撞条、围栏、监控等设施。监控设置全天 24 小时运行的视频监控系统;全面覆盖婴幼儿生活区、活动区域和食品加工制作区域;录像资料保存期不少于 90 天;视频监控记录、存储、回放的单图像分辨率应大于等于"1 280×720"。园区应配备安全员定期对房屋装修、设施设备、装饰材料等进行检查维护,确保其符合国家相关安全质量标准和环保标准。

育儿宝典

家长如何根据 0～3 岁婴幼儿的发育提供合适的家庭环境布局

0～3 岁是婴幼儿身体发育的关键时期,需要一个安全、舒适的环境来满足基本的生理需求。家庭是婴幼儿成长的第一个环境,提供适合 0～3 岁婴幼儿的环境尤为重要。合适的家庭环境能够满足婴幼儿的生理需求、促进他们的感官发展、培养他们的独立性、增进亲子关系以及塑造性格和习惯。这样的环境有助于婴幼儿的全面发展,为他们未来的成长打下坚实的基础。那么如何来布局适合 0～3 岁婴幼儿发育的家庭环境呢?

1. 安全至上

确保孩子所处区域安全,移除家中的锐利、易碎物品,妥善保管危险物品,如药品、清洁剂等,家具边角进行软包处理,插座安装安全套,保证婴幼儿无法接触。婴儿床的四周要留出足够的余地,婴儿床要避免阳光直射,还要便于妈妈日常看护和母子间的目光交流。同时,婴儿床要远离灯座、窗帘、电扇、电热器等可能带来安全隐患的物品。

2. 舒适温馨

保持室内空气流通,温度适宜。婴幼儿的活动区尽量处于自然光线照射的地方,可以放置一些绿色植物,有利于婴幼儿的视觉、嗅觉、触觉的发育,提供柔软舒适的床铺和玩具,让婴幼儿在游戏中感受到家的温暖。

3. 年龄适宜

(1) 0～1 岁:提供柔软舒适的床铺和玩具,设置亲子阅读区和感官教具,如黑白卡、彩色卡等,刺激孩子的视觉和听觉发展。活动区域以婴儿床和活动垫为主,旁边放置适合抓握的玩具。随着宝宝成长,逐渐移除活动垫,提供更广阔的运动空间,如球筐、攀爬架等,提高孩子的手、脚、眼、身体的协调性。

(2) 1～2 岁:随着孩子学会爬行和站立,提供更广阔的运动空间,如爬行垫、球筐等。设置玩具收纳区,培养孩子整理玩具的习惯。此阶段可以增加精细动作玩具,如抓手玩具、拼图等。

(3) 2～3 岁:孩子开始探索周围环境,设置更多的探索区域,如小厨房、小超市等角色扮演区。同时,增加阅读区和绘画区,提供丰富的绘本和绘画工具,培养孩子的想象力和创造力。

4. 感官刺激

研究表明,在明快的色彩环境下生活的婴幼儿,其创造力远比在普通环境下生活的婴幼儿要高。因此,在婴幼儿的居室环境中,有意识地增加各种明快的色彩,如摆放色彩鲜艳、形状各异的玩具,引导婴幼儿观察和认识不同的颜色和形状,设置活动区,如爬行垫、悬挂的吊饰等,刺激孩子的感官发展。同时,定时交替播放优美柔和或轻松明快的音乐,但要注意控制音量,声源不要靠近婴幼儿。家长要多利用色彩鲜艳的物品、音乐、自然光线和绿色植物等,刺激婴幼儿的视觉、听觉、嗅觉和触觉发展。

5. 亲子互动

家长应为婴幼儿营造温馨、和谐、积极的家庭氛围,关注婴幼儿的情感需求,给予足够的关爱和陪伴,建立稳定的亲子关系。如设置亲子阅读区,放置适合婴幼儿的绘本和图书,也可以安排亲子活动区域,如手工区、画画区等。增进亲子间的情感联系,同时促进婴幼儿的社交和认知发展。

家长可以让婴幼儿参与到家庭的日常生活中,如食物制备、清洁环境等,帮助他们发展动作的协调性,并培养他们的自尊心和责任感。在这样的家庭环境中,婴幼儿通过与环境互动,有助于完成自我建构。

任务思考

1. 婴幼儿生活用房应布置在几层及以下,不宜布置在哪里?
2. 家具、用具等可能磕碰的棱角处应怎样处理以防婴幼儿受伤?
3. 园区功能分区要明晰,需包括哪些区域,以满足不同活动的需求?
4. 根据早期教育机构选址的原则及规划要求评价案例中的环境是否适合做早期教育机构:为了开设一家理想的早期教育机构,李园长根据中介公司的介绍探访了一个场地,在一个入住率非常高的小区集贸市场附近,靠近交通主干道的五层小楼上有个 800 m² 的场地。李园长非常满意,想要立即装修开设自己的托育园。请问这样的场地开办托育园合适吗? 为什么?

任务二　熟悉早期教育机构卫生与保健制度

案例导入

案例1:某高校的张同学初到早期教育机构实习。在实习第一周,张同学便开始学习机构的日常清洗以及消毒的流程,包括每日、每周及定期的清洁消毒工作。例如,每日对玩具、餐具、卫生间等进行清洁消毒;每周对教室、休息区进行大扫除;定期请专业机构进行空气净化和全面消毒。通过学习,张同学对这些流程已十分熟悉。不过,她心中产生疑虑,早期教育机构应该如何评判保育员的卫生有没有做到位呢? 怎样确保流程执行的准确性呢? 又如何让家长知道早期教育机构是有严格的消杀流程的呢?

案例2:某高校的李同学在早期教育机构实习有一段时间了。在这段时间里面,他通过学习以及日常的工作对机构的卫生和保健制度都有一定的了解。早期教育机构会定期进行儿童健康检查与评估,包括入园体检、定期体检、生长发育监测等。李同学了解并掌握儿童健康检查的内容和方法,协助保健医生做好健康数据的收集与整理工作,及时关注儿童的生长发育情况,为家长提供科学的育儿建议。也了解儿童膳食搭配的原则和方法,协助厨房工作人员做好食材准备和烹饪工作,监督幼儿按时按量进餐,培养幼儿良好的饮食习惯。但是李同学发现该早期教育机构在对幼儿体格锻炼与健康教育没有真正的实施,只是停留在表面的。因此李同学通过查找资料给早期教育机构提出了方案:早期教育机构应组织儿童进行体格锻炼和健康教育活动,以增强儿童的体质和提高免疫力。教师应积极参与儿童体格锻炼和健康教育的设计与实施工作,引导儿童参与适合其年龄特点的体育游戏和锻炼项目,如运动会、体育比赛、趣味游戏等。通过让儿童在团队中参与体育锻炼,增强其团队意识和协作精神。同时制订健康教育计划,开展多样化的健康教育活动,提高儿童的健康意识和自我保护能力。

以上的案例,无论是新教师的疑惑还是新教师的建议,都是围绕早期教育机构的卫生以及保健制度,那早期教育机构的卫生和保健制度都有哪些呢?

一、健康监测制度

早期教育机构的健康监测制度是为了确保早期教育机构内婴幼儿及工作人员的健康安全,预防和控制疾病的传播,而制定的一系列规章制度。

(一)婴幼儿健康监测

1. 新生入托前健康检查

婴幼儿在进入早期教育机构前,必须到卫生行政部门指定的医疗保健机构进行健康检查。检查内容包括一般体格检查、听力、视力、口腔检查等项目,确保婴幼儿的身体健康,排除传染病等潜在风险。体检合格后,早期教育机构应查验相关健康档案和预防接种记录卡,合格者方可入园。离开早期教育机构3个月以上返回时应重新体检。

2. 在托幼儿常规体检

(1)婴幼儿在早期教育机构期间,每年至少进行两次常规体检。体检项目涵盖一般体格检查、生长发育、心肺功能、视听、口腔、血常规等内容,以便及时发现并处理健康问题。

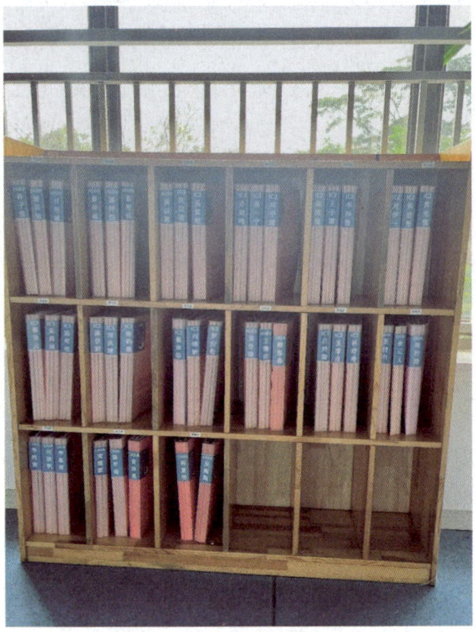

图6-2-1 托育机构一生一档

(2)做好婴幼儿的视力保护,2岁以下不宜接触屏幕。2~3岁幼儿在早期教育机构一日生活中,屏幕时间累计不应超过半小时,每次不宜超过10分钟。内容应无暴力等不健康元素。

3. 健康档案建立

早期教育机构应为每个儿童建立健康档案,详细记录儿童的健康状况、体检结果、患病情况等信息,并定期进行整理和更新(图6-2-1)。

4. 传染病监测

早期教育机构应加强对传染病的监测,定期对婴幼儿进行传染病筛查。发现疑似传染病症状时,应及时采取相应措施,如隔离、报告等,确保婴幼儿及时得到治疗。

5. 晨检、午检及全日健康观察

早期教育机构应坚持每日晨检和午检,以及全日健康观察。晨检和午检内容包括观察婴幼儿的精神状态、体温、皮肤等,以及询问家长婴幼儿的健康状况。保健医生应对婴幼儿进行全日健康观察,及时发现并处理生病婴幼儿。

(二)工作人员健康监测

1. 上岗前体检

早期教育机构人员在上岗前,应要求其进行全面体检。体检内容包括一般体检、肺部、心脏、肝功能、肾功能、血常规等项目的检查,确保其身体健康,符合从业资格要求。

2. 定期体检

早期教育机构人员需定期进行体检,至少每年1次。体检项目应包括一般体格检查、血液检查、肝功能、肾功能、肺部检查等,确保身体健康。

3. 健康档案管理

早期教育机构应建立工作人员的健康档案,包括体检记录、职业病防护等信息。健康档案应定期进行更新和管理,确保信息的准确性和完整性。

(三)环境卫生检测

1. 卫生状况检测

早期教育机构应保持室内外环境整洁,每天定时开窗通风,保持空气流通。同时,应定期对室内外进行消毒,消除病毒和细菌的传播。监督人员定期对环境进行卫生检查,包括室内外卫生条件、食品卫生安全等方面。检查内容涵盖卫生设施的清洁度、物品的摆放、消毒情况等。

2. 空气质量检测

早期教育机构应定期对室内空气进行质量检测,确保空气质量达到相关标准。检测内容包括温度、湿度、二氧化碳浓度等指标的监测。

3. 消毒隔离检测

对于患病的儿童,早期教育机构应及时采取隔离措施,避免疾病传播。同时,应定期对儿童使用的玩具、餐具、毛巾等进行消毒处理。

（四）健康监测制度的管理与监督

1. 制度执行

早期教育机构应严格按照健康监测制度的要求执行各项监测工作,确保监测结果的准确性和及时性,对发现的问题及时进行处理和整改(图6-2-2)。

2. 监督检查

早期教育机构应接受相关部门的监督检查,确保健康监测工作的正常开展,对于未按规定进行健康监测或违反相关规定的早期教育机构,相关部门将予以相应的处罚(图6-2-3)。

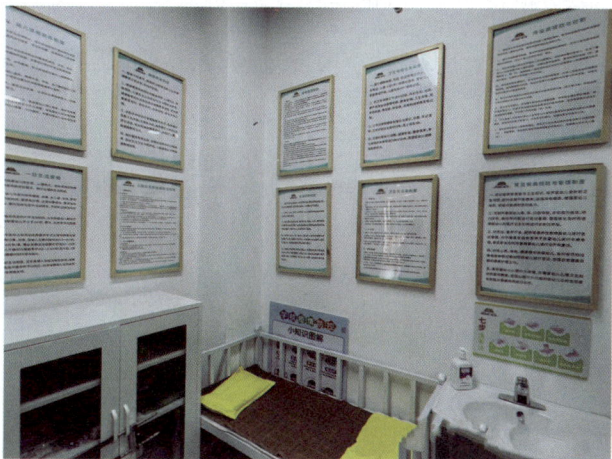

图6-2-2　托育机构健康监测制度上墙

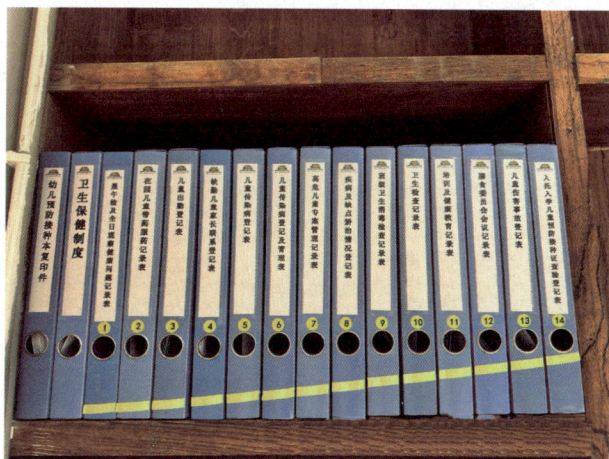

图6-2-3　托育机构健康检查过程性记录

3. 健康教育

早期教育机构应加强对婴幼儿及家长的健康教育,提高其对健康监测重要性的认识。

（1）健康教育内容:健康教育的内容应包括膳食营养、心理卫生、疾病预防、儿童安全以及良好行为习惯的培养等。早期教育机构可以通过举办健康教育课堂、发放健康教育资料、宣传专栏、咨询指导、家长开放日等多种形式开展健康教育。

（2）健康教育记录:早期教育机构应做好健康教育记录,定期评估相关知识知晓率、良好生活卫生习惯养成、儿童健康状况等健康教育效果。

（3）健康教育效果评估:早期教育机构应定期对健康教育效果进行评估。可以通过观察儿童的行为变化、进行问卷调查或者进行医学检查等方式,及时发现问题并进行改进。

综上所述,早期教育机构健康监测制度是一项综合性的管理制度,旨在保障婴幼儿及工作人员的健康安全。通过严格的健康监测和管理措施,可以有效预防和控制疾病的传播,为婴幼儿提供安全、健康的成长环境。

二、膳食营养制度

早期教育机构膳食营养制度是为了确保婴幼儿在托育期间能够获得全面、均衡、安全的营养,促进其健康成长而制定的一系列规章制度。

（一）膳食计划制订

1. 依据指导原则

早期教育机构应以《中国居民膳食指南》和相关婴幼儿营养标准为指导,结合婴幼儿的年龄、生长发育特点、营养需求以及季节变化等因素,科学合理地制订膳食计划。按照《中华人民共和国食品安全法》《食品安全法实施条例》以及《餐饮服务许可管理办法》《餐饮服务食品安全监督管理办法》《学校食堂与学生集体用餐卫生管理规定》等有关法律法规和规章的要求,取得《餐饮服务许可证》,建立健全各项食品安全管理制度。为婴幼儿提供符合国家《生活饮用水卫生标准》的生活饮用水。使用自建设施集中供水或有二次供水的单位,须进行水质检测,且出具的检测报告有"CMA"标志。保证婴幼儿按需饮水。每日上、下午各1～2次集中饮水,1～3岁婴幼儿饮水量50～100 mL/次,3～6岁儿童饮水量100～150 mL/次,并根据季节变化酌情调整饮水量。

合理制订婴幼儿膳食计划:参考儿童各类食物每日摄入量(表6-2-1),根据膳食计划制订食谱,1～2周更换1次。食物品种要多样化且合理搭配。

表6-2-1 儿童各类食物每日参考摄入量

食物种类	1～3岁	3～6岁
谷类	100～150 g	180～260 g
蔬菜类	150～200 g	200～250 g
水果类	150～200 g	150～300 g
鱼虾类	100 g	40～50 g
禽畜肉类		30～40 g
蛋类		60 g
液态奶	350～500 mL	300～400 mL
大豆及豆制品	—	25 g
烹调油	20～25 g	25～30 g

2. 个性化调整

针对有特殊营养需求的婴幼儿,如贫血、营养不良、食物过敏等,早期教育机构应提供个性化膳食方案,并请婴幼儿的监护人提供书面说明。

(二)食材采购与储存

1. 采购要求

早期教育机构应在具有《食品生产许可证》或《食品流通许可证》的单位进行食材采购,确保食材新鲜、安全、无污染。

2. 验收登记

每日对采购的食材进行验收登记,检查食材的新鲜程度和质量,确保符合食品安全标准。

3. 分类储存

库存食品应分类摆放,明确保质日期,遵循先进先出的原则,确保食材在有效期内使用。

4. 食品留样

有食物留样专用冰箱和食物留样专用盒,留样采用双锁、双人管理。留样食品应当按品种分别盛放于清洗消毒后的密闭专用容器内,在冷藏条件下存放48小时以上;每样品种不少于125 g以满足检验需要,留样规范并建立登记表簿。

(三)膳食制作与供应

1. 科学搭配

膳食应包括谷薯类、肉类、蛋类、豆类、乳及乳制品、蔬菜水果等多种食物,确保营养均衡。

2. 合理烹调

膳食制作应遵循少油、少盐、少糖的原则,采用蒸、煮、炖等健康烹调方式,避免使用油炸、熏制等不健康烹调方式。

3. 温度控制

膳食在加工、储存、分发过程中应保持适宜的温度,避免食物变质或营养损失。

4. 餐具消毒

餐具应定时进行清洗消毒,确保清洁卫生。

（四）膳食管理与监督

1. 专人负责

早期教育机构应设立专门的膳食管理部门或人员,负责膳食计划的制订、食材采购、膳食制作与供应等全过程的监督与管理。

2. 膳食调查与评估

定期进行膳食调查和营养评估,了解婴幼儿的营养摄入情况,及时调整膳食计划。

3. 家长参与

鼓励家长参与膳食管理过程,了解膳食计划的内容和执行情况,提出合理化建议。

4. 监督检查

相关监督部门应定期对早期教育机构的膳食管理情况进行监督检查,确保膳食符合相关标准和要求。

（五）特殊膳食管理

1. 过敏管理

针对食物过敏的婴幼儿,早期教育机构应提供无过敏原的膳食,并严格管理过敏原食品的使用和储存。

2. 营养补充

对于营养不良或需要特殊营养补充的婴幼儿,早期教育机构应在医生指导下提供相应的营养补充剂或特殊膳食。

（六）食品安全教育

1. 工作人员培训

对早期教育机构的工作人员进行食品安全操作培训,确保他们了解食品安全的重要性并具备相应的操作技能。

2. 婴幼儿教育

通过游戏、故事等形式对婴幼儿进行食品安全教育,教会他们正确的饮食习惯和个人卫生习惯。

综上所述,早期教育机构膳食营养制度是一项综合性的管理制度,旨在确保婴幼儿在托育期间能够获得全面、均衡、安全的营养。通过科学制订膳食计划、严格把控食材采购与储存、合理开展膳食制作与供应、加强膳食管理与监督,同时做好特殊膳食管理和食品安全教育等措施,可以有效满足婴幼儿的营养需求,助力其健康成长。

三、传染病的防控制度

早期教育机构传染病防控制度是确保儿童健康与安全的重要措施。

（一）建立传染病防控体系

1. 制定传染病防控工作方案和应急处置预案

依据《托儿所托育园卫生保健工作规范》等相关规定,制订详细的传染病防控工作方案和应急处置预案。明确各部门职责,确保在传染病发生时能够迅速、有效地进行应对。

2. 建立传染病疫情报告制度

确定传染病疫情报告人,一旦发现传染病病例或疑似病例,应立即按照法律法规和卫健委的规定进行报告。实行“日报告”“零报告”制度,确保信息畅通无阻。

（二）日常防控措施

1. 晨午检及全日健康观察

坚持每日晨午检及全日健康观察,对婴幼儿进行体温检测,观察其是否有传染病早期症状。对因病缺勤的教职员工和幼儿进行追访、登记和上报,确保及时掌握健康状况。

2. 健康管理

严格执行工作人员和儿童入园（所）及定期健康检查制度,确保入园前儿童经医疗卫生机构健康检查合格。托幼机构工作人员上岗前必须取得《托幼机构工作人员健康合格证》。

3. 卫生消毒与环境管理

严格执行卫生消毒制度,对活动室、睡眠室、盥洗室、食堂等重点场所进行定期清洁和消毒,定时通风换气,保持室内空气流通。建立室内外环境卫生清扫和检查制度,每周全面检查并记录。

(三)预防接种与健康教育

1. 预防接种查验

督促家长按免疫程序和要求完成儿童预防接种,查验预防接种证。配合疾病预防控制机构做好托幼机构儿童常规接种、群体性接种或应急接种工作。

2. 健康教育

通过多种形式面向教职员工、家长和婴幼儿开展传染病预防知识的宣传教育。教授婴幼儿正确的洗手方法和咳嗽、打喷嚏的遮挡方法,培养婴幼儿良好的卫生习惯。

(四)应急处理

1. 临时隔离

发现疑似传染病例时,及时设立临时隔离室,对患儿采取有效的隔离控制措施。配合当地疾病预防控制机构对被传染病病原体污染(或可疑污染)的物品和环境实施随时性消毒与终末消毒。

2. 医学观察

发生传染病期间,加强晨午检和全日健康观察,并采取必要的预防措施保护易感儿童。对发生传染病的班级按要求进行医学观察,医学观察期间该班与其他班相对隔离。

(五)其他措施

1. 物资储备

做好儿童和成人口罩、洗手液、消毒剂、非接触式温度计等防疫物资的储备,确保物资充足并规范使用。

2. 部门联动

加强与疾控机构、就近定点医疗机构、妇幼保健机构等沟通协作,确保在传染病发生时能够及时获得专业指导和支持。

3. 培训与演练

定期对教职员工进行传染病防控知识与技能培训,提高防控意识和能力。组织传染病防控应急演练,确保在突发事件发生时能够迅速、有序地应对。

通过实施以上传染病防控制度,早期教育机构可以有效降低传染病的发生率和传播风险,保障儿童的健康与安全。

四、卫生消毒制度

早期教育机构卫生消毒制度的执行是确保儿童健康与安全的重要环节。

(一)环境卫生消毒

1. 开窗通风

教室、活动室、就餐场所、卧室等区域应每天上午和下午至少开窗通风 1 次,每次不少于 30 分钟。在雾霾天气或使用循环风空气净化消毒器时除外。通风条件不良的建筑,需采用机械通风换气。排风扇等机械通风设备应根据使用频率定期进行清洁消毒,建议 2~4 次/月。适宜天气条件下,可持续性开窗通风,并注意儿童保暖。

2. 清洁与消毒

(1)环境物表面及物品以清洁为主,受到污染后需随时进行清洁和消毒。地面每日清洁 1~2 次,使用含氯消毒剂(有效氯 250~500 mg/L)擦拭,静置 10~20 分钟后用清水擦净(图 6-2-4)。

(2)门把手、水龙头、易接触的墙面等经常接触的物体表面,每日需进行清洁消毒。不易触及的物体表面可每周清洁消毒1次。

（3）洗手水池、便器等保持清洁，每日2次消毒。婴幼儿呕吐后应按照呕吐物处理标准执行，并对地板及被呕吐物污染的物品进行消毒处理。

（4）教室紫外线灯每日开1个小时（灯管使用时长1 000小时后需更换），每周要用乙醇对灯管进行消毒。

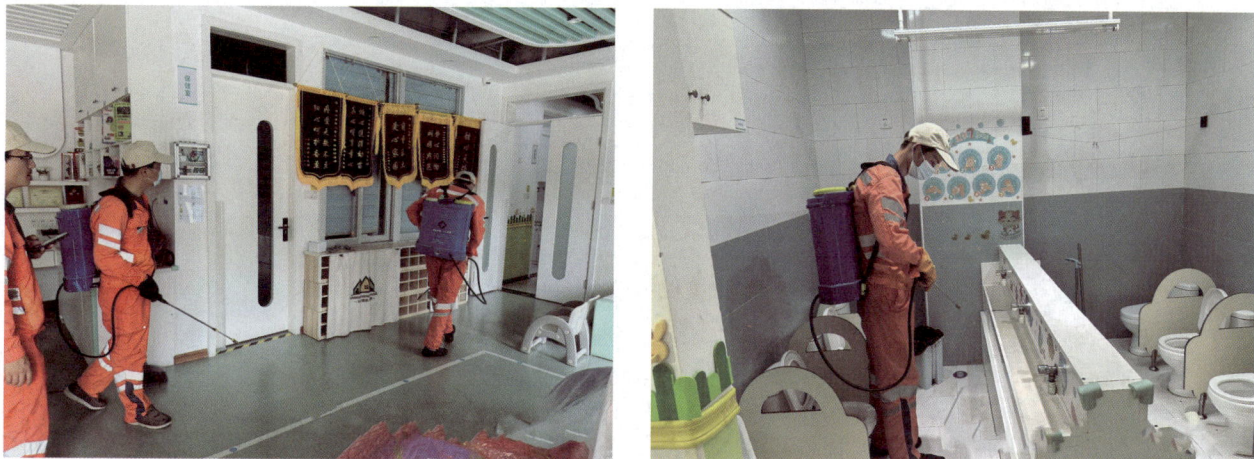

图6-2-4　托育机构环境卫生消毒

（二）日常预防性消毒

1. 餐饮具消毒

餐饮具和盛放直接入口食物的容器，使用前必须洗净、消毒。严格执行一洗二清三消毒四保洁制度。首选热力消毒方法，如煮沸或流通蒸汽消毒，时间15～30分钟；也可使用专用的餐具消毒柜进行消毒。砧板每天用完后刷洗干净，再用沸水烫一遍，晾干。

2. 毛巾、被褥消毒

重复使用的毛巾一人一巾一用一消毒，每天更换；被褥一人一套，至少每月清洗1～2次，每2天用紫外线灯消毒1次。重复使用且与人体皮肤非直接接触的织物定期更换清洁消毒，有明显污渍时及时更换。

3. 教具、玩具与书籍消毒

教具、玩具以日常清洗清洁为主，每天清洗，每周消毒2次；纸质书籍宜每2周暴晒消毒。

4. 诊疗用品消毒

听诊器、压舌板、体温表（计）等直接接触人体的诊疗用品应保持清洁，一人一用一消毒。

（三）消毒用品管理

1. 消毒产品选择

使用符合国家标准或规定的消毒器械和消毒剂。消毒产品的使用应按照说明书规范进行，避免过度消毒。

2. 个人防护

消毒剂有一定刺激性，配制及使用时应注意个人防护，佩戴口罩、手套等。含氯消毒剂有一定腐蚀性，注意消毒后用清水擦拭去除残留，防止对被消毒物品造成损坏。

（四）人员培训与健康管理

1. 人员培训

定期对教职员工进行传染病防控知识与技能培训，提高防控意识和能力。

2. 健康管理

每日了解教职员工及婴幼儿健康情况，实行"日报告""零报告"制度。教职员工和婴幼儿每天入园时测体温，严格落实儿童晨午晚检和全日观察制度。

通过以上制度的实施,早期教育机构可以创造一个清洁、卫生、安全的环境,有效预防和控制传染病的传播,保障儿童的健康与安全。

育儿宝典

家长如何做好婴幼儿家庭护理和疾病防控

1. 家庭护理中的卫生细节

(1) 喂养卫生

① 母乳喂养时,母亲应注意乳房卫生,保持清洁。

② 人工喂养时,选用适合婴幼儿年龄和体质的奶粉,严格按照说明书比例冲泡,并注意奶瓶、奶嘴等喂养工具的清洁和消毒。

(2) 婴幼儿个人卫生

① 定期为婴幼儿理发、修剪指甲,避免抓伤皮肤或引发感染。

② 经常为婴幼儿洗澡,使用适合婴幼儿皮肤的洗护用品,保持皮肤清洁。

③ 清洗眼屎等分泌物,保持眼部卫生。

(3) 居家环境卫生

① 保持室内空气流通,定期清洁和消毒婴幼儿用品,如玩具、衣物、床单等。

② 家庭成员应注意个人卫生,如勤洗手、戴口罩等,减少病菌传播给婴幼儿的风险。

(4) 睡眠卫生:保持婴幼儿睡眠环境的安静、舒适和卫生,定期清洁和更换床上用品。

(5) 预防交叉感染

① 避免亲吻婴幼儿,尤其是口腔有疾病或感染时。

② 家长或陪护人应注意个人卫生,避免将病菌传播给婴幼儿。

2. 家庭的疾病防控措施

① 保持室内空气流通:定时开窗通风,保持空气新鲜。

② 个人卫生习惯:家长和婴幼儿都应勤洗手,使用流动水和肥皂清洗。避免与婴幼儿共用私人物品,如毛巾、浴盆等。

③ 合理饮食与营养:婴幼儿要合理添加辅食,多吃富含维生素以及蛋白质的食物,如苹果、牛奶、鸡蛋等保证营养均衡。

④ 及时接种疫苗:按照疫苗接种计划,为婴幼儿及时接种各类疫苗。

⑤ 减少外出与聚集:外出时尽量佩戴口罩,尽量避免带婴幼儿去人员密集的公共场所,减少疾病传播风险。

⑥ 家庭环境清洁:定期清洁和消毒婴幼儿的玩具、衣物、床单等用品。

⑦ 健康监测与观察:密切关注婴幼儿的身体状况,如有不适症状应及时就医。

⑧ 适当锻炼与活动:根据婴幼儿的年龄和身体状况,适当进行锻炼和活动,增强免疫力。

任务思考

1. 早期教育机构的卫生消毒制度包括哪些?

2. 在早期教育机构中,个人卫生习惯如何影响公共卫生? 如何培养儿童良好的个人卫生意识?

3. 面对突发的公共卫生事件(如传染病疫情),早期教育机构应采取哪些应急措施? 如何确保婴幼儿的安全和健康?

4. 家长和社区在早期教育机构的卫生与保健中可以发挥哪些作用? 如何有效地与他们沟通和合作,以提升整体卫生水平?

任务三　熟悉早期教育机构设备和用具卫生

案例导入

　　2024年,某市的一个托育园因一起突发意外事件引发了广泛关注。梁先生因其3岁女儿在园内不幸摔伤,额头缝了整整13针,郑重地向托育园提出了道歉要求。这一事件不仅使得梁先生一家深感心痛,也揭示了托育园在儿童安全方面可能存在隐患。事情发生在2024年10月,当时小朋友们正准备午睡,梁先生的女儿却因不慎摔倒而撞上了旁边的木箱。回家后,看到女儿额头上的伤口,父母心如刀割,无数父母在此刻都能感同身受。毕竟,任何父母都不愿意看到自己的孩子遭受这样的伤害。在这起事件中,托育园的安全措施受到了质疑。

一、早期教育机构设备和用具的分类

1. 玩教具的卫生

　　玩教具是婴幼儿日常活动的重要组成部分,是婴幼儿认识世界的亲密伙伴。针对玩教具的良好的卫生管理不仅可以预防疾病传播,还能为婴幼儿创造一个安全和舒适的学习环境。在早期教育机构中,玩教具是机构内所有婴幼儿共同使用的,因此,准备玩教具时应提供安全、无毒、无污染且便于清洁的玩教具。

　　(1)保证定期清洁与消毒:所有玩教具应至少每周进行1次彻底清洁和消毒。对于高频使用的玩具,如拼图、积木等,应每天清洗。使用温水和适合婴幼儿的无毒洗涤剂进行初步清洁,去除表面污垢后,再使用消毒剂进行消毒。常用的消毒剂包括稀释的漂白水、乙醇或专为儿童设计的消毒液。每种消毒剂的使用、浓度和时间应遵循产品说明。清洗后的玩具应充分干燥,以防滋生细菌。干燥后,玩具应存放在干燥、通风良好的地方。

　　(2)选择无毒的制作材料:购买玩教具时,注意查看产品的认证标识和说明,确保玩具经过安全测试,适合婴幼儿使用。在选择玩教具时,务必确保其材料符合国家标准,如中国的GB6675玩具安全标准。应优先选用天然材料制作的玩教具,避免使用含重金属或其他有害化学成分的塑料玩教具。

　　(3)选用耐用性与无锐边设计:选择结构稳固、不易破损的玩教具,尤其是对于那些需要承受婴幼儿频繁使用的玩教具。避免使用易碎和易掉落小零件的玩教具。玩教具应设计为圆滑无棱角,避免产生锐利边缘和小配件,以防止婴幼儿在玩耍时受伤或误吞。

　　(4)注意玩教具的适龄、适宜性:玩教具应根据不同年龄段的婴幼儿设计,例如0~6个月的婴儿适合使用柔软、可抓握的玩具,而1~3岁的幼儿则可以使用复杂一些的拼图、积木等有助于发展认知和动手能力的玩具。玩具不仅要安全,还应具备教育意义,如促进感官发展、动手能力、社交技能等。选择玩具时应考虑其对孩子发展的积极影响。

　　(5)制定严格的玩教具管理制度:教职工应定期检查玩教具的完好性,尤其是易磨损的部件,如拼图的边角、积木的连接处等。一旦发现玩具有损坏、脱落或不安全的情况,应立即停止使用并进行更换。建立玩教具使用和检查的记录档案,确保每次清洁、消毒和检查都有据可循,以便于管理和追踪。

　　在玩耍之前和之后,教职工应监督婴幼儿洗手,使用肥皂和流动水至少洗手20秒,确保手部清洁。还应定期进行手部消毒。保持玩教具存放区域的清洁与整齐,定期清理地面、桌面等活动区域,以减少细菌滋生的可能性。

　　早托机构严格遵循以上卫生要求,能够为婴幼儿提供安全、健康的玩耍环境,促进他们身心的全面发展,同时降低潜在的健康风险。

2. 游戏和运动器械的卫生

（1）定期清洁和消毒

清洁频率：所有游戏和运动器械每天至少要进行一次清洁，尤其是高频接触的区域（如把手、座椅、玩具等）。对于地面和大型器械，建议每周进行深度清洁。

清洁材料：使用适合婴幼儿的安全无毒的清洁剂，避免使用含有强酸或强碱的化学品，以免对儿童的皮肤和呼吸道造成刺激。可以选择环保型清洁剂，确保无残留。

消毒方法：在清洁后，使用有效的消毒剂进行消毒，确保能杀灭细菌和病毒。对于玩具等可以浸泡的物品，建议使用热水消毒或蒸汽消毒。

（2）定期检查与维护

设备安全检查：定期检查设备的完好性，确保没有锐利的边缘、松动的部件或其他潜在的安全隐患。对于发现的损坏，应立即进行修理或更换。

更新淘汰标准：制定并落实合理的玩具和器械更新淘汰标准，及时更换破损或磨损严重的器械，确保安全和卫生。

（3）存放与使用规范

存放位置：游戏和运动器械应存放在干燥、通风良好的地方，避免潮湿环境对器械造成影响。同时，定期检查存放区域的卫生情况，清除灰尘和杂物。

使用规范：制定明确的使用规则，教育孩子们在游戏时保持个人卫生，如洗手、不将玩具放入口中等。对于使用过的玩具，应及时进行清理和消毒。

（4）监测与反馈

卫生评估：定期对游戏和运动器械的卫生状况进行评估，收集使用者的反馈信息，及时调整和改进卫生管理措施。

健康记录：建立婴幼儿健康档案，关注其使用游戏和运动器械后的身体状况，及时发现问题并采取相应措施。

综合以上措施，托育机构能够有效维护游戏和运动器械的卫生，确保婴幼儿在安全、健康的环境中快乐成长。

二、早期教育机构设备、用具的维护与管理

1. 定期检查与维修

检查内容：定期检查设备和用具的完整性和安全性，如有无破损、松动或其他安全隐患。

责任分配：指派专人负责定期检查，并及时记录和处理发现的问题。

2. 设备的更换标准

维修制度：对损坏的设备应及时进行维修，确保其功能正常。

更换标准：根据使用年限和损坏程度，制定设备和用具的更换标准，确保使用的设备始终处于安全可用状态。

人员培训：对教职员工进行设备和用具的安全使用培训，包括如何正确使用、清洁和维护设备。

儿童教育：在适当的情况下，教育儿童如何安全使用设备，培养他们的自我保护意识。

3. 记录与反馈

维护记录：建立设备和用具的维护档案，记录使用情况、清洁与维修历史，以便于管理和分析。

反馈机制：建立教职工与家长的反馈机制，及时了解设备的使用情况。

育儿宝典

家长如何选择放心靠谱的托育机构

一直以来，婴幼儿照护是众多家庭的一项刚性需求。然而，仍有不少家庭不理解"托育"，在托育机构的选择上面面临难题。那么如何选择放心的托育机构呢？

1．看机构选址

托育机构选址必须远离对婴幼儿成长有危害的建筑、设施及污染源,符合卫生和环保要求,符合抗震、防火、疏散等安全规定。同时,机构不得设置在地下室、半地下室、四楼及以上,或与大型公共娱乐场所、商场、批发市场等人流密集场所毗邻。

2．看采光通风

托育机构要具备良好的自然通风和采光条件。婴幼儿活动室、寝室等区域,应布置在朝南或当地最好的朝向,冬至日底层满窗日照不应小于3小时。

3．看人员配置

托育机构要根据场地条件,合理确定收托规模,配置综合管理、保育照护、卫生保健、安全保卫和后勤保障等工作人员。如保育人员的配备,与婴幼儿的比例应当不低于以下标准:乳儿班1∶3,托小班1∶5,托大班1∶7。

托育机构的人员类别包括托育机构负责人、托育机构保育人员、托育机构保健人员、托育机构保安人员。其中,托育机构负责人负责全面工作,应当具备大专以上学历,具有从事儿童保育教育或卫生保健等相关工作3年以上的经历,且经托育机构负责人岗位培训合格;托育机构保育人员应该具有婴幼儿照护经验或相关专业背景,受过保育相关培训或心理知识培训;托育机构保健人员应当经妇幼保健机构组织的卫生保健专业知识培训合格。医务人员应取得卫生健康部门颁发的《医师执业证书》或《护士执业证书》;托育机构保安人员应当取得公安机关颁发的《保安服务许可证》的保安公司派驻。

满足以上条件的托育机构才是放心靠谱的第一步,当然,除了看机构选址、采光通风、人员配置等,还需要注意以下几个方面:

1．卫生条件

应取得妇幼保健机构出具的评价为"合格"的《托幼机构卫生评价报告》。

2．食品安全

提供自制食品的,需要取得市场监管部门出具的"食品经营许可证"。缺少资质的机构,其食品安全性无法得到保证,存在较高的风险。

3．收费标准

保育费按月收取,一次性收费最多不超过3个月,如果不符合规定,家长应该谨慎选择。

最后,给家长的温馨提示:如果托育机构已经取得了当地卫生健康部门发放的《托育机构备案回执》,就说明已列入"白名单",属于依法备案机构,家长可以放心选择。

(来源广东省婴幼儿照护与早期发展行会公众号,https://mp.weixin.qq.com/s/dxEywyoMdXWxwj-BfDZ4hw,有改动)

任务思考

1．早期教育机构室内设备包括哪些?
2．早期教育机构在选购玩具时候应该注意哪些卫生要求?
3．早期教育机构的生活用具如何进行管理?
4．如何对早期教育机构中的玩教具进行消毒?

实训实践

实训实践任务一

任务名称:早期教育机构环境卫生与保健实训
任务内容:学生将学习并实践早期教育机构的环境卫生标准及卫生保健制度,包括教室、活动区域、餐饮区、卫生间等不同区域的卫生管理要求,制订相应的卫生保健计划,并进行实际操作和记录。

任务要求:

1. 理解早期教育机构的环境卫生标准及保健制度。

2. 初步识别和评估早期教育机构环境中潜在的卫生风险。

3. 学习制订并实施环境卫生检查及保健计划。

任务目标:

1. 理解早期教育机构环境卫生的重要性及掌握其基本评估标准。

2. 了解早期教育机构卫生保健制度的构成及实施方法。

3. 提高对早期教育机构卫生保健工作的综合认识和实操能力。

任务材料准备:实训记录表、笔记本、笔、环境卫生检查表(表6-3-1)。

表6-3-1 早期教育机构环境卫生检查表

日期	实训地点	检查区域	卫生状况评估	潜在隐患	改进措施	反馈与建议
	(填写具体地点)	教室/餐饮区/盥洗室/卫生间/桌椅设备	优良/良好/一般/差	(具体隐患描述)	(具体改进措施)	(写出总结与建议)

实训实践任务二

任务名称:婴幼儿玩教具消毒

任务内容:本次实训任务旨在对婴幼儿玩教具(以插塑玩具为例)进行全面消毒,确保玩具的卫生和安全。具体任务内容包括:

1. 准备消毒所需的工具和材料(如温水、84消毒液、清洁布、手套、消毒桶等)。

2. 根据消毒液说明,配置适当浓度的消毒液,使用清水冲洗消毒后的玩具,确保无残留。

任务目标:

1. 熟悉婴幼儿玩具的材质及消毒要求,能够正确选择合适的消毒方法。

2. 掌握婴幼儿插塑玩具的清洁与消毒流程,确保玩具的卫生与安全。

3. 提高团队协作能力,培养良好的卫生意识和责任感。

4. 通过互相评分,锻炼评估与反馈的能力,促进学习效果。

任务要求:每位学生必须积极参与实训的各个环节,包括准备、清洁、消毒和整理;在整个消毒过程中,学生需佩戴手套,保持个人卫生,遵循操作规范;实训过程中,学生需记录消毒过程中的每一步,并在实训结束后进行反思,讨论改进之处(表6-3-2)。

表6-3-2 婴幼儿插塑玩具消毒评分表

内容		评分标准	分值
婴幼儿玩教具消毒	玩具消毒	1. 能对玩教具进行安全检查 2. 能根据玩具的材质,选择正确的消毒方式 3. 能使用84消毒液,正确配制消毒水 4. 能按照正确的消毒流程对玩教具进行清洁、消毒 5. 操作区域干净整洁,物品摆放得当	80
	综合评价	1. 操作过程完整,能真实再现工作情景 2. 语言规范,语速得当,物品摆放得当	20

续 表

内容	评 分 标 准	分值
评分分档	操作流程规范有序,动作熟练流畅	90~100
	操作流程较规范有序,动作较熟练流畅	80~89
	操作流程欠规范,动作熟练欠流畅	60~79
	操作方法不正确	0~59

(选自幼乐美杯早期教育技能竞赛赛题)

赛证 链接

在线练习

选择题

1. 下列哪一项不是早期教育机构的危险用品?(　　)

A. 腐蚀性物品 　　　　　　　　　　B. 有毒物品

C. 易燃、易爆物品 　　　　　　　　D. 玩教具

2. 盥洗室的地面要保持(　　),以防婴幼儿滑倒。

A. 清洁干燥 　　　　　　　　　　　B. 光亮清香

C. 潮湿温暖 　　　　　　　　　　　D. 阴凉昏暗

3. 早期教育机构环境创设中,使用易于识别的生活行为规则标识图,其主要目的是(　　)。

A. 美化环境

B. 便于婴幼儿看图说话

C. 便于婴幼儿认识各种符号

D. 便于婴幼儿习得生活技能和行为准则

4. 早期教育机构应当坚持(　　),发现婴幼儿身体、精神、行为异常时,应当及时通知婴幼儿监护人。

A. 晨午检 　　　　　　　　　　　　B. 全日健康观察

C. 晨午检和全日健康观察 　　　　　D. 全天检查

5. 早期教育机构应环境整洁,有绿化防尘措施,并有一定面积的绿化场地和室外活动场所,应做到(　　)。

A. 无积水 　　　B. 无垃圾 　　　C. 无鼠害 　　　D. 以上都是

6. 早期教育机构的环境创设主要是指(　　)。

A. 购买大型玩具 　　　　　　　　　B. 安装塑胶地板

C. 合格的物质条件 　　　　　　　　D. 良好的精神环境

7. 早期教育机构应当建立室内外环境卫生清扫消毒和检查制度,为婴幼儿提供(　　)的环境。

A. 整洁 　　　B. 安全 　　　C. 舒适 　　　D. 美丽

8. 对早期教育机构室外消毒说法正确的是(　　)。(多选题)

A. 每日用消毒水对大型玩具进行擦拭消毒

B. 每日用抹布蘸消毒水对体育器械进行清洁和消毒

C. 活动前不需要进行场地消毒

D. 活动前需要用消毒液对场地进行喷洒消毒

(题目选自首届婴幼儿照护赛项赛题)

项目七

早期教育机构保教活动卫生

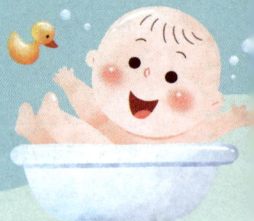

项目导读

　　保教活动是婴幼儿早期发展的核心载体,其科学设计与卫生管理直接影响儿童身心发育质量。本项目聚焦0～3岁婴幼儿认知与行为发展规律,系统构建保教活动卫生的双重保障体系:一方面解析保教活动设计应遵循婴幼儿大脑皮质活动规律,包括动力定型、镶嵌式原则、优势原则、保护性抑制等,强调活动时长、强度与婴幼儿神经发育特征的动态适配;另一方面深度剖析保教实施过程中的卫生规范,涵盖教具消毒流程、集体活动健康监测、传染病流行期活动预案等实操维度,结合《托育机构保育指导大纲》等政策要求,建立"活动前风险评估—活动中动态观察—活动后健康追踪"的全周期卫生管理闭环。项目旨在通过专业化、标准化的保教卫生实践,促进早期教育活动"有趣"与"有益"的有机统一,为婴幼儿营造既激发潜能又守护健康的成长环境。

学习目标

1. **知识目标**:了解早期教育机构保教活动的卫生学原理。
2. **技能目标**:能够根据卫生保健基本原则合理安排早期教育机构的保教活动。
3. **素养目标**:认真对待早期教育机构一日活动中每个环节的卫生保健工作。

知识导图

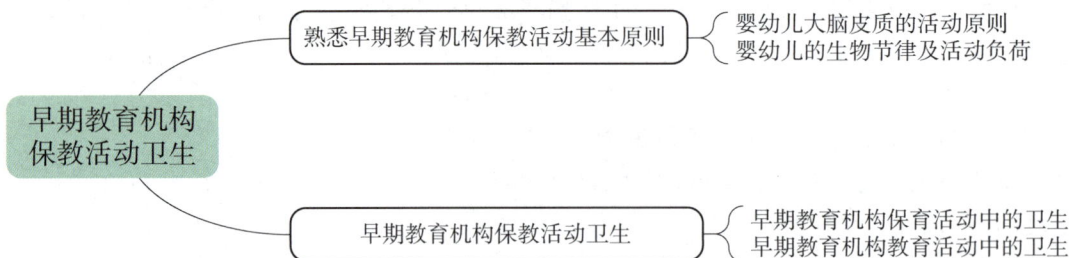

熟悉早期教育机构保教活动基本原则

案例导入

　　每天早上7点30分,托育园里就会出现郭老师的身影。吃完早餐后,郭老师就开始新一天的工作了。早晨,郭老师面带笑容地在园所入口蹲下来和每个孩子打招呼,一句句"老师早上好"的问候是她开始一天工作的动力。郭老师会对每一位孩子进行:一摸、二看、三问、四查、五记录,让孩子们神采奕奕、面带微笑入园。午饭时间到了,郭老师不厌其烦地与孩子们互动,看着孩子们每一个小小的进步,深感欣慰。吃完饭,带孩子们散散步。午睡时间,郭老师为孩子们拿掉发卡,帮孩子们脱衣服,给他们一个个地盖好被子,哄着不愿睡觉的孩子,直至孩子入睡。孩子们渐渐进入了甜甜的梦乡,而老师们的工作还没有结束,需要分析上午观察记录的孩子情况,对所提供的材料做相应的调整,为下午的活动做好准备……一切都在有条不紊地进行着。到了起床时间,郭老师就帮孩子们把水果洗干净、削皮、切好,等待孩子们起床。离园时间到了,郭老师把孩子交到家长手中时,尽管已经很疲倦,但还是忍不住再对家长说两句:孩子今天表现很棒,明天也要坚持来上托育园哦!

　　案例中,郭老师在午睡环节不仅帮孩子脱衣盖被,还通过安抚情绪、处理起床综合征引导孩子自我调节。结合这一情境,分析托育园一日活动的安排是如何遵循婴幼儿生理发展的规律,在保教活动中应遵循哪些原则?

一、婴幼儿大脑皮质的活动原则

　　婴幼儿大脑皮质的活动遵循一些特定的原则,这些原则对婴幼儿的教育和保育具有重要意义。以下是婴幼儿大脑皮质活动的主要原则:

1. 优势原则

　　大脑的某个功能区在从事某项活动时处于兴奋状态,而其他区域则相对抑制。兴趣可以促使幼儿将注意力集中到某个事物上,对无关刺激不感兴趣。

　　根据优势原则,大脑皮质某一区域的兴奋状态占优势,形成优势兴奋灶,能吸引其他相关兴奋点来加强兴奋度,从而提高学习和活动效率。在婴幼儿教育中,教师(照护者)应通过引起婴幼儿的兴趣,使他们进入角色并排除无关刺激,以确保活动区域的优势兴奋状态。例如,在托育园一日生活环节中,教师(照护者)可以通过新奇、有趣、直观、动态的事物来吸引幼儿的注意力,让他们尽快地跟随引导进入角色。

2. 镶嵌式活动原则

　　在进行某项活动时,只有相关区域的大脑皮质在工作,而与之无关的区域则处于休息状态。随着工作性质的转换,工作区域和休息区不断轮换,这种"镶嵌式活动"方式使大脑皮质的神经细胞能够有劳有逸,维持高效率。

　　镶嵌式活动原则指出,不同种类和性质的活动可以激发大脑不同功能区处于兴奋状态。变换活动性质可以使大脑各个功能区劳逸交替。在一日生活活动日程中,要注重有动、有静,动静交替的安排,如运动、认知、艺术等活动的相互协调,甚至可以培养社会性的活动,例如区角活动的安排中间插入生活活动、中途点评活动,让幼儿的大脑神经与运动相互调节。

3. 动力定型原则

　　动力定型是指一系列刺激总按照一定时间、顺序和模式出现,多次重复后,大脑会记忆这些刺激,形成规律,提前做好准备。动力定型原则在婴幼儿的学习和记忆过程中起着至关重要的作用。根据巴甫洛夫理论,动力定型是指大脑皮质对一系列刺激的顺序和时间形成固定模式,使大脑在特定时间自动准备并执行相应活动,以最经济的方式达到最大工作效果。这一过程对于婴幼儿来说尤为重要,因为他们的年龄越小,机体的可塑性越大,越容易建立动力定型。

动力定型的形成需要反复训练,并受多种因素影响。从小培养儿童良好的学习生活习惯非常重要,不要轻易改变已建立的动力定型。例如,在幼儿教育中,培养兴趣是关键,因为兴趣能增强注意力,提高学习和工作效率。教育应遵循镶嵌式活动原则,即大脑不同区域轮流工作,保持高效,避免长时间单一活动。通过逐步培养习惯,如吃饭、睡觉、上课、玩耍等,可以让孩子形成自觉的生活和学习模式。

动力定型一经建立,只要再出现该定型的信号,就可以轻松、自如地完成该套动作。这种动力定型建立得越多,就越容易形成新的运动技能。因此,幼儿一切技能和习惯的训练和培养,都是动力定型的形成过程。注意培养幼儿有规律的生活习惯,不要破坏已建立的动力定型。

动力定型的形成分三个时相:兴奋过程扩散;兴奋反应向优势兴奋灶集中;动力定型的巩固、完善和自动化。例如,儿童初学写字时,有许多多余的动作,这是由于兴奋扩散的缘故;教师指导初学写字的儿童"坐直""头不要偏"等,可制止那些不必要的动作,使有关皮质区域的兴奋过程更快集中,加速技能的形成。

总之,动力定型原则在婴幼儿的学习和记忆过程中起着决定性的作用。

4. 保护性抑制

保护性抑制是指当活动过度,超过了大脑皮质的工作能力,使皮质神经细胞出现抑制。保护性抑制是大脑皮质的一种生理保护机制,当大脑皮质在长时间的紧张活动中消耗过程超过恢复过程时,会自动进入抑制状态,以避免过度疲劳和功能衰竭。这种机制确保了大脑在高度兴奋或精力高度集中时能够得到休息,从而防止进一步的功能损耗,并加强恢复过程,使大脑皮质的工作能力得以恢复。

婴幼儿的大脑皮质容易进入抑制状态,这有助于大脑的发育和完善。随着年龄的增长,大脑皮质的功能日趋完善,兴奋过程和抑制过程同步加强。例如,在睡眠中,婴幼儿的大脑会分泌大量生长激素,促进骨骼、肌肉、结缔组织及内脏的生长,同时脑细胞的发育和完善也在睡眠中进行。

抑制控制是儿童认知发展的重要组成部分,涉及从婴儿到老年的认知功能的不同方面。抑制控制能力的发展被标志为在追求目标时,对刺激进行反应的抑制能力的增长,这些能力的重要发展期是在生命的前6年。例如,新生儿对周围环境中的超强度刺激呈现保护性抑制,大部分时间沉入"生理性睡眠",以后大脑皮质还会产生各种内抑制。

在教育活动中,要善于发现幼儿疲劳的早期表现,及时组织和安排休息,使大脑皮质的工作能力得以恢复。

5. 始动调节

大脑皮质的机能处于启动状态,需要通过一定时间加以调整,方可进入工作模式,这种始动调节在每日、每周、每学期的开始都能见到。因此安排婴幼儿的一日活动时,保教活动应该充分考虑到这一特点,为婴幼儿提供充足的准备时间,由浅入深,循序渐进地逐渐增加难度和强度,以适应婴幼儿的认知发展水平。

6. 睡眠

睡眠是缓解大脑皮层疲劳的有效方式,有助于婴幼儿大脑皮层的兴奋和抑制交替,增进健康。

睡眠是婴幼儿大脑早期发育的基本活动,能够促进大脑内部之间的联系,增强神经细胞的功能,特别是快速眼动睡眠阶段,对智力发展至关重要。良好的睡眠习惯有助于孩子保持最佳状态,顺利完成学习任务。

在睡眠状态下,脑的代谢下降10%～15%,但脑部的蛋白质和核酸合成却增加,有利于脑部功能的储存,使注意力、思维、语言、行为、应变和反应能力得到恢复和提高。

睡眠不仅能促进个体的生长发育,还有助于婴幼儿学习、形成和维持记忆等认知功能的发展。睡眠参与了"记忆痕迹"的转化,即在睡眠时短时记忆碎片被再次激活、分析,并逐渐融合为长时记忆。

研究表明,充足的睡眠有助于避免营养不良和肥胖问题,这对儿童的整体健康至关重要。充足的睡眠可以增强机体产生抗体的能力,提高抵抗力,同时加速各组织器官的自我康复。

这些原则在婴幼儿教育中具有重要的应用价值。例如,在组织幼儿活动时,应注重动静交替、劳逸结合,以促进幼儿大脑皮质的高效运作。此外,合理的生活日程安排有助于婴幼儿大脑皮层的兴奋和抑制交替,从而增进健康。了解这些原则有助于更好地理解婴幼儿大脑的发展规律,并为制定有效的教育策略提供科学依据。

二、婴幼儿的生物节律及活动负荷

0~3 岁婴幼儿的生物节律主要涉及睡眠、饮食和日常活动的规律性,这些节律对他们的健康发育至关重要。

0~3 个月的婴儿通常每天需要 15~18 小时的睡眠,睡眠周期较短且不稳定,但随着年龄的增长,睡眠逐渐趋于规律。例如,3~6 个月大的婴儿每天需要睡 14~16 小时,而 6~12 个月大的婴儿总睡眠时间减少到 14~15 小时。

母乳喂养是 0~1 岁婴儿的最佳选择,从 4 个月开始逐渐引入固体食物,避免添加盐和糖。随着婴儿的成长,饮食逐渐多样化,1~3 岁的幼儿应养成定时进餐的习惯,并学习使用餐具。

0~3 岁婴幼儿的日常活动包括身体活动、社交互动和情感交流。例如,0~6 个月的婴儿会进行吸吮、翻身、抓握玩具等动作,而 1~3 岁的幼儿则会进行独立行走、上下楼梯、搭积木等活动。

此外,鉴于身体活动量的负荷,建议 1 岁以下婴儿:应每天进行多种形式的身体活动,尤其是互动式地板游戏,如爬行和俯卧位伸展(肚皮时间),每天至少 30 分钟;1~2 岁幼儿:每天应进行至少 180 分钟的身体活动,其中至少 60 分钟为中等到高强度的身体活动。

建立良好的生物节律有助于婴幼儿的健康成长。规律的作息时间可以促进大脑发育,提高免疫力,并减少疲劳。此外,适当的睡眠和饮食习惯对婴幼儿的情绪稳定和行为发展也有积极影响。

育儿宝典

如何帮助孩子养成良好的睡眠习惯

让孩子独立安然入睡,需要家长有意识地去培养,在孩子尚未形成不良睡觉习惯时,就要注意培养其良好的睡眠行为。孩子出生 4 个月以后,一旦形成不良的睡眠习惯,后续纠正就十分困难。要想孩子建立良好的睡眠模式和睡眠习惯,父母需保持坚定且一致的态度。帮助孩子建立良好的睡眠习惯,这是父母对孩子真正的爱的体现。

如何养成良好睡眠,针对不同阶段婴幼儿的具体做法如下:

新生儿阶段孩子的睡眠顺其自然,孩子想睡就睡、想吃就吃。

2~3 个月的婴儿每天睡觉 15~18 小时,夜间每次睡眠的时间较短,白天小睡 3~4 次。要注意培养孩子昼夜分明的作息规律,逐渐建立入睡前的固定行为模式,养成晚上定时入睡、白天按时小睡且自行入睡的睡眠模式。

此时期,由于孩子的神经系统发育不健全,很容易疲劳,而孩子一旦疲劳,就会加速分泌肾上腺素来对抗疲劳,孩子就会表现出烦躁和哭闹增多,到 2 个月时哭闹发展达到高峰。这时家长往往容易产生挫败感和内疚感,错误地认为孩子是饿了,需要吃奶和安抚,因而频繁喂奶和搂抱摇动入睡,就会使孩子逐渐养成需要依靠含奶头和抱着睡觉的习得性行为。其实很多时候孩子哭闹不是饥饿或者需要安抚,而是因为疲倦急于睡觉造成的。有时也是因为部分家长过度溺爱,容不得孩子有半点哭闹现象。这样做的结果实际上是剥夺了孩子自行入睡的机会。

建议家长不要过度干预孩子的睡眠,而是应该培养孩子独立入睡,而非建立家长抱着、含奶头安抚入睡的睡眠模式。

此时,最佳的哺喂方式是夜间喂奶 2~3 次。这个时期一旦养成不良的睡眠模式将会延续到整个婴儿时期,甚至到幼儿时期,再想纠正会很困难。总之,这个阶段是培养孩子良好睡眠模式的关键时期。

3～6个月的婴儿每天睡眠的时间14～16小时,其中白天小睡2～3次。睡眠时间逐渐集中到晚上,同时每次睡眠时间与白天清醒的时间逐渐延长,白天睡眠规律化。如果已度过孩子临睡前的哭闹时期,逐渐养成良好的睡眠模式,这个阶段就需要继续巩固这种睡眠模式。

进入3～6个月的孩子开始对周围事物(光、声响、色彩等)产生兴趣,尤其对新事物更加好奇,这些往往使他抵抗睡意,进而兴奋、烦躁和哭闹,这样孩子会更加疲惫而难以入睡。一旦孩子过度疲劳,家长所做的抚慰行为,例如抱起来吃奶、摇动孩子,都可能对孩子自然入睡过程造成刺激和干扰。因此,当孩子出现要睡眠的迹象时,一定要创造睡眠的环境,减少外界对他的吸引,让孩子躺在自己的小床里逐渐安静下来。

尽量安排婴儿晚上9点之前入睡。一般来说,越是睡得早的孩子醒来的时间也会越晚,而且夜间睡眠很深。白天孩子觉醒的时候,家长就可以尽情享受与孩子在一起玩耍的快乐时光。

在与孩子玩耍的过程中,你会发现孩子的专注力越来越好。但是,白天与孩子玩的时候不要给孩子过度刺激(即开展过多的早教活动),让孩子的大脑应接不暇,这样容易引起大脑的疲劳,从而影响孩子入睡以及睡眠的质量。

此时,夜间喂奶2次(在夜间9点喂奶1次,第二次喂奶时间在凌晨3～4点)。白天每次清醒的时间2～3小时。

6～12个月的婴儿每天睡眠时间14～15小时,其中小睡2次,一般上下午各1次,中间清醒时间3～4小时。大多的孩子晚上可以连续睡6小时以上。孩子添加辅食后,可以准备逐渐断掉夜奶,6～7个月时逐渐减少到1次,到9个月完全断夜奶,如果哺育得当,10个月以后晚上基本可以连睡一觉到天亮。随着孩子夜间睡眠时间的延长,有的孩子夜间可以连续睡眠6小时,到10～12个月可以睡整夜觉。

断夜奶前,作为家长必须要明白断夜奶的好处——是为了孩子更好地发育,大脑获得更好的休息和休整。断夜奶需要家长的决心和恒心,当孩子夜间醒来时应该继续保持屋内的黑暗与安静,以便孩子及时再次进入睡眠状态,而非家长过度干预。

1岁以后的幼儿每天睡眠的时间12～14小时,白天1～2次小睡;随着发育,多数孩子逐渐缩短上午小睡的时间(家长也有意识地培养),直到1岁半左右停止上午小睡,只有下午一次小睡(多数孩子要睡2小时左右),晚上可以连睡10个小时。3～4岁的幼儿下午小睡也变得越来越少。

3岁以后的幼儿可以试着将晚上入睡的时间逐渐推迟半小时,最好晚上8～9点入睡,早晨6～8点醒来,这样更有利于保证午睡很快入睡,同时午睡时间能够保证1个半到2个小时。如此,无论早晨或者午觉醒后孩子都会感到精力充沛,有更好的专注力去玩耍和接受早教。

(来源:北京中医药大学附属中西医结合医院儿科原主任医生张思莱,节选)

任务思考

1. 婴幼儿大脑皮质活动的原则有哪些?
2. 动力定型原则在婴幼儿的学习中有什么作用?
3. 充足的睡眠对婴幼儿的发展有什么促进作用?
4. 在早期机构的一日活动中,应如何根据优势原则为婴幼儿设计活动?

任务二 早期教育机构保教活动卫生

案例导入

　　每到星期一,托育园的李老师总是感慨道:"熙熙在家过了一个周末后,回到幼儿园就表现得跟之前不一样了,许多好习惯就忘记了,吃饭时不好好吃,等着老师喂,还乱扔东西。活动的时候总爱打扰别的小朋友。"王老师颇有同感地回应道:"是啊,如果家长能够和托育园保持一致,支持我们的工作,那效果真的会事半功倍。这个问题和家长沟通过很多遍了,可他们认为帮助幼儿形成良好的行为习惯是托幼园所的任务。"

　　你认为家长的想法正确吗?托幼园所的保育任务到底是什么呢?

一、早期教育机构保育活动中的卫生

　　托幼机构应当根据各年龄段儿童的生理、心理特点,结合本地区的季节变化和本托幼机构的实际情况,制定合理的生活制度。合理安排儿童作息时间和睡眠、进餐、大小便、活动、游戏等各个生活环节的时间、顺序和次数,注意动静结合、集体活动与自由活动结合、室内活动与室外活动结合,不同形式的活动交替进行。

　　严格执行一日生活制度,照护人员应当每日巡视,观察班级执行情况,发现问题及时予以纠正,以保证儿童在托幼机构内生活的规律性和稳定性。

1. 入园

　　入园时间是婴幼儿一日在园生活的开始,也是保育人员对婴幼儿一日照护的开始。这个时间段不仅是接待婴幼儿的到来,也是保育人员和家长见面并进行简单和必要沟通的重要时间段。保育人员需要密切关注婴幼儿来园时的情绪、健康等状态,和家长做好照护的交接。

　　来园接待的区域包括园所门口区域、晨检区域、活动室门口区域等,涉及保安、保健医、照护者等。为保证安全,整体环境需要整洁、通畅、明亮。

　　在婴幼儿入园时,工作人员需要做好室内的通风和清洁工作,做好婴幼儿生活用品的准备工作,将水杯、毛巾、饮用水、餐具、桌椅、玩具等摆放在固定位置。了解婴幼儿在家的情况,听取家长的要求和建议,并对家长进行针对性的家庭指导。

2. 进餐

　　进餐包括在早期教育机构的点心和午餐。婴幼儿的一日生活是以餐食为中心展开的。良好的进食行为不仅决定了婴幼儿营养获得的均衡性和完善性,而且影响着婴幼儿的饮水、睡眠、如厕等其他生活活动。进食不仅依赖于婴幼儿消化系统与神经系统的完善程度,而且与婴幼儿教育密不可分。工作人员应根据婴幼儿身心发展规律,适时调整喂养的方式和食物结构。

　　(1)餐前准备与环境准备:托育机构应做好餐前的准备工作,包括餐具、餐食的准备与分发,以及餐桌椅的摆放和布局调整。餐前应组织婴幼儿洗手,并确保餐桌、餐具干净无污渍。应创设轻松愉快的进餐环境,如播放舒缓的背景音乐,引导婴幼儿自主进食,并鼓励他们表达需求。

　　(2)餐食照护与进餐指导:进餐过程中出现各种行为习惯问题是常见现象,如等待喂饭、边吃边玩等,因此托育机构应按照婴幼儿的年龄特点和个体差异提供科学适宜的照料服务,如鼓励1岁以上的婴幼儿自己握汤匙进食,对于需要喂食的婴幼儿,应距离其嘴边1~2 cm喂食。在进餐过程中,应尊重婴幼儿的意愿,避免强迫进食,并辅助或引导他们自主进食,培养良好的饮食习惯(图7-2-1)。保育人员应重视进餐环节,将婴幼儿自我服务能力的培养贯穿于整个餐点过程(图7-2-2),减少强制练习,耐心细致地照顾婴幼儿,通过提供支持自我服务和自主进餐的环境,营造愉悦的进餐氛围,同步示范、拆解等方法让婴幼儿

自然习得,提升生活自理能力。

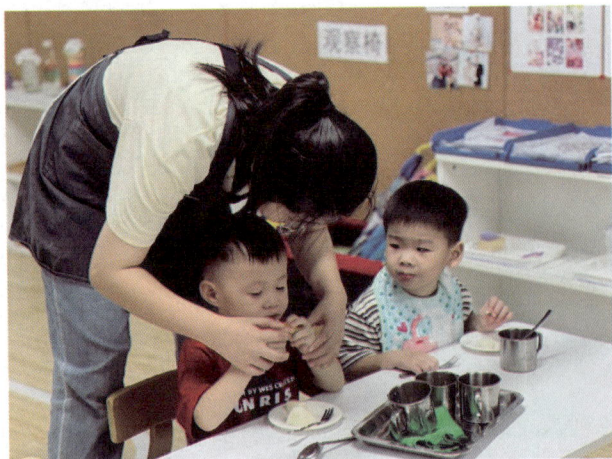

图7-2-1 托育园教师指导幼儿进餐

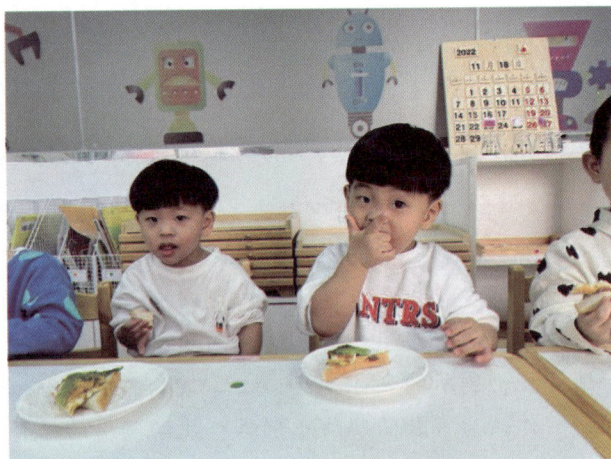

图7-2-2 托育园幼儿自主进餐

3. 饮水

(1) 饮水管理:托育机构必须为婴幼儿提供符合国家《生活饮用水卫生标准》(GB5749)的生活饮用水,并确保水质安全。托育机构应配备符合规定的饮水设施,如饮水机、净水器等,并索取涉水产品的卫生许可批件。饮水设备应定期清洗消毒,更换滤芯和滤膜,以保证水质。

托育机构应每半年对饮用水进行一次水质监测,并将检测结果在公告栏公示。此外,还应建立水质检验制度和水质公示制度。

每名婴幼儿应有专用的饮水杯,并每日清洗消毒,如图7-2-3所示。

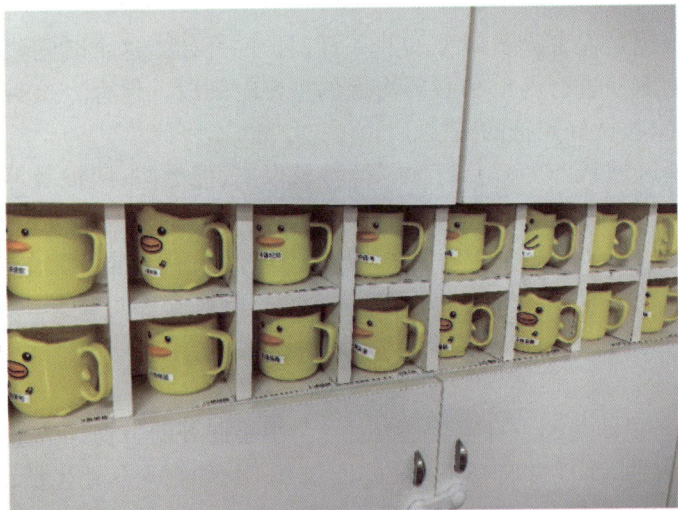

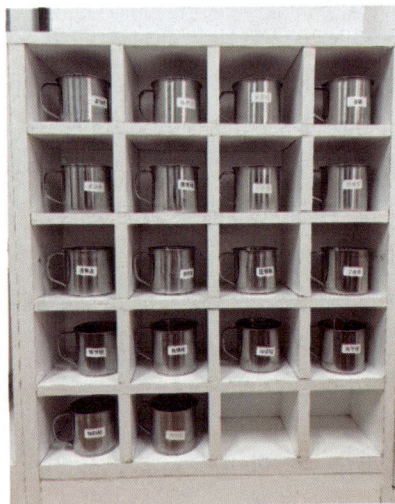

图7-2-3 托育园婴幼儿专用饮水杯

提供安全、适宜温度的饮用水,采取集中饮水和按需饮水相结合的方式。

(2) 饮水指导:保育人员需引导婴幼儿自主取放水杯,逐渐学会辨认标记,并鼓励其尝试自主到饮水桶接水。在饮水过程中,保育人员应规范语言,态度和蔼,指导不同年龄段婴幼儿正确饮水,培养婴幼儿养成规律饮水的习惯,观察其饮水量并及时满足需求。饮水后指导婴幼儿将水杯摆放整齐,并跟踪反馈其饮水情况。

培养婴幼儿规律饮水的习惯并有效监测其饮水量,可以从以下几个方面入手:

定时饮水:每天安排固定的饮水时间,如餐前餐后、起床和睡前,可以有效提醒婴幼儿饮水。例如,早晨起床后、早餐与午餐之间、午睡起床后、晚餐前及睡前各安排一次喝水,每次不少于150 mL,每天保证1600~1800 mL的饮水量。

随渴随喝：在培养定时饮水习惯的同时，还要有意识地培养婴幼儿不定时饮水的习惯。因为气温、活动量大小、饮食结构、身体状况等因素都会影响婴幼儿对水的需求。例如，在天气炎热、活动量大、出汗较多时，婴幼儿要及时补充水分；饮食过咸、过干时婴幼儿也要及时补水；当身患感冒、咳嗽、发烧等时，更要让婴幼儿多饮水。

使用可爱的杯子和玩具吸管：将喝水过程游戏化，使用可爱杯子、玩具吸管和喝水比赛，能提高婴幼儿的参与度。更换新奇可爱的水杯可以吸引孩子的注意力。

记录饮水量：通过"喝水插卡"的方法，记录饮水量。幼儿每喝1杯水，就在幼儿名字相对应的格中插1张记录卡，这样，每个孩子一天喝了几杯水，老师、家长一目了然。

教育和引导：通过故事、儿歌让孩子懂得白开水对人体的重要性。帮助幼儿了解喝水与身体健康的关系，学习根据身体需要调整饮水量。

合理控制饮水量：根据幼儿的年龄和体重，参考专业的饮水标准，合理控制孩子的饮水量。幼儿每天的饮水量应该在1 000 mL左右，在炎热天气或者运动后可以适当增加饮水量。

（3）根据婴幼儿的年龄和季节变化合理安排饮水量和频率。

0～6个月龄提倡母乳喂养：纯母乳喂养的婴幼儿通常不需要额外补充水分，因为母乳中已经包含了足够的水分。配方奶喂养：如果宝宝大便干燥或运动后出汗较多，可以在两顿奶之间适量补充温开水，每次10～20 mL。炎热季节：在炎热的夏季，可以适当增加水分摄入，但要注意不要过量，以免影响奶量。

6～12个月龄开始添加辅食后，每天的总需水量约为900 mL。可以在两餐之间喂一点水，或每天饮水2～3次，每次50 mL。活动量增加：随着婴幼儿活动量的增加，需水量也会相应增加。家长应观察婴幼儿的饮水需求，适时调整。

1～3岁的幼儿每天总需水量约为1 300 mL。其中，饮水量约为300 mL。饮水频率建议每天上下午各喝水2～3次，每次50～100 mL。在高温、运动出汗、发热、腹泻、呕吐等情况下，需增加饮水量。夏季气温高，婴幼儿容易出汗，需增加水分摄入。家长应确保婴幼儿每天有足够的饮水量，并注意观察尿液颜色和频率。冬季气温低，婴幼儿出汗较少，需水量相对减少。但仍需保证婴幼儿每天有适量的饮水量，特别是在室内暖气环境下。关注婴幼儿的小便情况、嘴唇干燥情况及口渴信号，判断是否需要补充水分。

4. 盥洗

盥洗是婴幼儿一日生活中培养婴幼儿讲卫生、爱清洁的良好习惯，提高婴幼儿的生活自理能力必不可少的环节，主要包括洗手、洗脸、漱口、梳头、修剪指甲等方面。

盥洗环节的工作内容主要包括以下几个方面：

工作人员应做好盥洗前的准备工作，如准备好消毒毛巾，放好洗漱用品，为婴幼儿准备好流动水等。

组织婴幼儿排队，有序盥洗。在婴幼儿盥洗过程中，应注重引导婴幼儿正确洗手、洗脸和漱口（图7-2-4）。

做好个别服务与指导。对于年龄较小、自理能力稍差的婴幼儿，保育人员可在一旁协助，帮助其挽袖口、打肥皂、擦手等（图7-2-5）。

（1）托育机构盥洗室的最佳设计和布局

设备数量和配置：每班卫生间应配备至少4个幼儿坐便器、2个小便池、1个成人使用区域、拖把池和4个洗面台。卫生间应由厕所和盥洗室组成，女厕大便器不少于4个，男厕大便器不少于2个。每班至少设2个大便器、2个小便器，便器之间应设隔断；每班至少设3个适合幼儿使用的洗手池，高度宜为0.4～0.45 m，宽度宜为0.35～0.4 m。

尺寸和高度：盥洗池的高度为0.50～0.55 m，宽度为0.40～0.45 m，水龙头的间距为0.35～0.4 m。坐式便器高度为0.25～0.30 m，配置1.2 m高架空隔板，并加设幼儿扶手。沟槽式的槽宽为0.16～0.18 m。

位置和通风：卫生间应紧靠活动室和卧室，与班级活动场地毗连，朝南最佳，保持通风良好，避免污浊空气传入活动室和卧室。卫生间地面不应设台阶，应防滑和易于清洗。卫生间需要定时清洗消毒，卫生间宜须有良好通风条件。

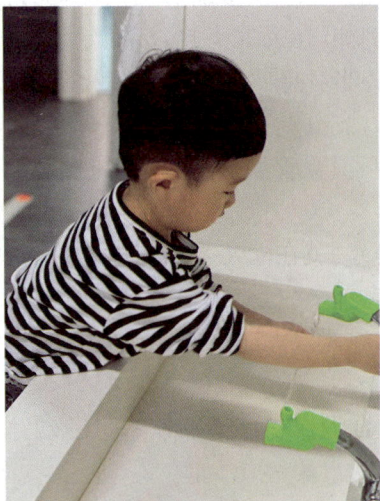

图 7-2-4　托育园幼儿独立洗手

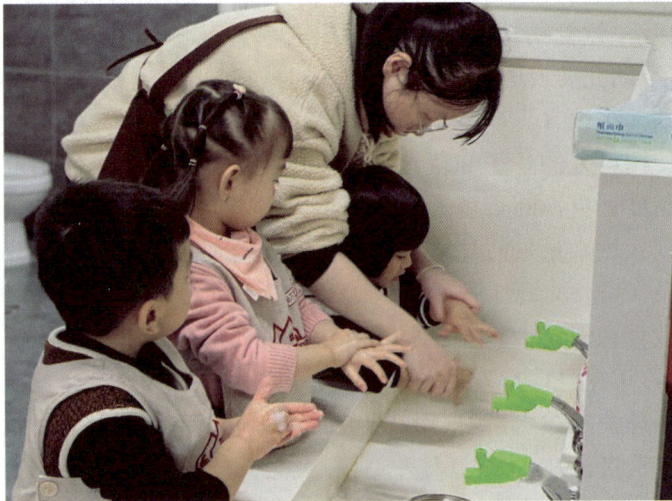

图 7-2-5　托育园教师指导幼儿洗手

分区和隐私：为减少交叉感染，各班卫生间宜独立设置，厕所与盥洗室宜隔开设置，避免混设。

托育园的盥洗室应配置可移动马桶、尿布台、淋浴台，洗手台要配置温水出水口。

5. 如厕

（1）应注意观察婴幼儿便前的反应，及时提醒婴幼儿如厕。

（2）教会婴幼儿正确如厕的方法，如正确使用手纸、正确穿脱裤子等，提醒婴幼儿便后要洗手。同时应督促婴幼儿专心排便。

（3）协助自我服务能力差的幼儿及时如厕，对排便困难的婴幼儿给予特别的照顾。

（4）工作人员应及时对盥洗室进行清洁与消毒。

6. 睡眠

睡眠对婴幼儿的身体健康有着举足轻重的作用，它不仅能消除婴幼儿的疲劳，使机体各部分得到适当的休息和调整。婴幼儿睡眠时脑垂体可以分泌大量的生长激素，以促进婴幼儿正常的生长发育。因此，提供适宜的睡眠环境，帮助婴幼儿养成独立睡眠的良好习惯是早期教育机构工作人员义不容辞的责任。

（1）睡眠前，应为婴幼儿创设安静、舒适、轻松、温馨、安全的睡眠环境。

（2）睡眠中，纠正婴幼儿错误的睡眠姿势，使婴幼儿养成良好的睡眠习惯，应该关注婴幼儿睡眠时间的差异性，及时发现婴幼儿睡眠状态所反映出的健康问题；关注睡眠环境中的温度、湿度、通风、噪声强度等动态变化，如发现异常情况，要及时给予解决；在睡眠中需要特别注意可能发生的意外事故，并有完善的应对策略。火灾、地震等事故一旦发生，应该要使婴幼儿能以最快的速度从睡眠状态进入疏散避灾状态。

（3）给婴幼儿足够的起床时间，鼓励婴幼儿自己穿衣服，帮助婴幼儿叠被褥，待婴幼儿全部离开卧室后，及时开窗通风。定期晾晒、清洗婴幼儿的被褥，做好婴幼儿卧室的清洁和消毒工作。

根据儿童年龄特点和托幼机构服务形式合理安排每日进餐和睡眠时间。制订餐、点数，儿童正餐间隔时间 3.5～4 小时，进餐时间 20～30 分钟/餐至少，餐后安静活动或散步时间 10～15 分钟，尤其 3 岁以下儿童日间睡眠时间可适当延长。

二、早期教育机构教育活动中的卫生

1. 早期教育机构教育活动卫生的定义

早期教育机构教育活动卫生的定义涉及多个方面，包括提供安全的环境、培养良好的卫生习惯，以及确保儿童在教育活动中的健康和安全。

2. 早期教育机构教育活动中教师的卫生保健工作

在早期教育机构中，教师引导婴幼儿使用多种感官探究、操作、体验及交往的过程中，教师应发挥主导

作用,充分调动婴幼儿和家长活动主体的积极性,以达到理想的教育效果。因此,在进行教育活动时,教师应做好以下卫生保健工作:

（1）教育活动前的卫生准备:物质环境卫生准备包括室内环境良好,如环境整洁、光线充足、教具清洁、安全无毒,桌椅放置科学、灵活,保证每个婴幼儿都能无障碍地参与教师的活动。

（2）教育活动过程:在早期教育活动过程中,教师应时刻关注婴幼儿的卫生和安全,把婴幼儿的卫生和安全放在一切工作的首位,避免在活动中出现婴幼儿误吞细小的玩教具、婴幼儿撞伤等意外事故;其次,教师应做好个别婴幼儿的指导工作。

（3）教育活动的结束:在活动结束后,教师需整理玩教具,归位桌椅,并组织幼儿盥洗。同时,保持教室和活动区域的清洁卫生,定期消毒玩具和桌面,确保环境的卫生安全。

3. 早期教育机构户外活动的卫生保健工作

（1）户外活动前准备

场地和器械检查:在活动开始前,教师应仔细检查活动场地和器械的卫生和安全情况,确保没有危险物品和区域,如避开交通设施,清理有毒植物,检查建筑物和设施,确保无坠落危险,并保持环境卫生,防止疾病传播。

婴幼儿自身准备:确保幼儿喝水、如厕,并准备好衣服、饰品、鞋子等物品。对于有特异体质的婴幼儿,需特别关注其需求。

卫生用品准备:准备好纸巾、垃圾袋、湿巾、水壶等卫生用品,以应对活动中可能出现的卫生问题。

（2）户外活动中的注意事项

关注婴幼儿情绪和出汗量:活动中时刻关注婴幼儿的情绪和出汗量,随时调整运动的坡度、梯度、强度,循序渐进。

动静结合:通过动静游戏的相互结合,让婴幼儿在活动中既能得到充分的运动,又能避免过度疲劳。

观察器械安全:观察运动过程中器械是否安全及婴幼儿是否使用得当,及时发现并消除安全隐患。

（3）活动后

总结与反思:教师需要做好婴幼儿运动时的安全保障,承担起自身的职责,做好日常的安全排查工作,增强幼儿的安全防范意识,以确保婴幼儿活动的安全性。

卫生防护:注意户外活动时的卫生防护,如环境卫生、用具卫生、儿童活动过程卫生等。

育儿宝典

如何让宝宝好好吃饭?

在宝宝的早期成长阶段,他们的饮食需求与成人存在显著差异。但随着宝宝渐渐长大,他们开始对大人的饭菜产生浓厚的兴趣。但是宝宝是否可以跟成人吃一样的饭菜呢?有哪些食物不适合让宝宝吃?宝宝不肯好好吃饭,挑食怎么办……不少家长可能都为此困扰。

问题一:如何控制宝宝吃饭时间?

（1）规定好吃饭时间,最好让宝宝在半小时内吃完,不要一直把饭菜摆在饭桌上。

（2）吃饭时间不做其他事情,避免宝宝边吃饭边看电视、边玩玩具等。同时,避免宝宝在吃饭时离开饭桌。如果宝宝还没吃完饭就离开,不要追着喂饭,也不要呵斥宝宝,只需把宝宝抱回饭桌。

（3）如果宝宝表示吃饱了或不愿吃了,家长应尊重宝宝的决定,但不要在餐后补充点心或小零食。

（4）家长自己也要有良好的饮食习惯,给宝宝做好示范和引导。

问题二:宝宝不爱吃蔬菜怎么办?

蔬菜是平衡膳食的重要组成部分。如果宝宝不爱吃,家长可以:

（1）制作蔬菜馄饨、饺子、丸子等带馅的食品,把蔬菜"藏"起来。

（2）把蔬菜做得漂亮可爱,如将胡萝卜切成薄片修成花朵形状,和甜玉米粒一起放在米饭的表面蒸熟。

（3）找到营养价值类似的替代蔬菜,如不肯吃胡萝卜的可以吃富含胡萝卜素的绿菜花、豌豆苗等深绿色蔬菜。

（4）把蔬菜切细一点,避免宝宝因咀嚼、吞咽等问题影响对蔬菜的喜爱。

问题三:有哪些食品不宜让宝宝食用?

（1）油炸食物:如油条、油饼、炸糕等,不易消化,而且经过油炸后营养损失较多。

（2）坚果、果冻类食品:如整颗花生、瓜子和各种豆类。它们的脂肪含量高,质地坚硬,宝宝不易嚼碎、不易消化,而且体积小,一不注意就有可能呛入气管产生危险。

（3）有刺激性或含咖啡因的食物:如酒类、咖啡、浓茶及辛辣食品等。

（4）罐头食品:防腐剂和铅含量常较高,经常食用对人体有害。

（选自上海科学育儿指导微信公众号 https://mp.weixin.qq.com/s/CfAwRhnP1FT72Lmp3md1EQ）

任务思考

1. 在婴幼儿进餐环节,早期教育机构应该做好哪些卫生保健工作?
2. 婴幼儿大脑皮质活动的规律有哪些?
3. 婴幼儿户外活动时,早期教育机构应做好哪些卫生保健工作?

实训实践

实训实践任务

任务名称:婴幼儿一日生活照护情况记录

任务内容:利用下园实践的机会,记录和分析婴幼儿在日常生活中的照护情况,具体包括饮食、睡眠、活动等。

任务目标:

1. 学会系统地记录婴幼儿的生活照护情况,并能够进行初步的分析与评估。
2. 提高观察婴幼儿的能力,增强其照护责任感。
3. 通过总结与反馈,提升对婴幼儿照护工作的反思能力。

任务要求:

1. 每位学生需认真观察并记录婴幼儿的一日生活照护情况,确保记录内容翔实、准确(表7-2-1)。
2. 学生需在小组内进行有效的沟通与协作,确保各个方面的记录均能全面覆盖。
3. 记录后,各小组须在班级内进行汇报,分享观察到的亮点与问题,互相学习。

表7-2-1 一日生活照护情况记录表

班级: 保育人员: 记录日期

序号	姓名	内容						备注(照护者及家长需要特别关注的地方)
		餐点(喂哺)	饮水(时间、量)	如厕(换尿布)时间、颜色等	盥洗(时间)	睡眠(时间,情况)	户外活动(时间,情况)	

续　表

序号	姓名	内容						备注(照护者及家长需要特别关注的地方)
		餐点(喂哺)	饮水(时间、量)	如厕(换尿布)时间、颜色等	盥洗(时间)	睡眠(时间,情况)	户外活动(时间,情况)	

赛证 链接

选择题

1. 指导幼儿进餐端碗,以下正确的是(　　)。

A. 一手拿勺,不用端碗　　　　　　　B. 一手扶碗,另一手拿勺

C. 一手端碗趴于桌上　　　　　　　　D. 前臂自然放于餐桌上

2. 婴幼儿长期睡眠不足会导致(　　)。

A. 烦躁不安　　　　　　　　　　　　B. 食欲减退

C. 生长发育迟缓　　　　　　　　　　D. 以上都包括

3. 午睡时检查内容不包括(　　)。

A. 检查寝室温湿度、光线是否适宜　　B. 检查幼儿是否有携带不安全物品

C. 检查幼儿睡姿是否正确　　　　　　D. 检查幼儿盖被是否盖好

4. 训练幼儿穿脱衣物的原则哪项不妥?(　　)

A. 穿衣训练,最好从夏天开始

B. 穿衣应按照从下到上,从里到外的顺序进行

C. 应遵循循序渐进的原则

D. 应从容易到复杂

5. 在婴幼儿进餐的过程中,下面语言表达适宜的是(　　)。

A. "某某,吃饭的时候不要东张西望的"

B. "其他小朋友都吃完了,就你最慢了,干脆别吃了"

C. "小朋友们安静吃饭,看谁吃得最香"

D. "某某,不想吃就别吃了"

6. 关于盥洗室的要求,说法正确的是(　　)。(多选题)

A. 分间或分隔　　　　　　　　　　　B. 实行男女分厕

C. 厕所使用半门和半墙　　　　　　　D. 地面应为易清洗、不渗水、防滑

E. 始终保持干燥与通风

7. 宝宝饮水有哪些需注意的事项?(　　)(多选题)

A. 不能饮水过多

B. 饭前可大量喝水

C. 注意水里所含的矿物元素

D. 剧烈活动劳动疲劳后不要饮水过快

E. 生水、蒸锅水不能喝

(题目选自首届婴幼儿照护赛项赛题)

参考文献

［1］上海市教师教育学院(上海市教育委员会教学教研室).上海市0～3岁婴幼儿发展要点与支持策略(试行稿)[M].上海:上海教育出版社,2024.

［2］国家卫生健康委办公厅.关于印发托育从业人员职业行为准则(试行)的通知[Z].国卫办人口函〔2022〕414号,2022-11-23.

［3］国家卫生健康委.中华人民共和国卫生行业标准—7岁以下儿童生长标准[Z].2022年9月19日.

［4］国务院办公厅.关于促进3岁以下婴幼儿照护服务发展的指导意见[Z].国办发〔2019〕15号,2019-04-17.

［5］国家卫生健康委.关于印发托育机构保育指导大纲(试行)的通知[Z].国卫人口发〔2021〕2号,2021-01-12.

［6］韩棣华.0～3岁孩子成长的关键期[M].北京:北京出版社,2004.

［7］万钫.学前卫生学[M].第2版.北京:北京师范大学出版社,2004.

［8］李姗泽.学前儿童健康教育[M].北京:中央广播电视大学出版社,2008.

［9］张莉,等.婴幼儿营养与保育[M].北京:国家开放大学出版社,2013.

［10］北京市教育委员会.0～3岁儿童早期教育指南[M].北京:北京师范大学出版社,2010.

［11］关颖.家庭教育指导者培训教程[M].天津:天津社会科学院出版社,2017.

［12］区慕洁.0～3岁健康育儿全知道[M].北京:中国妇女出版社,2011.

［13］孔宝刚,盘海鹰.0～3岁婴幼儿的保育与教育[M].上海:复旦大学出版社,2012.

［14］曲艳杰.0～3岁婴幼儿保健护理[M].上海:复旦大学出版社,2011.

［15］许环环.0～3岁儿童保健与营养[M].上海:复旦大学出版社,2014.

［16］梅纳新.幼儿园教育实践活动指导[M].长春:东北师范大学出版社,2017.

［17］陈宝英.月嫂服务实用技能[M].北京:中国劳动社会保障出版社,2004.

［18］陈小异.婴幼儿心理卫生问题与心理健康教育[J].绵阳师范高等专科学校学报,2002,(03):68-70.

［19］王亮,隋南,王力,等.心理健康问题基础研究和干预技术进展[J].中国科学院院刊,2016,31(11):1171-1186.DOI:10.16418/j.issn.1000-3045.2016.11.001.

［20］Theodore Freeman.蜜蜂、黄胡蜂、胡蜂及其他膜翅目昆虫螫伤的反应类型和紧急处理[EB/OL].https://www.uptodate.cn/contents/zh-Hans/bee-yellow-jacket-wasp-and-other-hymenoptera-stings-reaction-types-and-acute-management,2022-04-29/2022-07-11.

［21］王天有,申昆玲,沈颖.诸福棠实用儿科学[M].第9版.北京:人民卫生出版社,2022.

［22］国家卫生健康委办公厅.托育机构质量评估标准[Z].国卫通〔2023〕13号,2023-10-21.

［23］茅红美,王岫.托育机构一日活动操作指引[M].上海:复旦大学出版社,2023.

［24］张思莱.张思莱育儿微访谈[M].北京:中国妇女出版社,2014.

［25］国家卫生健康委办公厅.3岁以下婴幼儿健康养育照护指南(试行)[Z].国卫办妇幼函〔2022〕409号,2022-11-19.

［26］中华人民共和国住房和城乡建设部.托儿所、幼儿园建筑设计规范:JGJ 39-2016[S].北京:中国建筑工业出版社,2016.

附 录

附录 1

国家免疫规划疫苗儿童免疫程序表（2021 年）

可预防疾病	疫苗名称	接种途径	接种年(月)龄														
			出生时	1月	2月	3月	4月	5月	6月	8月	9月	18月	2岁	3岁	4岁	5岁	6岁
乙型病毒性肝炎	乙肝疫苗	肌内注射	1	2					3								
结核病[1]	卡介苗	皮内注射	1														
脊髓灰质炎	脊灰灭活疫苗	肌内注射			1	2											
	脊灰减毒活疫苗	口服					3								4		
百日咳、白喉、破伤风	百白破疫苗	肌内注射				1	2	3				4					
	白破疫苗	肌内注射															5
麻疹、风疹、流行性腮腺炎	麻腮风疫苗	皮下注射								1		2					
流行性乙型脑炎[2]	乙脑减毒活疫苗	皮下注射								1			2				
	乙脑灭活疫苗	肌内注射								1、2			3				4
流行性脑脊髓膜炎	A 群流脑多糖疫苗	皮下注射							1		2						
	A 群 C 群流脑多糖疫苗	皮下注射												3			4
甲型病毒性肝炎[3]	甲肝减毒活疫苗	皮下注射										1					
	甲肝灭活疫苗	肌内注射										1	2				

注：1. 主要指结核性脑膜炎、粟粒型肺结核等。

2. 选择乙脑减毒活疫苗接种时，采用两剂次接种程序，选择乙脑灭活疫苗接种时，采用四剂次接种程序；乙脑灭活按苗第1、2剂间隔7～10天。

3. 选择甲肝减毒活疫苗接种时，采用一剂次接种程序，选择甲肝灭活疫苗接种时，采用两剂次接种程序。

附录 2

儿童日常护理记录单

日期	奶类			其他食物			睡眠		户外活动		大便		小便 （换尿布）		饮水		体温		其他
	时间	种类	量	时间	名称	量	时间	时长	时间	时长	时间	形状	时间	颜色	时间	量	时间	数值	
日合计											（次）		（次）				/		

注：其他是指精神、身体、行为、意外伤害等异常情况。

附录 3

儿童心理行为发育问题预警征象

年龄	预警征象	年龄	预警征象
3月龄	1. 对很大声音没有反应 □ 2. 不注视人脸，不追视移动人或物品 □ 3. 逗引时不发音或不会笑 □ 4. 俯卧位时不会抬头 □	6月龄	1. 发音少，不会笑出声 □ 2. 紧握拳不松开 □ 3. 不会伸手及抓物 □ 4. 不能扶坐 □
8月龄	1. 听到声音无应答 □ 2. 不会区分生人和熟人 □ 3. 不会双手传递玩具 □ 4. 不会独坐 □	2岁	1. 无有意义的语言 □ 2. 不会扶栏上楼梯/台阶 □ 3. 不会跑 □ 4. 不会用匙吃饭 □
12月龄	1. 不会挥手表示"再见"或拍手表示"欢迎" □ 2. 呼唤名字无反应 □ 3. 不会用拇食指捏小物品 □ 4. 不会扶物站立 □	2岁半	1. 兴趣单一，刻板 □ 2. 不会说2—3个字的短语 □ 3. 不会示意大小便 □ 4. 走路经常跌倒 □
18月龄	1. 不会有意识叫"爸爸"或"妈妈" □ 2. 不会按要求指人或物 □ 3. 不会独走 □ 4. 与人无目光对视 □	3岁	1. 不会双脚跳 □ 2. 不会模仿画圈 □ 3. 不能与其他儿童交流、游戏 □ 4. 不会说自己的名字 □

注：1. 如果儿童检测时不与相应月龄匹配，应采用实足月龄点条目进行检查。如接近下一月龄点（1周之内），可以下一月龄为参考。

2. 如发现有相应月龄的预警征象，应在相应情况"□"内打"√"。该年龄段任何一条预警征象阳性，提示有发育偏异的可能，建议到医疗保健机构就诊。

附录 4

表1　婴幼儿大运动发育里程碑

年龄	抬头	翻身	坐	匍匐、爬	站、走、跳
新生儿	俯卧抬头	伸展脊柱从侧卧位到仰卧位	腰肌无力	俯卧位有反射性匍匐动作	直立时，可负重；出现踏步反射和立足反射

年龄	抬头	翻身	坐	匍匐、爬	站、走、跳
2月龄				俯卧交替踢脚,是匍匐的开始	
3月龄	抬头45°较稳,能自由转动		扶坐腰背呈弧形	用手撑上身数分钟	
4月龄		较有意地将身体从侧卧位到仰卧位,但无身体转动	扶坐时能竖颈		
5月龄	俯卧抬头90°				扶站时,双下肢可负重,并可上下蹲跳
6月龄		从仰卧位翻至侧卧位,或从俯卧位至仰卧位	靠双手支撑,坐稳片刻		
7月龄		有意伸展上肢(或下肢),继而躯干、下肢(或上肢),分段转动,连续从仰卧位至俯卧位,再翻至仰卧位	坐稳,双手可玩玩具,但活动范围较大时身体向侧面倾斜失去平衡,发展前向保护反射	俯卧时可后退或原地转	
8月龄			坐稳,背部竖直,左右转动,当活动范围较大时,双手伸出维持身体倾斜时的平衡	匍匐运动	扶站片刻
9月龄				跪爬,伸出一侧手向前取物	
10月龄				熟练爬行	独站片刻,扶走
12月龄			发展后向保护反射;自己爬上凳子,转身坐下		
18月龄			独坐小凳,弯腰拾物		跑和倒退走
2岁					
30月龄					单足站立,原地并足跳
3岁					上下楼梯、并足跳远、单足跳

表2　婴幼儿精细动作发育里程碑

年龄	精细运动
新生儿	手握拳紧
3月龄	注视双手,可胸前玩手,被动抓握物品
4月龄	欲伸手够物,当够到物品时,出现抓握动作,但仅手掌碰触与抓握,动作不超过肢体中线;全手抓握动作逐渐精细化和准确化
5月龄	大拇指参与握物,抓物入口探索
6月龄	始单手活动,伸手活动范围可越过身体中线;开始在水平和垂直方向塑造自己的双手
7月龄	拇指协同其他手指倾斜地捏起小物品,已可不放在手掌;换手与捏、敲等探索性动作出现
9月龄	拇食指可垂直于物体表面摘起小物品
12月龄	伸手接触物品前,能将手定位在合适方向;手运动精细化,手腕参与旋转;搭积木游戏,逐渐使用工具,如匙和铅笔等
18月龄	叠2～3块积木,拉脱手套或袜子
2岁	叠6～7块积木,一页一页翻书,拿住杯子喝水,模仿画垂线和圆
3～4岁	使用"工具性"玩具,如拧瓶盖、玩泥胶

表3　婴幼儿言语发育里程碑

月龄	婴幼儿言语发展的里程碑
6～9 个月	会发出双音节和多音节,能根据语调辨别成人说话的意思
9～12 个月	会模仿成人说话,会用动作和表情表达自己的需要,开始真正理解语义
12～18 个月	说出真正意义上被理解的第一个词,用一个词表示一句话;在词语的使用上会出现错误;能听懂成人的简单句子
18～24 个月	出现"词语爆炸"现象,词汇量约 300 个;会使用双词句;会自创新词;会用言语表达自己的需要;会说 3～5 个字的句子
24～30 个月	会使用接尾策略理解成人的句子;开始使用简单句,会说 8～10 个字的句子;喜欢自言自语
30～36 个月	词汇量迅速增加,约 1000 个;学会使用人称代词"我";会说复合句;喜欢听故事、朗读儿歌

表4　婴幼儿社会和适应能力发育里程碑

年龄(月龄)	进食能力	年龄(月龄)	如厕能力
5	可抱奶瓶	31～33	白天不遗尿(女童)
10	抓食入口	34～37	白天不遗尿(男童)
15	使用勺子	34	解便时使用卫生间或便盆(女童)
15	用杯子喝水	39	解便时使用卫生间或便盆(男童)
30	用筷子进食	**年龄(月龄)**	**社会/游戏能力**
48	会用刀子切食物	1.5	社交式微笑
年龄(月龄)	**穿衣能力**	4	大笑
10	成人帮助穿衣	10	躲猫猫或玩拍手游戏
24	穿或脱去部分衣服	12	单人游戏(自己玩耍)
48	系好纽扣	24	平行游戏(与其他儿童一起,但各玩各的)
48	正确穿鞋子	36	参加互动游戏

表5　婴幼儿认知发育里程碑

年龄	里程碑	简　介
4～8 月龄	早期客体永存	眼睛会跟随掉落离开视线的物体,探寻部分隐藏的物体
9～12 月龄	客体永存	寻找安全被隐藏的物体
9 月龄	因果联系建立	意识到她或他的活动可引起另一活动或与某一应答相关
12～15 月龄	了解物品功能	了解物品的用途
18 月龄	代表性游戏	在别人或玩偶身上假扮使用某一物品的功能,如用杯子给娃娃喝水
2～3 岁	象征性游戏	假扮游戏时把一个物体象征为另一物体,如游戏中把一根细长棍想象成牙刷

图书在版编目(CIP)数据

婴幼儿卫生与保健/陈雅芳,颜晓燕总主编;洪培琼,许环环主编. --上海:复旦大学出版社,2025.7.
ISBN 978-7-309-18027-5

Ⅰ. R174

中国国家版本馆 CIP 数据核字第 2025KK8617 号

婴幼儿卫生与保健
陈雅芳　颜晓燕　总主编
洪培琼　许环环　主　编
责任编辑/高　辉

复旦大学出版社有限公司出版发行
上海市国权路 579 号　邮编:200433
网址:fupnet@ fudanpress.com　http://www.fudanpress.com
门市零售:86-21-65102580　团体订购:86-21-65104505
出版部电话:86-21-65642845
常熟市华顺印刷有限公司

开本 890 毫米×1240 毫米　1/16　印张 10.5　字数 333 千字
2025 年 7 月第 1 版第 1 次印刷

ISBN 978-7-309-18027-5/R · 2186
定价:48.00 元